武汉协和医学科普书系

协和专家大医说
医话肿瘤

名誉主编 张 玉 胡 豫 夏家红
主　　审 孙 晖 王继亮
主　　编 聂文闻
副 主 编 张 玮 彭锦弦
　　　　 陈有为 熊婉婷

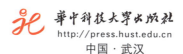

中国·武汉

图书在版编目（CIP）数据

协和专家大医说．医话肿瘤 / 聂文闻主编． —— 武汉：华中科技大学出版社，2024.9.
（武汉协和医学科普书系）． —— ISBN 978-7-5772-1063-6

Ⅰ. R4-49

中国国家版本馆 CIP 数据核字第 2024GB6845 号

协和专家大医说：医话肿瘤
XIEHE ZHUANJIA DA YI SHUO：YI HUA ZHONGLIU　　　　　　　　　聂文闻　主编

策划编辑：杨玉斌
责任编辑：陈　露　　　　　　　　　装帧设计：陈　露
责任校对：张会军　　　　　　　　　责任监印：朱　玢

出版发行：华中科技大学出版社（中国·武汉）　　电话：（027）81321913
　　　　　武汉市东湖新技术开发区华工科技园　　邮编：430223

印　　刷：湖北金港彩印有限公司
开　　本：710mm×1000mm　1/16
印　　张：24.5
字　　数：332 千字
版　　次：2024 年 9 月第 1 版第 1 次印刷
定　　价：98.00 元

本书若有印装质量问题，请向出版社营销中心调换
全国免费服务热线：400-6679-118　竭诚为您服务
版权所有　侵权必究

名誉主编

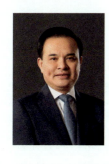

张 玉

华中科技大学同济医学院附属协和医院党委书记，药学教研室主任、药学研究所所长，湖北省重大疾病精准用药临床医学研究中心主任。二级教授，主任药师，博士生导师，湖北省第二届医学领军人才，国务院政府特殊津贴获得者，吴阶平－保罗·杨森医学药学奖获得者。担任中国药学会医院药学专业委员会主任委员，中华医学会临床药学分会候任主任委员，中国临床实践指南联盟药学专业委员会主任委员，《中国医院药学杂志》主编，湖北省医学会临床药学分会主任委员，湖北省药学会医院药学专业委员会主任委员，湖北省药品临床综合评价专家委员会主任委员。

长期致力于精准用药和天然多糖的研究，原创性地发现一系列与临床合理用药相关的生物标志物，自主研发的多项个体化用药决策系统已获得广泛推广应用并深受同行认可；突破性地开发了多种多糖体内示踪技术，填补了多糖体内代谢相关研究的空白。近5年先后主持和参与国家自然科学基金项目6项、国家重点研发计划重点专项2项及省市重点项目20余项，共在国内外核心期刊发表论文200余篇，曾获湖北省科学技术进步奖一等奖2项、二等奖2项。

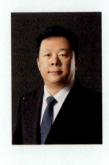

胡 豫

华中科技大学血液病学研究所所长,中华医学会血液学分会候任主任委员,华中科技大学同济医学院附属协和医院前院长。第十三届全国政协委员,国家重点学科带头人,教育部长江学者特聘教授,"新世纪百千万人才工程"国家级人选,国家杰出青年科学基金获得者,国务院政府特殊津贴获得者,先后获国家科学技术进步奖二等奖、何梁何利基金科学与技术进步奖、全国创新争先奖章、"全国教书育人楷模"称号、"卫生部有突出贡献中青年专家"荣誉称号等荣誉。担任中华医学会血液学分会血栓与止血学组组长、中国医师协会血液科医师分会副会长、中华医学会内科学分会常务委员、国际血栓与止血学会教育委员会委员、亚太血栓与止血协会常务委员、中国研究型医院学会生物治疗学专业委员会常务委员。

从事血液病医疗工作30余年,主持临床一线工作。在各种疑难血液病的临床诊治方面具有丰富经验,特别是对出凝血疾病如难治性特发性血小板减少性紫癜(ITP)、易栓症等,恶性血液疾病如多发性骨髓瘤等的治疗具有较深造诣。

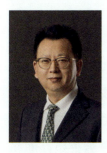

夏家红

华中科技大学同济医学院附属协和医院院长,亚洲胸心血管外科学会会员、中华医学会胸心血管外科学分会委员、中华医学会器官移植学分会委员。

一直从事心脏大血管外科相关临床、科研及教学工作,在临床工作中参与数千台心脏手术的施行,手术效果好,赢得了病患及其家属的一致好评;在心脏移植、主动脉瘤的基础和临床研究方面取得了突出成就。作为通讯作者在 *Cell*、*Science Immunology*、*Circulation*、*Cell Metabolism*、*Cellular & Molecular Immunology*、*The Journal of Clinical Investigation*、*Nature Communication*、*Hepatology* 等高水平 SCI 期刊发表论文 80 余篇。先后主持国家 973 计划前期研究专项、国家重点研发计划、国家自然科学基金项目等 8 项国家级科研项目、5 项省部级科研项目;获国家科学技术进步奖二等奖 1 项,高等学校科学研究优秀成果奖一等奖和二等奖各 1 项,湖北省科学技术进步奖特等奖 1 项、一等奖 5 项;参编《今日心脏血管外科学》《心肺移植学》《心外科手术要点难点及对策》等专著。

主审

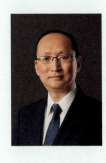

孙 晖

华中科技大学同济医学院附属协和医院党委副书记，内分泌科教授、主任医师、博士生导师。担任中国医院协会医疗质量与患者安全专业委员会副主任委员，中国医师协会医学科学普及分会常务委员，湖北省医院协会医疗质量与安全管理专业委员会主任委员，湖北省医学会科学普及分会主任委员，湖北省医学会内分泌学分会副主任委员。

从事内分泌及代谢疾病的临床医疗、教学和科研工作30余年，致力于甲状腺专业领域的临床诊疗和研究工作，在糖尿病血管神经病变和糖尿病足等相关并发症的治疗、内分泌及代谢领域疑难疾病的诊疗上有着丰富的临床实践经验。在国内外核心期刊发表学术论文100余篇，主持国家自然科学基金面上项目等各级科研课题10余项；获第四届中国质量奖提名奖、中国医院协会医院科技创新奖二等奖、湖北省科学技术进步奖一等奖。

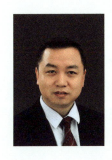

王继亮

华中科技大学同济医学院附属协和医院党委宣传部部长，胃肠外科、微创外科教授、主任医师，德国海德堡大学博士后。中国医师协会外科医师分会微创外科医师委员会中青年委员会副主任委员，湖北省医学会腹腔镜外科分会内镜外科学组委员。主要致力于胃癌、结直肠癌等消化道恶性肿瘤的规范化诊治。主持国家自然科学基金面上项目2项，参与的临床研究荣获湖北省科学技术进步奖一等奖及湖北省科学技术成果推广奖一等奖。

近年来聚焦医院科普传播与文化品牌建设，构建"医媒融合传播"的新模式，推进"兴文化 融媒体 大宣传"的宣传思想文化新格局，赋能医院高质量发展。先后推出了以"国家需要 协和使命"为代表的使命文化，以"护心跑男"为代表的青年奋斗者文化，以"爱心学校"为代表的志愿者文化，以"健康中国 科普有我"为理念的科普传播文化。

主编

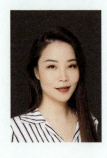

聂文闻

华中科技大学同济医学院附属协和医院党委宣传部科长，担任湖北省医学会科学普及分会常务委员。10余年来致力于医院宣传思想文化建设，推动并实施武汉协和医院"科普+"战略，打造"科普协和"等文化品牌，首创基于"现代医学与新媒体融合传播理念"的文化品牌——星链传播学院，开创基于医学人文理念与现代传播学特色的医媒融合传播研究院。

深耕健康科普品牌建设，连续8年策划并组织"协和医院微信科普大赛系列健康科普传播活动"，打造出一系列极具行业影响力的健康科普作品，该活动连续入选2022年度、2023年度"湖北优秀网络公益项目"。曾获湖北新闻奖一等奖、二等奖、三等奖，健康湖北优秀新闻作品一等奖，湖北高校新闻奖一等奖等荣誉。主编的《协和专家大医说：医说就懂》获评"2024年湖北省优秀科普作品"等。

编委会

名誉主编: 张 玉　胡 豫　夏家红

主　审: 孙 晖　王继亮

主　编: 聂文闻

副主编: 张 玮　彭锦弦　陈有为　熊婉婷

参编人员(按姓氏笔画排序)

王 旋	王 嘉	王飞跃	王少特	王思桦	王晓慧	方 峻	申 晨	冯爱平
兰 青	向雪莲	刘红利	刘志强	刘欣欣	刘洪源	孙春艳	李 伟	李刚平
杨 东	杨志勇	杨坤禹	杨盛力	肖光勤	吴 边	吴 艳	吴 敏	吴川清
吴创炎	吴河水	何文山	何清新	余雅洁	汪宏波	沈 怡	宋 军	宋自芳
张 波	张 涛	张 盛	张 鹏	张 燕	张璐芳	陈 铨	陈 静	范 丽
罗 飞	周 游	周 瑞	周文艳	郑 津	郑 毅	郑传胜	赵 茵	胡建莉
钟爱梅	姜晓兵	姚东晓	聂传升	夏文芳	夏凌辉	徐少杰	郭 艳	郭能强
陶 娟	陶凯雄	黄 晶	黄 韬	梁 波	彭 纲	程 庆	程军平	鲁成发
童 松	魁玉兰	蔺 蓉	廖永德	谭 捷	璋禹冰	潘晓莉		

推荐序一

在漫漫的历史长河中，中华民族始终将医学视为救死扶伤、仁爱智慧的象征。《黄帝内经》所蕴含的"上医治未病"之理念，不仅是中国古代医学家的"医之真谛"，也为我们当下的健康科普工作指明了方向。当我为《协和专家大医说：医话肿瘤》这部科普佳作作序时，心中顿感使命与责任之重大。

习近平总书记指出，科技创新、科学普及是实现创新发展的两翼，要把科学普及放在与科技创新同等重要的位置。这一重要指示无疑为我们的科普事业注入了新的活力，也为医学界的科普工作提供了行动指南。

华中科技大学同济医学院附属协和医院自1866年诞生至今，始终走在医学科普的前沿。从早期杨格非博士、纪立生医生的医学知识普及工作，到医学大家于光元、管汉屏的医学科普宣传，再到如今多维度、全方位的医学科普活动，武汉协和医院始终坚守着"预防疾病，守护健康"的初心。近年来，武汉协和医院在科普领域硕果累累，不仅建立了一支强大的专业科普队伍，而且通过健康科普大赛等平台，推出了大批贴近生活、通俗易懂的科普作品。

武汉医学会成立了以我本人名字命名的院士科普工作室，旨在联合国内多位院士和专家，将医学知识以更加亲民的方式传递给大众。我们通过多种方式，将专业的医学知识转化为公众易于理解和接受的内容，努力践行"让医学归于大众"的理念。这一理念源于我的恩师裘法祖院士在1948年创办的《大众医学》杂志，他坚信医学知识应惠及每个人。

《协和专家大医说：医话肿瘤》正是这一理念的生动体现和鲜活注脚。这本书汇集了武汉协和医院顶级专家的智慧，通过深入浅出的方式，将复杂的肿瘤医学知识转化为读者易于吸收、理解的内容。这本书涵盖了众多肿瘤相关知识，从肿瘤疾病的预防到健康生活习惯的培养，不失为一本权威且实用的健康指南。

我相信，这本书的出版将对增强大众肿瘤防治意识产生积极影响。它不仅是一本科普读物，更是我们医者传递关爱、呼吁全社会共同关注肿瘤防治问题的重要载体。我希望，通过这本书，让更多的人了解肿瘤、预防肿瘤、战胜肿瘤。

在此，我要对武汉协和医院在科普领域的卓越贡献表示由衷的赞赏。同时，我期待未来能看到更多此类作品，推动全民健康素养的提升，助力健康中国建设。愿"武汉协和医学科普书系"成为家家户户的健康宝典，守护我们每一个人的健康与幸福。

是为序。

中国科学院院士
华中科技大学同济医学院名誉院长 陈孝平

2024 年 9 月

推荐序二

在医学的浩瀚宇宙中,知识如同星辰闪烁着光芒,既璀璨又遥远。将这遥远星辰的光芒带到人间,让普通大众也能沐浴其中,一直是医学界同仁们共同努力的方向。我很荣幸能为华中科技大学同济医学院附属协和医院党委宣传部结集出版的第二本医学科普图书《协和专家大医说:医话肿瘤》作序,同时深感责任重大。

这本书的诞生,是武汉协和医院在医学科普领域再次迈出的坚实步伐,也是武汉协和医院在全国医院中勇于担当、走在前列的具体体现。作为一本专注于介绍威胁人民生命健康的肿瘤疾病的科普读物,这本书不仅展现了医生们对专业知识的精准掌握,更蕴含着他们对患者、对公众的深切关怀。

我深知,在医学的殿堂里,每一个术语、每一项数据背后,都是生命与希望的交织。而将这些复杂的知识转化为通俗易懂的语言,让非医学背景的人也能一听就懂、一看就会,无疑是一项既充满挑战又极具价值的工作。武汉协和医院的同仁们,正是秉持着这样的初心和使命,精心打造了武汉协和医学科普书系。

我与武汉协和医院有着深厚的历史渊源。多年前,我从这里毕业,带着对医学的热爱和追求,踏入了麻醉学与危重症医学的专业领域。作为曾经奋战在抗疫一线的人民卫士,我深知疾病预防和控制的重要性。在2020年那场没有硝烟的战争中,我目睹了生命的脆弱与坚韧。也因此,我更加坚信,医学知识的普及是守护人民健康的第一道防线。这本书的结集出版,正是对这一信念的生动践行。

积极推进湖北省影响群众健康突出问题"323"攻坚行动,是我们共同肩负的责任。作为这项工作的主抓人,我深知肿瘤疾病对人民生命健康的威胁之大,也深知科普工作对于提升公众健康素养、实现疾病早防早治的重要性。因此,我衷心希望《协和专家大医说:医话肿瘤》能够成为广大读者手中的一盏明灯,照亮他们走向健康的道路。

最后，我要感谢武汉协和医院的同仁们，感谢他们用智慧和汗水浇灌出这朵医学科普的璀璨之花。我相信，这本书的出版不仅会为公众带来实实在在的帮助，也将激励更多医学工作者投身到科普事业中来，共同为健康中国建设贡献力量。

"人民英雄"国家荣誉称号获得者
华中科技大学同济医学院附属协和医院教授
湖北省卫生健康委员会原副主任、公共卫生总师

2024 年 8 月 30 日

序言

"上医治未病，防患于未然"，现代医学的开拓者们提出预防疾病胜于治疗疾病。作为湖北历史最悠久的百年名院，武汉协和医院自创立之初，便在章程中明确提出了"预防疾病"与临床治疗并重的理念，将健康科普视为己任，传承与发扬中国古代医学家"上医治未病"的思想与智慧。我们要从源头入手，以预防为主，将疾病控制在萌芽阶段，这是健康科普的初衷，更是武汉协和医学科普书系结集出版的意义所在。

158年前，武汉协和医院创始人杨格非就创办了湖北最早的健康科普刊物，揭示鸦片的危害。新中国成立以来，管汉屏、于光元、朱通伯、童萼塘、王新房等一批医学大家躬耕于此，积极传播健康知识。近年来，武汉协和医院积极实施"科普+"战略，拥有一院四区50余个学科的大科普传播矩阵，共主办八届健康科普大赛，科普活动推陈出新，科普作品层出不穷，科普矩阵日益完善。如今，我们将其中极具传播力、影响力、公信力的全媒体健康科普作品结集成册，付梓出版。

武汉协和医学科普书系第一本图书《协和专家大医说：医说就懂》中，武汉协和医院的同仁们以广博的医学知识和深厚的专业素养，将高深的医学知识化繁为简，生动立体地呈现在公众面前，赢得了广泛的赞誉。该书一经面世，便广受好评，并获评"2024年湖北省优秀科普作品"。该书的成功出版，不仅标志着武汉协和医院在健康科普领域往前迈出了坚实的一步，更为后续的健康科普之路奠定了基石。

肿瘤作为威胁人类健康的主要疾病之一，其防治工作关乎千家万户的幸福安康。为此，武汉协和医学科普书系第二本图书《协和专家大医说：医话肿瘤》聚焦当前社会关注度极高的肿瘤疾病，在医学科普道路上进行了又一次深化与拓展。肿瘤防治领域的权威专家以科普图书为媒介，向公众传递科学、严谨的肿瘤防治知识，增强公众的保健意识，帮助公众科学正确地对抗肿瘤疾病，为公众的生命健康保驾护航。

《协和专家大医说：医话肿瘤》凝聚了协和医院近30个学科的80余名顶尖专家的智慧与心血。他们之中既有深入一线、经验丰富的资深专家，也有在科研领域屡获佳绩、勇于创新的新锐学者。他们以严谨的态度、通俗易懂的语言、丰富有趣的形式，将肿瘤疾病的预防、诊断、治疗、康复等各个方面的知识娓娓道来，力求让每一位读者看得懂、学得会、用得上。

武汉协和医学科普书系之《协和专家大医说：医话肿瘤》共收录56篇科普文章，由全院肿瘤科、血液科、消化内科、胃肠外科、耳鼻咽喉头颈外科、妇产科、超声医学科等22个临床医技科室的医学专家参与编写，经过将近一年的策划与编撰后正式面世。本书将健康科普与医疗救治、疾病预防有机结合，有助于全面提升全民健康素养，促进公众对健康理念的"知信行"。

未来，武汉协和医院将继续在医学科普领域深耕细作，不断推出更多优质、实用的科普作品，惠及更多人。我们坚信，通过持续不断的努力，科普的光芒将照亮每一个角落，让健康知识深入人心，成为守护公众健康的坚实屏障。

在此，我们衷心感谢《协和专家大医说：医话肿瘤》编委会全体同仁的辛勤付出与无私奉献，是你们的智慧与汗水让医学科普的种子不断生根发芽，茁壮成长，一路生花。同时，我们也期待广大读者能够从本书中汲取知识的力量，更加了解自己的身体。愿《协和专家大医说：医话肿瘤》成为广大读者手中的一盏明灯，照亮对抗疾病、走向健康之路。让我们携手并进，共创健康中国的美好未来！

华中科技大学同济医学院
附属协和医院党委书记

华中科技大学同济医学院
附属协和医院院长

2024年8月于汉口

目录

一 概览篇：中国肿瘤疾病现状

002　中国肿瘤疾病现状

二 答疑篇：肿瘤是什么

018　肿瘤＝癌？
病理医生带你了解肿瘤世界

024　身上的小包块会恶变？
可能是脂肪瘤

028　肝囊肿会癌变？
其实多半是"水泡"

034　乳腺囊肿和结节如何分辨？
一个指标快速判断

040　肺结节离肺癌有多远？
这些问题要了解

048　会癌变的胃息肉，切还是不切？
五招教你预防

054　肿瘤切了又复发？
四点建议请收好

060　肿瘤细胞能饿死？
肿瘤的这些传言不能信

068　常见的三种慢性炎症，可能变成癌症
与日常生活息息相关

072 警惕皮肤上的硬肿块：鳞状细胞癌
　　　区分良性、恶性首先看这几点

三　筛查篇：如何识别肿瘤信号

080 肿瘤早期有何表现？
　　　身体释放的这十大信号，千万别忽视

086 绝经前后异常阴道出血？
　　　当心是妇科肿瘤的前兆

092 黑线、白斑、凹陷……
　　　这些指/趾甲异常要警惕

100 鼻塞、擦鼻涕有血丝，千万别大意
　　　涕中带血可能与鼻咽癌有关

106 脑肿瘤听起来可怕，却不一定致命
　　　发现这些早期症状，要警惕

110 腰痛？贫血？反复感染？
　　　这可能是恶性血液肿瘤的信号

116 放屁次数过多，你以为只是"屁"大的事？
　　　屁多可能是四大原因所致

122 胰腺癌一发现就是晚期？
　　　出现这些信号，小心"恶魔"上身

130 胃肠道间质瘤是癌症吗？
　　　身体出现这些信号需警惕

138 查出甲状腺结节会是癌吗？
　　　报告单上出现这五个词很危险

144 一旦偏高就意味着患有肿瘤？
　　　科学认识"肿瘤标志物"

150 体检发现纵隔肿瘤？
先别慌，大多为良性肿瘤

四　治疗篇：如何有效治疗肿瘤

156 长了"肉疙瘩"，先别慌
有些息肉，离癌差得远

164 良性结节不用处理？可疑结节非切不可？
这四种情况要及早医治

170 五个身体信号暗示白细胞"黑化"
CAR-T 为白血病患者带来新希望

176 癌痛一忍再忍？
除了镇痛药，还有这些镇痛"武器"

182 肿瘤腹腔转移没得救？
这项技术可以"烫死"肿瘤细胞

190 头疼、看不清？月经不调？
别让垂体腺瘤在脑中"兴风作浪"

196 用病毒对抗肿瘤？
脑胶质瘤治疗的"重磅武器"

200 不开刀就能切除脑肿瘤？
这些疾病可用伽玛刀治疗

206 放疗副作用大？
揭开放疗的神秘面纱

214 精准"爆破"肿瘤细胞
质子治疗到底适合哪些肿瘤患者？

218 头颈部肿瘤超 60% 患者初诊即晚期
新疗法带来新希望

222　速锐刀、TOMO 刀、射波刀、质子刀
　　　谁是放疗界的"武林宝刀"？

226　肿瘤竟被免疫细胞"围殴"？
　　　肿瘤治疗的免疫新时代

230　化疗后出现骨髓抑制？
　　　了解这些，有效应对

236　哪些肿瘤容易发生骨转移？
　　　骨转移 ≠ 无药可医

244　肿瘤能被"饿死"？发物不能吃？
　　　真相大揭秘

250　看到食物就想吐？
　　　如何改善肿瘤患者的食欲？

256　肿瘤患者如何科学运动？
　　　这份科学运动指南请收好

262　肿瘤患者睡不着怎么办？
　　　专家来支招

五　预防篇：如何科学预防肿瘤

268　口腔溃疡会致癌？
　　　这六类症状要重视

274　精油按摩可以丰胸？
　　　一次说清乳腺那些事

282　不改掉这些坏习惯
　　　当心消化道肿瘤找上门

290　哪些信号提示肝癌？
　　　专家教你正确保护肝脏

298 "治不好"的桥本甲状腺炎
　　　能怀孕吗？会发生癌变吗？

306 宫颈糜烂 = 宫颈癌？
　　　宫颈糜烂患者要注意这三点

310 不痛不痒长肿包
　　　警惕淋巴结异常肿大

318 长出这种"肉疙瘩"，别大意
　　　专家教你识别软组织肉瘤

324 良性还是恶性？
　　　这样分辨常见体表肿物

330 孕期能接种 HPV 疫苗吗？
　　　这样做能有效预防宫颈癌

336 不是每一个肺结节都是"劫"
　　　三类高危人群要定期筛查

340 为何不吸烟也患肺癌？
　　　做好这四件事"肺"常重要

346 "富贵痣"还是"要命痣"？
　　　这些特征要当心

354 胃癌是吃出来的？
　　　关爱中国胃，夏养正当时

359　参考文献

367　后记

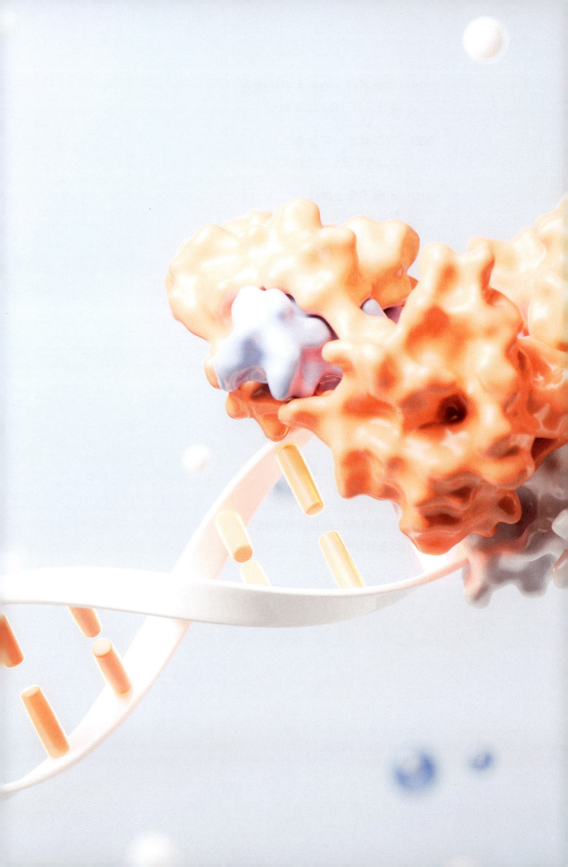

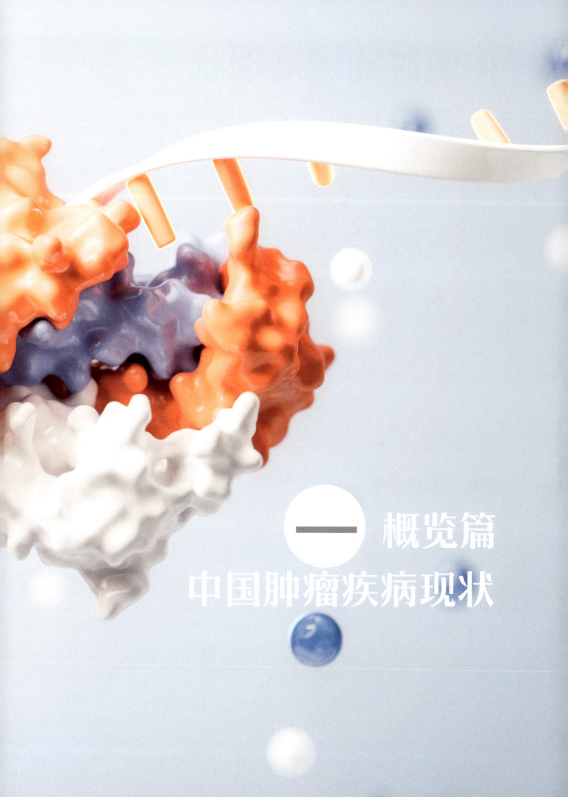

一 概览篇
中国肿瘤疾病现状

中国肿瘤疾病现状

肿瘤中心 张涛

癌症是一个重大的公共卫生问题，也是造成全球疾病负担的一个重要因素。近年来，由于饮食、环境、人口老龄化等因素，全球癌症发病率不断增长，癌症作为主要死因的情况日益突显。2024年2月1日，世界卫生组织国际癌症研究机构发布了最新的全球癌症疾病负担数据的研究报告。该报告显示，2022年全球约有2 000万新发癌症病例和970万癌症死亡病例，其中，肺癌是全球新发病例和死亡病例中最常见的病因。预计到2050年，全球癌症新发病例将超过3 500万，与2022年相比猛增75%，而吸烟、喝酒、肥胖和空气污染是导致癌症发病率上升的关键因素。

自2010年以来，癌症一直是中国居民的主要死亡原因之一，其发病率、死亡率和疾病负担都在增加。根据国际癌症研究机构发布的2020年全球癌症数据，中国已经成为名副其实的"癌症大国"，不论是新发病例数还是死亡病例数，都位居全球第一。本章根据中国国家癌症中心在《国家癌症中心杂志》发布的2022年中国恶性肿瘤疾病负担数据，对我国癌症疾病状况进行介绍。

1 2022年中国癌症发病情况

2022年，中国癌症新发病例482.47万（约1.3万/天），死亡病例约257.42万，其中男性新发病例253.39万，女性新发病例229.08万，男性新发癌症病例数显著高于女性。最常见的新发癌症是肺癌、结直肠癌、甲状腺癌、肝癌和乳腺癌。

2022年中国癌症发病情况估计

癌症部位	ICD-10	合计			男性			女性		
		病例数（万）	粗率(1/10万)	标化率[#](1/10万)	病例数（万）	粗率(1/10万)	标化率[#](1/10万)	病例数（万）	粗率(1/10万)	标化率[#](1/10万)
唇、口腔和咽部	C00-10, 12-13	6.51	4.61	2.72	4.56	6.33	3.87	1.95	2.82	1.60
鼻咽	C11	5.10	3.61	2.36	3.67	5.08	3.39	1.44	2.08	1.33

续表

癌症部位	ICD-10	合计			男性			女性		
		病例数（万）	粗率（1/10万）	标化率#（1/10万）	病例数（万）	粗率（1/10万）	标化率#（1/10万）	病例数（万）	粗率（1/10万）	标化率#（1/10万）
食管	C15	22.40	15.87	8.32	16.75	23.23	13.09	5.65	8.19	3.78
胃	C16	35.87	25.41	13.72	24.66	34.20	19.47	11.21	16.23	8.29
结肠直肠	C18-21	51.71	36.63	20.10	30.77	42.67	24.74	20.94	30.32	15.70
肝	C22	36.77	26.04	15.03	26.79	37.16	22.72	9.98	14.44	7.42
胆囊	C23	3.11	2.21	1.14	1.27	1.76	0.97	1.85	2.67	1.30
胰腺	C35	11.87	8.41	4.44	6.71	9.31	5.29	5.15	7.46	3.63
喉	C32	2.95	2.09	1.16	2.72	3.77	2.19	0.23	0.33	0.17
肺	C33-34	106.06	75.13	40.78	65.87	91.36	52.03	40.19	58.18	30.34
皮肤黑色素瘤	C43	0.88	0.62	0.37	0.44	0.61	0.37	0.44	0.64	0.36
乳腺*	C50	35.72	51.71	33.04	—	—	—	35.72	51.71	33.04
子宫颈	C53	15.07	21.81	13.83				15.07	21.81	13.83
子宫体	C54	7.77	11.25	6.84				7.77	11.25	6.84
卵巢	C56	6.11	8.84	5.68	—	—	—	6.11	8.84	5.68
前列腺	C61	13.42	18.61	9.68	13.42	18.61	9.68	—	—	—
睾丸	C62	0.35	0.48	0.41	0.35	0.48	0.41	—	—	—
肾	C64	7.37	5.22	3.13	4.73	6.56	4.08	2.64	3.81	2.21
膀胱	C67	9.29	6.58	3.44	7.32	10.15	5.67	1.97	2.85	1.39
脑/中枢神经系统	C70-72	8.75	6.20	4.17	4.24	5.88	4.13	4.51	6.53	4.20
甲状腺	C73	46.61	33.02	24.64	12.49	17.32	13.25	34.12	49.40	36.51
淋巴	C81-86, 88	8.52	6.03	3.77	4.81	6.68	4.34	3.71	5.36	3.21
白血病	C91-95	8.19	5.80	4.54	4.70	6.52	5.14	3.50	5.06	3.94
其他部位	Other	31.69	22.45	13.31	16.73	23.20	14.42	14.96	21.66	12.28
所有部位	All	482.47	341.75	201.61	253.39	351.44	209.61	229.08	331.64	197.03

* 女性乳腺癌；# 使用 Segi 世界标准人口进行年龄标准化。

（1）中国常见癌症发病率性别分布

中国男性最常见的癌症是肺癌、结直肠癌、肝癌、胃癌和食管癌，女性最常见的癌症是肺癌、乳腺癌、甲状腺癌、结直肠癌和宫颈癌。

▼ 2022年中国常见癌症发病率性别分布

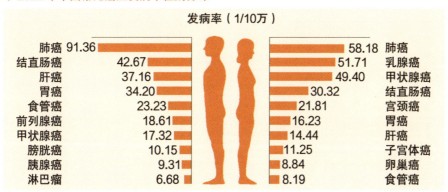

（2）中国癌症发病率年龄分布

中国癌症发病率在0～34岁年龄组相对较低，从35～39岁年龄组开始显著增加，在80～84岁年龄组达到峰值。中国男性25～54岁年龄组的癌症发病率低于女性，在60岁以上年龄组则高于女性。

▼ 2022年中国癌症发病率年龄分布

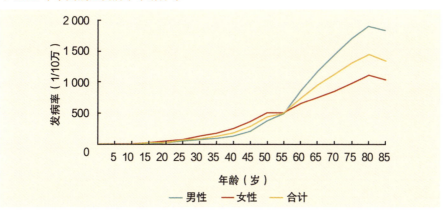

2　2022年中国癌症死亡情况

2022年，中国癌症总体粗死亡率为182.34/10万（男性225.97/10万，女性136.79/10万），年龄标准化死亡率为96.47/10万。肺癌、肝癌、胃癌、结直肠癌和食管癌是癌症死亡数前五位的癌症，占癌症死亡病例总数的67.50%。

2022 年中国癌症死亡情况估计

癌症部位	ICD-10	合计			男性			女性		
		死亡数（万）	粗率（1/10万）	标化率#（1/10万）	死亡数（万）	粗率（1/10万）	标化率#（1/10万）	死亡数（万）	粗率（1/10万）	标化率#（1/10万）
唇、口腔和咽部	C00-10, 12-13	3.52	2.49	1.33	2.58	3.58	2.06	0.94	1.35	0.63
鼻咽	C11	2.84	2.01	1.18	2.13	2.95	1.81	0.71	1.03	0.56
食管	C15	18.75	13.28	6.68	14.04	19.47	10.70	4.71	6.82	2.92
胃	C16	26.04	18.44	9.39	18.16	25.18	13.77	7.88	11.41	5.34
结肠直肠	C18-21	24.00	17.00	8.56	14.26	19.78	10.85	9.74	14.10	6.48
肝	C22	31.65	22.42	12.59	22.98	31.87	19.14	8.68	12.56	6.15
胆囊	C23	2.45	1.74	0.87	0.98	1.36	0.74	1.47	2.13	0.99
胰腺	C35	10.63	7.53	3.88	6.11	8.47	4.73	4.52	6.55	3.06
喉	C32	1.69	1.19	0.62	1.50	2.08	1.16	0.18	0.26	0.12
肺	C33-34	73.33	51.94	26.66	51.59	71.55	39.51	21.74	31.47	14.71
皮肤黑色素瘤	C43	0.54	0.38	0.20	0.29	0.40	0.23	0.25	0.36	0.18
乳腺*	C50	7.50	10.86	6.10	—	—	—	7.50	10.86	6.10
子宫颈	C53	5.57	8.06	4.54	—	—	—	5.57	8.06	4.54
子宫体	C54	1.35	1.96	1.05	—	—	—	1.35	1.96	1.05
卵巢	C56	3.26	4.73	2.64	—	—	—	3.26	4.73	2.64
前列腺	C61	4.75	6.59	3.26	4.75	6.59	3.26	—	—	—
睾丸	C62	0.08	0.11	0.07	0.08	0.11	0.07	—	—	—
肾	C64	2.40	1.70	0.91	1.64	2.27	1.30	0.76	1.10	0.54
膀胱	C67	4.14	2.93	1.34	3.25	4.51	2.31	0.88	1.28	0.52
脑/中枢神经系统	C70-72	5.66	4.01	2.51	3.16	4.38	2.88	2.51	3.63	2.15
甲状腺	C73	1.16	0.82	0.45	0.43	0.60	0.35	0.72	1.05	0.55
淋巴	C81-86, 88	4.16	2.95	1.64	2.51	3.48	2.06	1.65	2.39	1.24
白血病	C91-95	5.01	3.55	2.37	2.92	4.04	2.78	2.09	3.03	1.97
其他部位	Other	16.78	11.89	6.47	9.42	13.07	7.64	7.36	10.66	5.37
所有部位	All	257.42	182.34	96.47	162.93	225.97	127.49	94.49	136.79	67.81

* 女性乳腺癌；# 使用 Segi 世界标准人口进行年龄标准化。

（1）中国常见癌症死亡率性别分布

中国男性中死亡人数较多的癌症是肺癌、肝癌、胃癌、结直肠癌和食管癌等；女性中死亡人数较多的癌症是肺癌、结直肠癌、肝癌、胃癌、乳腺癌等。

▼ 2022 年中国常见癌症死亡率性别分布

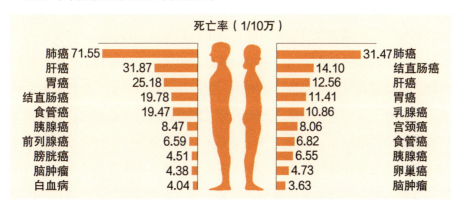

（2）中国癌症死亡率年龄分布

中国居民癌症死亡率从 45 岁开始显著增加，并在 85 岁及以上年龄组达到峰值。在 40 岁以上人群中，男性癌症死亡率高于女性。

▼ 2022 年中国癌症死亡率年龄分布

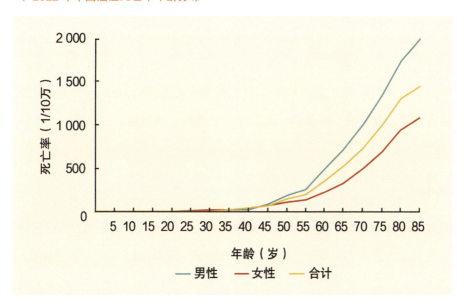

3 中国癌谱结构地域分析

国家癌症中心、国家肿瘤临床医学研究中心、中国医学科学院北京协和医学院肿瘤医院联名重磅发布的《2016年中国恶性肿瘤流行情况分析》首次提供了我国癌谱流行情况。在相对发达的地区,以肺癌、结直肠癌、乳腺癌、甲状腺癌高发为主;在相对落后的地区,仍然呈现消化道肿瘤如胃癌、食管癌和肝癌等恶性肿瘤高发,同时伴有结直肠癌、乳腺癌高发的情况。此外,最常见的肺癌,无论男女,黑龙江排名都很靠前,这和黑龙江全国领先的吸烟率,以及空气污染有关。但胃癌就不一样,发病率最高的地区是青海和西藏这种幽门螺杆菌感染比例高、整体医疗水平偏低的地区。女性人群中乳腺癌发病率最高的是上海、北京这样的发达城市,但死亡率最高的却是安徽、福建、广西、西藏、新疆等整体经济水平和医疗水平相对较低的地区。这和全球的数据也是一致的:发达国家的乳腺癌治愈率能达到80%以上,而很多欠发达国家的乳腺癌治愈率还不到40%。面对乳腺癌这种早发现就可能早治愈的癌症类型,对筛查的重视和治疗的规范是提高生存率、降低死亡率的关键因素。

同全国趋势相同,《2016年中国恶性肿瘤流行情况分析》显示,肺癌也是湖北省内的"癌老大",发病数与死亡数皆为省内第一。湖北省发病数前十的癌症依次为肺癌、肝癌、结直肠癌、胃癌、乳腺癌、甲状腺癌、食管癌、宫颈癌、淋巴瘤、脑肿瘤;死亡数前十的癌症则为肺癌、肝癌、胃癌、结直肠癌、食管癌、胰腺癌、淋巴瘤、乳腺癌、脑肿瘤、白血病。

4 中国癌症防治与挑战

根据国家癌症中心发布的2022年中国恶性肿瘤疾病负担数据,中国的癌症总体生存率(根据中国国家癌症中心的数据,中国为40.5%)仍然远低于发达国家(根据美国癌症协会的数据,美国为68%)。面对癌症的挑战,中国正在采取行动。

（1）癌症检测的国家筛查计划

吸烟、饮酒、不健康饮食、缺乏身体活动、慢性感染等是中国癌症的高危因素，因此，实施旨在减少上述可改变风险因素的策略至关重要。在过去的几十年间，中国政府已实施了4项癌症早期筛查计划：

- ◆ 自2005年以来，在农村地区开展胃癌、食管癌等7种高发癌症类型的癌症筛查，已在高危人群中筛查超过30万人；
- ◆ 自2007年以来在淮河地区（癌症高发区）开展筛查工作，进行近50万次检查，早期发现率达74.3%；
- ◆ 自2009年以来启动针对农村地区妇女的宫颈癌和乳腺癌筛查项目；
- ◆ 2012年以来，随着癌症发病格局的变化，重点开展上消化道癌、结直肠癌和肺癌等癌症类型的筛查。

在此期间，检测方法也在不断发展，以支持和指导上述政策，例如，在一项涉及60 732名女性的试验中，人乳头瘤病毒（HPV）筛查对宫颈上皮内瘤变的检出率比基于细胞学检查、醋酸染色目视观察等方法的传统检测手段高2~2.7倍。此外，癌症风险预测模型、循环肿瘤DNA检测、血浆代谢指纹图谱分析、人工智能辅助成像分析等技术也在快速发展，但仍需进行严格的研究、验证，以确保其可靠性和准确性。

由于文化因素的细微差异（例如面对死亡的态度），部分人可能出于对检测手段及结果的"恐惧感"或"耻辱感"而逃避癌症筛查。因此，加强有关癌症的公众教育以促进可改变风险因素的预防和控制并推动现有筛查的普及至关重要，中国抗癌协会和中国临床肿瘤学会等组织成立了专门委员会，通过年度抗癌周和各种媒体平台，向公众科普健康生活方式，提高公众对癌症早期发现重要性的认识。

（2）多学科诊疗和精准治疗的发展

近年来，多学科诊疗（multi-disciplinary treatment，MDT）团队已成为癌症治疗的基本配置。癌症治疗中的MDT团队通常包括来自不同专业的医疗专业人员，例如肿瘤内科医生、肿瘤外科医生、病理学专家、放射科医生、护士等人员，他们共同协作，提供针对患者的治疗建议和以患者为中心的护理。2015年，中国医师协会肿瘤多学科诊疗专业委员会成立，经过多年发展，多学科诊疗模式已在我国各级医院得到了广泛、系统的推行，但仍需不断细化和扩展，以确保农村地区和非教学医院患者也能受益。越来越多的证据表明接受多学科诊疗的患者比未接受多学科诊疗的患者的生存期显著延长，因此，我国会继续积极支持将多学科诊疗作为常规诊断和治疗策略，以优化患者护理模式。

除多学科诊疗外，精准治疗现已成为诊断和治疗多种癌症的标准实践的重要组成部分，特别是肺癌（针对驱动基因突变的多种靶向治疗）、乳腺癌（根据分子亚型进行治疗）、胃肠道癌症（根据基因组特征进行治疗）等。除了精准治疗在癌症晚期治疗中日益广泛的应用外，精准理念也逐渐影响到围手术期治疗领域，例如甲磺酸奥希替尼片作为ⅠB至ⅢA期EGFR突变非小细胞肺癌患者的辅助治疗，帕妥珠单抗加用曲妥珠单抗和多西他赛作为晚期人表皮生长因子受体2（HER2）阳性乳腺癌患者的新辅助治疗。随着成像技术和人工智能的快速发展，放射学、病理学和分子特征的多模态整合有助于进一步增强精准肿瘤治疗的效果。

（3）新药研发进展

中国政府于2015年发布了《国务院关于改革药品医疗器械审评审批制度的意见》，提出加快创新药审评审批；国家食品药品监督管理总局药品审评中心随后发布了指导方针，以规范临床试验中的研究设计、实施和统计方法，并确保数据完整性和参与者权利，这标志着中国药物研发进入了实质性增长阶段。

自2019年以来，1期和2期试验数量激增，3期研究数量增长相对较慢，超过20%的新药专门针对我国高发肿瘤，如胃癌、食管癌、宫颈癌、鼻咽癌、肝癌，针对罕见肿瘤和常见肿瘤罕见亚型的药物研发目前仍处于早期阶段。程序性死亡受体1（PD-1）、程序性死亡受体配体1（PD-L1）、血管内皮细胞生长因子受体（VEGFR）、表皮生长因子受体（EGFR）和人表皮生长因子受体2（HER2）是中国药物研发的焦点，其中，PD-1或PD-L1在亚洲患者中显示出强大疗效，已在后期和一线治疗以及辅助和新辅助治疗中获批用于多种肿瘤类型。多种针对PD-1或PD-L1的疗法的推出，大大提高了癌症免疫疗法的可及性，加剧市场竞争的同时也促使价格显著下降，减轻了患者和国家医保系统的经济负担。

自2020年以来，针对VEGFR、EGFR和HER2相关通路的双特异性抗体和抗体药物偶联物（ADC）的研发也呈快速增长趋势，其中一种双特异性PD-1/CTLA-4抗体AK104已在中国获批用于治疗宫颈癌（CTLA-4的中文全称是细胞毒性T淋巴细胞相关抗原4）。

近年来，我国本土生物制药公司的药物研发将重点转向开拓首创新药，例如造血祖细胞激酶1（HPK1）抑制剂PRJ1-3024、肌醇需求酶1（IRE1）抑制剂ORIN001以及B/T淋巴细胞衰减因子（BTLA）靶向抗体JS004，均已获得美国食品药品管理局和中国国家药品监督管理局的监管批准。值得注意的是，中医在中国肿瘤学领域仍然发挥着重要作用。2019年，150种中医疾病和196个中医证候被世界卫生组织认可并纳入《国际疾病分类第十一次修订本》(ICD-11)，研究表明三氧化二砷（As_2O_3）等源自中药的制剂具有强大的抗肿瘤活性。当前，中医药得到广泛关注和积极研发，以揭示其抗肿瘤机制。

（4）细胞疗法的发展现状与未来

迄今为止，大多数细胞疗法相关研究集中在血液肿瘤上，美国食品药品管理局已批准6种嵌合抗原受体T细胞治疗（CAR-T细胞治疗）产品，中国国家药品监督管理局已批准3种，这些产品均具有血液肿瘤适应证。然而，细胞疗法尚未获得用于治疗实体瘤的批准，但可以观察到2015年至 2022 年中国实体瘤细胞疗法飞速发展。与截至 2017 年 12 月注册的 44 项试验和截至 2019 年 12 月注册的 73 项试验相比，当前中国细胞疗法的试验数量已有大幅增长。与此类似，T 细胞受体工程化 T 细胞（TCR-T 细胞）疗法、自然杀伤 T 细胞疗法等正在蓬勃发展。细胞疗法治疗实体瘤的临床试验主要集中在胃肠道癌症、肺癌和神经肿瘤，与主要集中于少数靶点（例如 CD19）的血液肿瘤临床试验不同，实体瘤的靶点更加多样化。间皮素（MSLN）、磷脂酰肌醇蛋白聚糖 3（GPC3）、黏蛋白 1（MUC1）和密蛋白 18.2（CLDN18.2）是 CAR-T 细胞和 TCR-T 细胞试验中最常见的靶蛋白。目前，中国的细胞治疗研究数量正在稳步增加，处于该领域全球研究的前沿。然而，与全球形势一样，由于肿瘤异质性、免疫抑制微环境、脱靶毒性等问题，利用细胞疗法有效治疗实体瘤道阻且长。

随着新药在中国持续快速发展，以较低的自付费用确保其可及性变得越来越重要，这需要医疗卫生系统的可持续发展。中国正在积极推行分级诊疗制度（即按照疾病的轻重缓急及治疗的难易程度进行分级，不同级别的医疗机构承担不同疾病的治疗，逐步实现从全科到专科的医疗过程），同时加快国家级和省级肿瘤中心建设。

此外，在公众对政府干预医疗卫生领域的大力支持下，中国于 2011 年成功实现了全民医疗保险覆盖。目前，超过 95% 的中国人口可以享受医疗保险福利。由于医保覆盖面扩大以及国家医保药品目录药品数量增加，我国个人卫生支出占卫生总费用的比例从 2001 年的 60% 左右下降到 2020 年的 27.7% 左右。总体而言，这些医疗卫生改革措施为中低收入人群提供了更多的公平接受医疗资源的机会，为提高我国肿瘤患者生存率奠定了坚实的社会基础。

5 恶性肿瘤早筛

早筛查、早发现、早治疗，是肿瘤防治最为经济有效的策略。

（1）肺癌

每半年或一年进行一次低剂量螺旋CT（计算机体层成像）检查。

肺癌的危险因素：有长期吸烟史或被动吸烟史，有职业暴露史（暴露于石棉、煤烟、煤烟尘等），患有慢性阻塞性肺疾病，直系亲属确诊肺癌，年龄在50岁以上等。

（2）肝癌

高危人群至少每半年进行一次肝脏超声联合血清甲胎蛋白（AFP）检查。

肝癌的危险因素：携带乙型肝炎病毒和（或）丙型肝炎病毒、过度饮酒、患有非酒精性脂肪性肝炎、长期食用被黄曲霉毒素污染的食物、患有其他各种原因引起的肝硬化以及有肝癌家族史等。此外，40岁以上男性患肝癌的风险更大。

（3）结直肠癌

每5~10年进行一次结肠镜检查，高危人群从40岁开始接受结直肠癌筛查。

结直肠癌的危险因素：有结直肠癌家族史、患有炎症性肠病、长期摄入红肉和加工肉类、患有糖尿病、肥胖、吸烟、大量饮酒等。

（4）胃癌

胃癌高发地区人群进行幽门螺杆菌感染检测筛查，高危人群建议每年进行一次胃镜检查。

年龄在45岁及以上，且符合下列任一条件者属于胃癌高危人群：长期居住于胃癌高发地区，感染幽门螺杆菌，既往患有慢性萎缩性胃炎、胃溃疡、胃息肉、手术后残胃、肥厚性胃炎、恶性贫血等胃癌前疾病，一级亲属有胃癌病史，存在胃癌其他高危因素（高盐、腌制饮食，吸烟，重度饮酒等）。

（5）乳腺癌

推荐高危人群从 40 岁开始每年进行一次乳腺癌筛查，采用乳腺 X 射线检查联合乳腺超声进行筛查。

乳腺癌的危险因素：有乳腺癌家族史；月经初潮年龄 ≤ 12 岁；绝经年龄 ≥ 55 岁；有乳腺活检史或乳腺良性疾病手术史，或病理证实的乳腺（小叶或导管）不典型增生病史；使用"雌孕激素联合"的激素替代治疗不少于半年；45 岁后乳腺 X 射线检查提示乳腺实质（或乳房密度）类型为不均匀致密型或致密型等。

（6）甲状腺癌

高危人群每年进行一次颈部超声检查。

甲状腺癌的危险因素：童年期头颈部放射线照射史或放射性尘埃接触史，全身放射治疗史，家族性多发性息肉病、部分甲状腺癌综合征（如多发性错构瘤综合征、卡尼综合征、沃纳综合征和加德纳综合征等）既往史或家族史等。

（7）食管癌

每 5 年进行一次内镜检查。推荐高危人群食管癌筛查起始年龄为 45 岁，至 75 岁或预期寿命 < 5 年时终止筛查。

食管癌的危险因素：长期居住于食管癌高发地区，一级亲属有食管癌病史，患有食管癌前疾病或癌前病变，有不良生活习惯（吸烟、饮酒、热烫饮食等）等。

（8）宫颈癌

可进行宫颈/阴道细胞学涂片检查、HPV 检测、阴道镜检查等。

宫颈癌的危险因素：初次性生活年龄小、多个性伴侣或性伴侣有多个性伴侣、性卫生不良、早婚早育、多孕多产、经期/产褥期卫生不良、吸烟、患有自身免疫病或者长期免疫抑制、营养状况不良等。

（9）淋巴瘤

可进行体格检查、影像学检查、病理检查等。

淋巴瘤一般会出现淋巴结肿大的情况，医生会对患者进行体格检查，初步判断哪些部位淋巴结肿大；患者需尽早进行彩超检查、CT检查等影像学检查；最后进行穿刺活检或整体淋巴结活检，进一步判断疾病性质，以进行后续治疗。

（10）脑肿瘤

通过脑部CT进行初步排查，如发现可疑占位，再进行脑部MRI（磁共振成像）平扫加增强扫描。

脑肿瘤早期无明显症状，随着病情的加重，患者会出现头痛、脑压升高、呕吐、癫痫等症状，有免疫系统缺陷或脑肿瘤家族史的人群应进行筛查。

我国庞大的患者群体无疑给医疗卫生系统的运行带来了挑战，但国家的癌症筛查计划、多学科诊疗和精准治疗、新药和细胞疗法等的稳步发展，使得我们始终怀抱信心，坚定不移地致力于推进癌症患者的早期筛查和治疗干预。癌症防控，需要我们每一个人的参与和努力。在日常生活中，我们应该注重健康生活方式，如合理膳食、适量运动、戒烟限酒等，这些都是预防癌症的重要措施。同时，我们也应该提高癌症早筛意识，定期进行体检，早发现、早治疗。

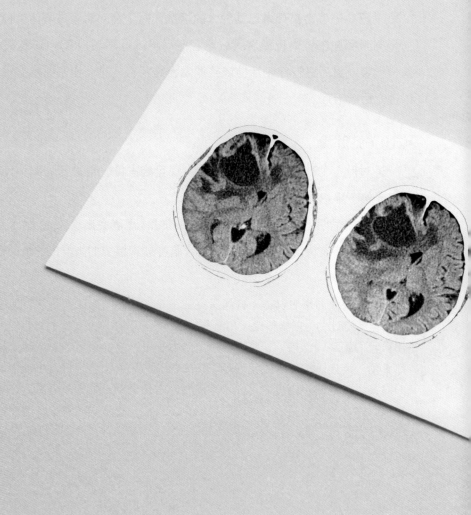

二 答疑篇

肿瘤是什么

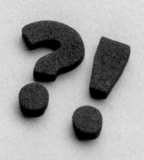

肿瘤 = 癌？

病理医生带你了解肿瘤世界

病理科 周游

  国家癌症中心于 2019 年发布的全国癌症统计数据显示：恶性肿瘤死亡占人群全部死因的 23.91%，且近十几年来恶性肿瘤发病率和死亡率均呈持续上升态势，发病率每年保持约 3.9% 的增幅，死亡率每年保持 2.5% 的增幅。

  随着肿瘤的发病率逐年升高，很多人谈癌色变、谈瘤色变。那么肿瘤与癌到底是什么？二者又有什么样的关系呢？协和专家主要从病理的角度带大家了解一下肿瘤和癌。

1 肿瘤和癌的定义

肿瘤和癌是什么关系？在很多人眼里，癌＝肿瘤。在一些人眼里，癌＝恶性肿瘤。在医生的眼里，癌＝源于上皮组织的恶性肿瘤。

（1）肿瘤的定义

肿瘤是机体的细胞异常增殖形成的新生物，常表现为机体局部的异常组织团块（肿块）。

（2）癌的定义

癌是指源于上皮组织的恶性肿瘤。

2 肿瘤的分类

肿瘤包括良性肿瘤、交界性肿瘤及恶性肿瘤三大类，癌则属于恶性肿瘤中的一类。

不同类型的肿瘤，其恶性程度、生物学行为以及治疗方案都不一样。对于良性肿瘤与交界性肿瘤，一般会采取手术切除、定期随访的治疗方案。对于恶性肿瘤，除手术切除外，还需依据病情进行化学治疗（简称"化疗"）或者放射治疗（简称"放疗"）。

▼以苹果为喻来展示不同类型的肿瘤

正常

良性肿瘤（变多）

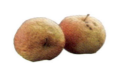
交界性肿瘤（变多变皱）

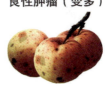
恶性肿瘤（变多变坏）

3 肿瘤是如何形成的？

大部分肿瘤不是一朝一夕形成的，它是一个长期演变的结果，形成过程也十分复杂，很多机制目前仍然不明确。肿瘤主要是细胞生长与增殖

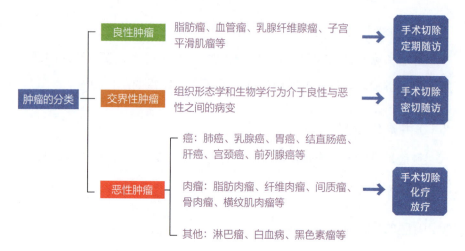

的调控发生严重紊乱的结果。正常来说，人体每天都会释放出一两个异常细胞，免疫系统可以甄别并消灭异常细胞，对人体不会产生影响。因为受遗传或者环境等因素的长期影响，某一天免疫系统失调而放过了异常细胞，这些携带错误 DNA 的异常细胞无限增殖，最终就会导致肿瘤的形成。

4 肿瘤究竟长啥样？

肿瘤最常见的表现就是肿块，不同类型的肿瘤有不同的生长方式。然而，在病理医生的显微镜下，肿瘤却呈现出另一幅画面。

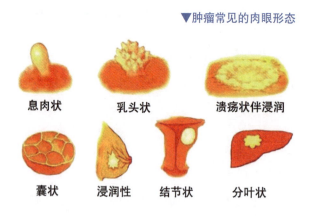

▼肿瘤常见的肉眼形态

▼ 显微镜下的几种常见肿瘤

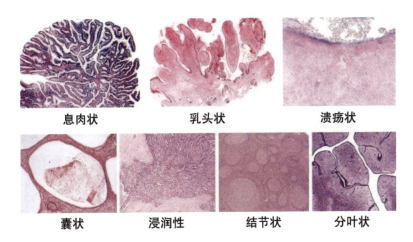

息肉状　乳头状　溃疡状

囊状　浸润性　结节状　分叶状

5 肿瘤"判官"——病理医生

不同类型的肿瘤有不同的生物学行为、预后以及治疗方案。因此，准确的诊断是治疗肿瘤的前提，而病理医生出具的病理报告是疾病诊断的"金标准"，是疾病治疗最重要的参考依据。病理科相当于医院的"法院"；病理医生相当于"法官"，是临床医生的医生。

▼ 病理医生显微镜下的肿瘤

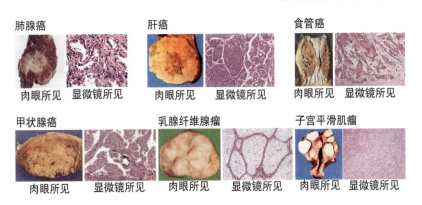

肺腺癌　肝癌　食管癌
肉眼所见　显微镜所见　肉眼所见　显微镜所见　肉眼所见　显微镜所见

甲状腺癌　乳腺纤维腺瘤　子宫平滑肌瘤
肉眼所见　显微镜所见　肉眼所见　显微镜所见　肉眼所见　显微镜所见

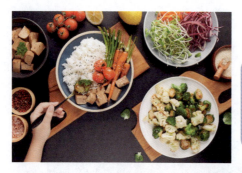

关于肿瘤预防及治疗的几点建议

禁烟酒,少熬夜,锻炼身体能预防;
常体检,早发现,精准诊断不能少;
非绝症,有手段,规范治疗配合好;
有心胸,常开怀,不枉人世走一遭。

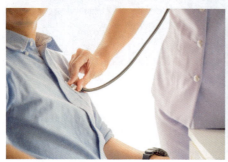

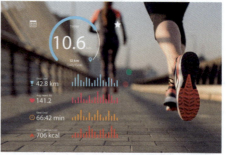

编后语

世界卫生组织提出:三分之一的恶性肿瘤完全可以预防,三分之一的恶性肿瘤可以通过早期发现得到根治,三分之一的恶性肿瘤可以运用现有的医疗措施帮助患者延长寿命、减轻痛苦、提高生存质量。

但是很多患者仍然会有这样的想法:反正已经是晚期了,恶性肿瘤是不可能治好的,就干脆放弃治疗。其实,不管到肿瘤的哪个阶段,都不要放弃希望。近年来,多方呼吁通过改善生活方式来降低肿瘤的发病率,控制烟酒、减少熬夜、经常运动、注意饮食健康等,这些都是预防肿瘤的重要手段。对待肿瘤的九字箴言:早发现、早诊断、早治疗。

身上的小包块会恶变？

可能是脂肪瘤

肿瘤中心 杨盛力 胡建莉 余雅洁

你身上有没有长过这样的小疙瘩？摸起来软软的，不痛也不痒，按压后还会自由移动，去医院检查后被告知这是脂肪瘤。过度紧张的人听到"瘤"字立马就慌了，将其与恶性肿瘤关联起来，其实事实并不是这样的。

脂肪瘤究竟是什么样的肿瘤？脂肪瘤会恶化吗？要不要做手术切掉？协和专家告诉大家：脂肪瘤并不可怕！

1 脂肪瘤是恶性肿瘤吗?

不是。脂肪瘤是一种成熟脂肪组织组成的软组织良性肿瘤,且多由纤维包膜包裹。脂肪瘤通常表现为无痛、圆形、可推动的软组织肿块,触摸时,浅表部位的脂肪瘤具有柔软的面团感,可自由移动,表面覆盖的皮肤看起来是正常的。但深部的脂肪瘤肿块难以直接触摸到。

▼脂肪瘤通常表现为软组织肿块

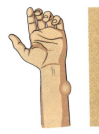
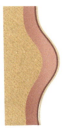

2 脂肪瘤有哪些类型?

除了普通的脂肪组织组成的脂肪瘤,在活检标本上可能会发现其他四种类型的脂肪瘤。

类型	高发群体	部位	特征	影响
血管脂肪瘤	中青年男性	上肢和躯干皮下	毛细血管内有纤维素性血栓	血管增生,疼痛,乏力
多形性脂肪瘤	中老年男性	肩、颈部	与梭形细胞脂肪瘤相似	表现与其他脂肪瘤相似
梭形细胞脂肪瘤	老年男性	背、颈部	细长的梭形细胞	生长缓慢,罕见复发,极少癌变
腺脂肪瘤		肩、背、臀部,四肢,大腿内侧等	新的浅表脂肪瘤变异,脂肪瘤中存在小汗腺	压迫时有疼痛感

3 脂肪瘤都长在哪里?

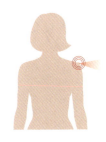
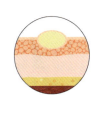

▲脂肪瘤也可以出现在肩膀

一般来说,脂肪瘤可以出现在身体的任何部位,以四肢和躯干多见,如手臂、肩膀、背部,当然也可出现在深部组织中,如口腔、胃肠道、肌肉内等。

4 为什么会患脂肪瘤呢?

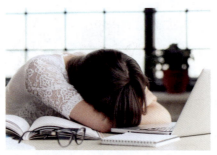

▼如果有以下生活习惯,请警惕

思考过度;饮食不规律;
经常熬夜;压力过大。

脂肪瘤因成熟脂肪组织的弥漫性过度生长而形成。脂肪瘤的病理生理学尚不完全清楚,大多数脂肪瘤继发于酒精性肝病和内源性肾上腺皮质类固醇分泌增多。接受蛋白酶抑制剂或抗反转录病毒疗法治疗的人乳头瘤病毒(HPV)感染者可能会出现脂肪代谢障碍,从而长脂肪瘤。

不良生活习惯会影响到脂肪代谢,导致脂肪瘤。

5 脂肪瘤好发于哪些人?

大多数人的印象中,脂肪和肥胖是一对"好朋友",几乎密不可分,那是不是只有肥胖者才会长脂肪瘤呢?其实并非如此。脂肪瘤虽常和肥胖相关,但二者并无必然的因果关系,"瘦子"也可能长脂肪瘤,"胖子"也不一定会长脂肪瘤。

就发病年龄段而言,脂肪瘤好发于40~60岁的中年人群,20岁以下患者少见,但儿童可发现先天性脂肪瘤。此外,男性脂肪瘤发病率略高于女性。虽然脂肪瘤的病因不明,但多发性脂肪瘤常具有遗传倾向性。

6 脂肪瘤会恶变吗?

脂肪细胞组成的恶性肿瘤比较罕见,虽然如此,也可以在具有脂肪瘤特征的病变中发现其恶变形式——脂肪肉瘤。脂肪肉瘤的临床表现与脂

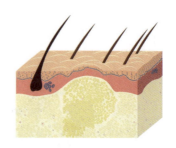

▲脂肪肉瘤是一种恶性肿瘤

肪瘤相似，但更常见于腹膜后、肩部和下肢，呈浸润性生长，边界不清。以往医生可能建议完全切除脂肪瘤，以去除可能的脂肪肉瘤，但目前磁共振成像通常能较好地区分脂肪瘤和脂肪肉瘤，为治疗做出指导。

7 遇到脂肪瘤，该怎么办？

脂肪瘤虽然带了个"瘤"字，但一般情况下并不会发生恶变，转化成"恶性肿瘤"，又因为它生长缓慢，通常不会对身体造成明显危害，所以若无明显症状或不影响外观，可不进行治疗。

但如果出现以下情况，请及时就医：

- ◆ 脂肪瘤肿块较大，影响肢体正常功能，如压迫神经、患处疼痛等症状；
- ◆ 脂肪瘤肿块在短时间内以较快的速度长大或变硬，可能发生了恶变，需进一步鉴别；
- ◆ 脂肪瘤发生于面部等位置，影响外观，可考虑进行手术；
- ◆ 当发现身体多处有类似脂肪瘤的肿块时，可能身体深部也长有脂肪瘤，应及时进行相关的筛查。

 编后语

> 虽然脂肪瘤名称中带"瘤"字，但也无须慌张。其实，脂肪瘤并不可怕。脂肪瘤会不会恶化、要不要手术切除，要找到这些问题的答案，还请及时到医院检查。

肝囊肿会癌变？

其实多半是"水泡"

超声医学科 王少特 鲁成发 郑毅

　　随着人们对体检的重视，当人们看到体检报告上出现"囊肿"时往往比较紧张，比如常见腹部超声检查中会被查出来的"肝囊肿"。许多人急着想把囊肿消除，怕它发生癌变。

　　那么，肝囊肿和癌症有关吗？要不要治疗？什么样的肝囊肿适合进行超声介入治疗？听听协和专家怎么说。

刘大爷是一名退休工人，10年前体检发现了肝脏多发囊肿，最大者大小约3.0厘米×2.2厘米，医生建议随访观察。不久前，刘大爷复查超声，心情沉重了起来，超声结果显示囊肿已经明显长大，最大者大小约11.3厘米×6.8厘米。鉴于刘大爷的情况，医生和刘大爷商讨治疗方案时给出了两种方案，一种是手术治疗，另一种是超声引导下肝囊肿穿刺抽吸硬化治疗。经过与家人沟通，刘大爷选择了后者。刘大爷完成相关治疗前检查，3天后接受了治疗。整个手术在局部麻醉状态下进行，以一根1毫米粗细的穿刺针穿刺抽吸囊液和注射药物。经过半小时手术治疗，刘大爷的巨大囊肿基本消失，术后复查囊肿大小仅为3.0厘米×1.8厘米，刘大爷一颗悬着的心终于放下来了。

1 常见的肝囊肿是什么？

肝囊肿是肝脏最常见的一种良性占位性病变，多呈圆形或椭圆形，内部成分为囊液。通俗来讲，肝囊肿就是肝脏上长的"水泡"，由上皮细胞包裹，囊内多含清亮、无色或蛋黄色、无细胞成分的囊液。

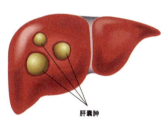

▼肝囊肿是一种良性占位性病变

肝囊肿的发病原因还不是很清楚，现在多认为是在胚胎发育过程中发育异常的胆管组织没有和正常的胆管相连接通。异常胆管内上皮细胞由于逐渐生长和分泌液体，就形成了"水囊"样的病变。这种肝囊肿生长缓慢，通常在患者成年以后才被检查出来。

2 肝囊肿有哪些症状？

很多单纯性肝囊肿患者没有明显的症状，而是在进行体检或其他疾病的影像学检查时偶然发现的。当肝囊肿体积不断增大，压迫周边组织时，部分患者可能出现如下症状：用餐时很快就有饱腹感，腹胀不适，右上腹隐痛或钝痛，出现可触及的腹部肿块等。罕见情况下，患者由于胆管被压迫而出现梗阻，进而出现黄疸等症状。

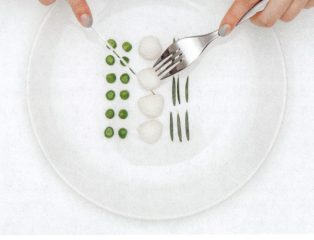

▲肝囊肿患者用餐时很快就有饱腹感

3 肝囊肿和癌症有关吗?

虽然肝囊肿的名称中带有"囊肿",但绝大多数肝囊肿都"没事",和我们谈之色变的肝癌也并非一回事。临床最多见的肝囊肿是先天性单纯性肝囊肿,这种肝囊肿一般不会长大,可能长期或终生无症状,且不会发生癌变,无须治疗。只有约5%的先天性单纯性肝囊肿会引起症状,定期做腹部彩超检查即可。

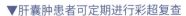
▼肝囊肿患者可定期进行彩超复查

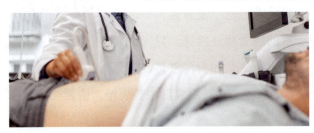

直径小于5厘米的囊肿,可以1~2年彩超复查一次;直径比较大的囊肿,则半年到1年复查一次为妥。

4 肝囊肿的治疗方式有哪些?

临床治疗肝囊肿一般以手术治疗为主,开腹切除是最常用的治疗方式,但开腹手术恢复较慢。

随着医学的不断进步,微创手术在临床上的应用越来越广泛,腹腔镜

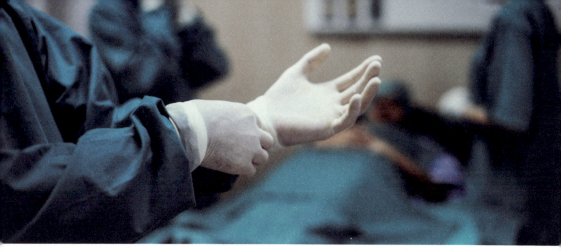

▲腹腔镜技术的临床应用越来越广泛

技术有效解决了开腹手术创伤大、术后恢复慢的问题。但腹腔镜手术需要为患者建立 CO_2 气腹,对患者的肝功能会造成一定的损害。

超声介入治疗疗效良好,对患者造成的损伤较小,术后疼痛程度较轻,术后并发症发生率更低,患者的耐受性更高,预后恢复也更快。

5 什么是肝囊肿超声介入治疗?

肝囊肿超声介入治疗即超声引导下肝囊肿穿刺抽吸硬化治疗,是在超声引导下通过穿刺针穿刺囊肿,抽出囊液后,于囊肿内注入化学药物以破坏囊壁细胞,阻止其进一步分泌囊液,以达到消除或缩小囊肿的目的。临床应用证明,超声介入治疗便捷而安全,对肝功能无明显影响,副作用小。超声介入治疗逐渐取代外科手术,成为先天性单纯性肝囊肿治疗的首选方法,得到了广泛应用。

6 什么情况下可以进行超声介入治疗?

以下情况下可以进行超声介入治疗:

○ 肝囊肿直径超过 5 厘米;
○ 因占位效应有明显症状和体征,如腹胀、腹痛;
○ 压迫周围脏器引起继发性合并症;
○ 合并感染,囊肿有破裂危险。

7 什么情况下不可以进行超声介入治疗？

以下情况下不可以进行超声介入治疗：

- 身体情况差，意识不清或不能配合治疗；
- 有严重出血倾向或血液病；
- 无安全穿刺路径；
- 对硬化剂过敏；
- 心电图提示严重心律失常或心肌缺血；
- 囊肿可能与胆道相通，硬化剂注入后会损伤胆道并引起严重后果；
- 高度怀疑恶性病变的不典型肝囊肿。

8 肝囊肿患者要注意这两件事

（1）定期体检

肝囊肿一般不需要处理，但为了观察囊肿的变化，肝囊肿患者每半年到1年做一次超声检查还是有必要的，超声检查对肝囊肿的检出率可达98%。此外，大多数患者还需定期优先到消化内科就诊。若患者出现其他严重不适反应或并发症（如急腹症），则需要去肝胆外科就诊。

（2）保持良好生活习惯

◆ 多吃可提高免疫力的食物：例如山药、香菇、蜂蜜、猪肝等，增强机体免疫力，保证囊肿处于生长缓慢、不癌变的状态。

◆ 补充足量的蛋白质：每天应保证摄入足够的蛋白质，豆制品、牛奶、瘦肉中蛋白质含量丰富。

◆ 多吃富含维生素的食物：新鲜的蔬菜、水果（例如猕猴桃、苹果、葡萄等）可提供机体所需的维生素及矿物质，这样不仅可以为机体提供所需的营养，还可起到辅助抗肿瘤的作用。

◆ 饮食要偏清淡：不要食用辛辣刺激、油炸、烟熏、发酵的食物，尤其要严禁烟酒，否则很可能加速囊肿生长。

▼良好的饮食习惯可以辅助抗肿瘤

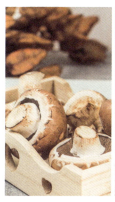
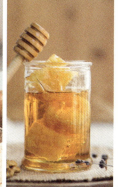
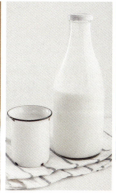
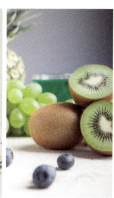

> 肝囊肿为一种良性病变，极少发生恶变，若囊肿直径较小、无症状，通常无须特殊治疗，定期超声复查即可（每年1~2次）；若囊肿变大并出现症状，应及时进行治疗，可优先考虑进行超声介入治疗。

乳腺囊肿和结节如何分辨?

一个指标快速判断

甲状腺乳腺外科　何文山

一场体检下来,10名女性中6名有乳腺增生,还有不少查出患有乳腺囊肿。有人看到检查结果就开始忐忑不安:"天呐,这里竟然长了包,是不是摊上大事了……"

乳腺囊肿到底要不要紧?乳腺囊肿、乳腺增生和乳腺纤维腺瘤有什么区别?乳腺囊肿会发生癌变吗?别急,协和专家来跟大家聊聊乳腺囊肿那些事儿。

1 什么是乳腺囊肿？

乳腺上的囊肿和人体其他部位或者器官上的囊肿一样，都是由一层比较薄的囊壁和由其包裹起来的液体构成的，可以简单比喻为一个"水球"。乳腺囊肿里面的液体可能是由囊壁上的细胞分泌出来的，也有可能是乳汁潴留形成的，还有可能是炎症导致的。

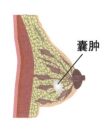

2 乳腺囊肿和其他各种乳腺结节有什么区别？

■**乳腺囊肿**：乳腺结节的一种，最大的特征就是其内容物为液体，在彩超下表现为无回声结节；而其他乳腺结节如增生结节、纤维腺瘤、乳腺癌等，其内容物都是实性的固体成分，在彩超下是低回声结节。

▼各种乳腺结节的区别

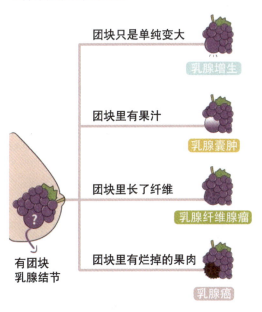

■**乳腺增生**：一种女性中常见的生理现象，表现为乳房胀痛和乳房质地不均一，和月经周期、情绪压力有关；在彩超检查中一般表现为"豹纹征"样改变，或者增生结节形成，而没有其他类型的结节。

■**乳腺纤维腺瘤**：良性的乳腺结节，好发于年轻女性。直径较大的纤维腺瘤可以在体表触摸到，直径较小的纤维腺瘤就只能通过彩超检查发现了。纤维腺瘤在彩超下表现为一个或数个边界清楚、形态规则、有完整包膜的椭圆形低回声结节。

■**乳腺癌**：女性恶性肿瘤中比较常见的类型，一般是无痛性的肿块，多发于中老年女性。乳腺癌在彩超下多表现为一个边界模糊、形态不规则,且伴有丰富血流信号和多发密集钙化的低回声结节。

3 生闷气真的会长乳腺囊肿吗?

乳腺囊肿,甚至其他各种乳腺结节,目前都没有发现明确有因果关系的病因或者致病的诱因。情绪的波动不一定会导致囊肿的形成。目前,学术界比较公认的乳腺囊肿的病因是某种特殊的体质,很难预测或者预防。

4 乳房有硬块是乳腺囊肿的信号吗?

乳腺囊肿从体表的触感上来说和其他乳腺结节是差不多的,所以很难通过触摸来分辨乳腺结节的性质。一般建议采取乳腺超声检查来判断。如果超声报告提示"无回声"或者"囊性"的结节,那么就是乳腺囊肿。

5 经期乳房胀痛是乳腺囊肿的信号吗?

女性在月经前后乳房胀痛不适,是乳腺增生的表现,这是一种很常见的女性生理现象。乳腺增生可能同时伴有囊肿的形成,不过大多数时候不伴有囊肿。所以,仅凭经期乳房胀痛不能判断有无乳腺囊肿,可以尽量做到清淡饮食,保持心情舒畅,以缓解相关症状。

▼清淡饮食、心情舒畅有助于缓解乳房胀痛

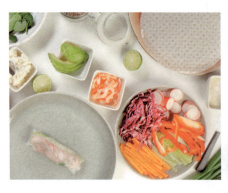
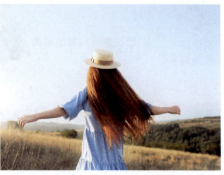

6 乳腺囊肿需要做哪些检查呢？

如前所述，最常见的检查方法就是乳腺超声检查，可以很方便地判断囊肿的大小、形态、数量和分布。为排除囊肿是否伴有其他疾病，医生会开具钼靶检查，看乳腺有没有钙化、对称性如何以及结构是否扭曲。发现囊肿后，还可以抽血检查一下催乳素水平，如果是因为这种激素水平升高而出现乳汁样液体分泌过多并形成囊肿，就可以采取药物治疗方法来抑制乳汁的分泌。

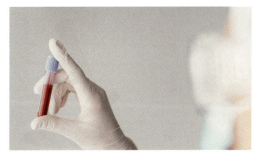

▲催乳素水平可通过抽血检查

7 一个指标快速判断乳腺问题是否严重

很多时候，如果通过超声检查难以明确肿块性质，就可以通过乳腺 BI-RADS 分级快速判断乳腺问题是否严重。

乳腺 BI-RADS 分级：

- 0 级：评估不完全
- 1 级：这是基本正常的检查结果，可能存在乳腺增生的表现，但是没有形成结节或者肿块
- 2 级：基本可以肯定是良性的，建议定期复查
- 3 级：有不超过 2% 的恶性概率，需要每半年复查一次或长期进行乳腺影像学观察
- 4 级：怀疑有恶性可能的乳腺实性结节，其中又分为 a、b、c 三个亚类，恶性可能性依次递增

　　4a 级：倾向恶性可能性低
　　4b 级：倾向恶性可能性中等
　　4c 级：倾向恶性可能性高

8 按摩可以消除乳腺囊肿吗?

乳腺囊肿一般不需要治疗,直径不大的囊肿对人体健康没有什么危害,保持定期复查即可。按摩等保守的方法对乳腺囊肿的消除没有实质性的帮助。

如果乳腺囊肿的直径比较大(>3厘米),可以考虑做囊液穿刺抽吸治疗,将囊肿里面的液体抽吸出来,这样一方面可以做进一步的细胞学检查,另一方面可以在很大程度上缩小囊肿的体积。

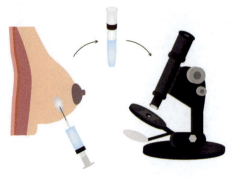
▲乳腺囊肿可以考虑做囊液穿刺抽吸治疗

9 乳腺囊肿会发生癌变吗?

乳腺囊肿发生癌变的概率较小。大部分囊肿可以观察,定期超声复查,以进行对比。临床研究中,单纯囊肿患者患乳腺癌的风险和正常人群一样。

如果囊肿里面除了液体成分还有部分固体成分,就需要留意了。这种囊肿也被称为"囊实性结节"或"混合性囊肿"。针对这一类囊肿,除了定期复查以外,还需要做穿刺细胞学检查,明确固体成分的性质。"混合性囊肿"存在极小的癌变可能,只要穿刺确诊了其是良性的,就只需要继续观察了。

 编后语

> 整体上来说,乳腺囊肿是一种女性常见多发的良性乳腺结节,绝大多数属于良性病变,不需要特殊治疗。只要定期观察,每半年做一次超声检查,40岁以上患者每年加做一次钼靶检查,观察乳腺结构是否改变即可。日常生活中,注意积极调整情绪,保持心情愉快,饮食健康均衡,适当运动,可降低乳腺癌发病风险。

肺结节离肺癌有多远？

这些问题要了解

胸外科 廖永德 王思桦

随着人们对健康的关注度提升，越来越多的人把体检纳入每年的计划。有些人在体检中发现肺部长了结节，寝食难安，甚至连精神压力都变大了，对生活造成了影响。

哪些肺结节需要治疗呢？协和专家为大家科普，让大家畅快呼吸，不让"肺结节"变为"心结"。

1 肺上长包块就是肺结节？

许多人对肺结节的认识有误区，以为肺上长包块就是肺结节，其实并不是所有的包块都叫肺结节。

2 肺结节

- ◆ 肺结节通俗来说就是一个小"坨坨"，指影像学上表现为直径小于3厘米，位于肺实质内圆形或类圆形的不透明结节，可以单发或多发。直径更大的"坨坨"被称为肺团块或者肿块。根据结节的密度大小，可以分为钙化结节、实性结节、部分实性结节及磨玻璃结节。
- ◆ 钙化结节指高密度的结节，多由肺部炎症引起，最常见的病因是肺结核。气管支气管炎、肺炎、肺癌、甲状旁腺功能亢进、钙或磷酸盐代谢异常、血栓以及气管支气管淀粉样变、纤维化也可诱发肺钙化灶生成。
- ◆ 实性结节指其内全部是软组织密度的结节，密度较为均匀，其内血管及支气管影像被掩盖。
- ◆ 部分实性结节指其内既包含磨玻璃密度又包含实性软组织密度的结节，密度不均匀。
- ◆ 磨玻璃结节指肺内模糊的结节影，呈云雾状淡薄影，密度较均匀，看上去像磨砂玻璃一样，但其内血管及支气管的轮廓可以看见。

3 肺结节可以做X射线检查而不做CT检查？

肺结节可以通过X射线检查出来？

不可以。肺结节一般通过CT检查发现。以前的常规体检所包含的X射线检查多数只能检出直径较大的肿块。通常，肺部病变在CT上的表现，良性和恶性是有区别的，但是肺结节的确比较难以判断，毕竟它太小，很多时候也缺乏特异性表现。

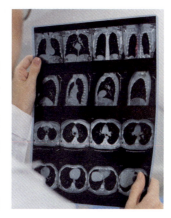

▶肺结节一般通过CT检查发现

PET/CT（正电子发射计算机体层显像仪）检查是用来鉴别良恶性病变的一种检查，但是对于直径小于10毫米的结节，特别是磨玻璃结节，一般标准摄取值较低，PET/CT检查的价值有限，作用大打折扣。

4 肺结节是如何形成的？

形成肺结节的原因较多，有感染性因素和非感染性因素。感染性因素包括细菌、寄生虫、支原体、衣原体、病毒等病原体感染，这些感染都有可能导致肺结节的形成；既往有过肺部炎症，治愈以后局部形成的粘连瘢痕也会表现为肺结节。

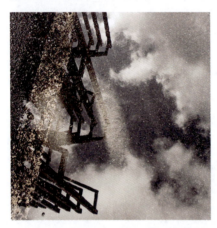

非感染性因素包括石材粉末和煤炭粉末的吸入，自身免疫病导致肺泡被炎性物质填充而形成肺结节。另外，肺部肿瘤早期可表现为结节样改变，特别是有毛刺、分叶、空泡、胸膜牵拉表现时，要特别注意。早期结节较小，手术切除以后一般不需要进一步放疗、化疗，相当于治愈。

▲煤炭粉末的吸入是肺结节的非感染性因素之一

5 良恶性结节如何区分？

一般来说，结节越大，危害性越大。体检第一次发现肺结节时，大部分人会比较恐慌，可根据结节直径对照下文进行判断。

- 当结节直径小于5毫米，且没有肿瘤病史、家族史时，恶性的可能性较小，每6~12个月CT复查一次即可。
- 当结节直径为5~10毫米时，恶性的可能性为6%~28%，每3个月复查一次。
- 当结节直径大于10毫米时，应每1~2个月复查一次。如果随访发现病灶无变化,则慢慢常延长至 3 个月、6 个月、1 年复查一次。
- 当肺结节 2 年无变化时,则可大致认为是良性结节,有变化时则根据变化情况做出判断并决定下一步治疗方案。

要特别注意的是,直径大于 2 厘米的肺结节恶性概率可高达 20%,直径大于 3 厘米的病灶很可能发生了恶性病变。

6 哪些肺结节需要手术?

对于没有完全钙化的肺结节(完全钙化的肺结节一般是良性的),如果直径在 1 厘米以上,就有可能需要进行手术切除。对于直径 1 厘米以下且影像学特征不明显的肺结节,建议患者先继续观察,当然,这种观察并不是单纯依赖时间,而是继续采集患者的病史,定期检查,收集更多关于结节的信息。

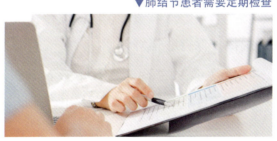
▼肺结节患者需要定期检查

总之,如果对肺结节的评估为处于"高危状态",建议手术切除肺结节;反之,可以暂时不考虑手术,以观察为主,至于要观察多久,则取决于结节的大小和形态。

7 如何预防肺结节?

(1)避免接触有害气雾

厨房油烟、二手烟、粉尘、燃气以及其他挥发性有机物都可能是肺结节的"养料"。

（2）戒烟

肺结节有发展成肺癌的危险，而吸烟又是引发肺癌的头号原因。二手烟对周遭人的危害甚至比对吸烟者本人的危害更大，为自己和家人、朋友的健康着想，要从源头制止疾病发展，广大吸烟者一定要戒烟。

（3）做好职业防护

在开采放射性矿石的矿区，应采取有效的防护措施，尽量减少工作人员接收的辐射量。暴露于致癌化合物的工作人员，必须采取各种切实有效的防护措施，避免或减少与致癌因子的接触。

（4）保持饮食均衡

要注意少食辛辣刺激的食物，尤其是少食腌制类食物、烧烤类食物、加工肉类食物等。

（5）生活作息规律，保持心情舒畅

避免熬夜，实在避免不了也要保证足够的睡眠。此外，要避免情绪大起大落。经常处于神经高度紧张或者焦虑的情绪中，肺结节也会变大。

（6）积极治疗慢性肺部疾病

对于慢性支气管炎、慢性肺部炎症、肺结核、尘肺等慢性肺部疾病，应积极治疗，以免发展成肺癌。

▼戒烟、避免熬夜有助于缓解肺结节恶变

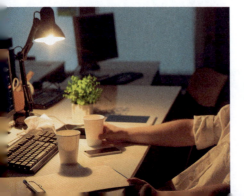
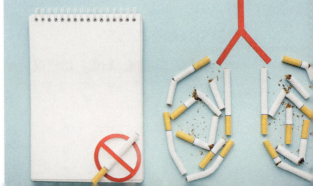

（7）早发现、早诊断、早治疗

35 岁以下人群患恶性肿瘤的概率较小，45 岁以上人群患恶性肿瘤的概率要高一些，55 岁以上人群患恶性肿瘤的概率就大大增加了。55 岁以上，同时有长期吸烟史或家族史的人群是肺癌高发人群，要注意定期体检，必要时每年做低剂量 CT 检查。

门诊中关于肺结节的高频问题

问：肺结节就是肺癌？
答：肺结节主要分两大类，一类是良性的，病因包括急性炎症、出血、肺内淋巴结、机化性肺炎和肺不典型腺瘤样增生等；另一类是恶性的，就是肺癌。并非所有的肺结节都是肺癌，肺结节 80% 以上是良性结节，恶性结节不到 20%，所以长了肺结节不用特别焦虑，积极配合医生治疗即可。

问：肺结节会消失吗？
答：如果是感染导致的肺结节，经过治疗后会消失。另外，自身免疫病导致的肺结节经过治疗后也可能会消失。其他的肺结节，例如吸入粉尘导致的肺结节以及肺部良恶性肿瘤，一般不会消失。如果发现肺结节合并咳嗽咳痰，则提示感染性病变可能，可积极进行专科抗感染治疗后复查。对于首次发现的磨玻璃结节，根据大小的不同，一般建议 3 个月后进行 CT 复查，对比结节变化，如果首次发现的磨玻璃结节较大，可进行一周抗感染治疗后做胸部 CT 复查，治疗后结节如未缩小，则肿瘤的可能性较大。

问：肺结节的直径多大才需要手术？
答：肺结节要依据其性质、位置和患者的个人情况、意愿综合而定。直径大于 8 毫米的实性结节，如果 3 个月后复查显示增大，或 PET（正电子发射体层成像）检查结果提示恶性可能性大，则建议手术治疗。直径大于 6 毫米的磨玻璃结节或混合磨玻璃结节，如果随访复查发现结节变大，同样建议手术治疗。

问：肺部磨玻璃结节严重吗？

答：磨玻璃结节与实性结节相较，恶性的可能性更大。磨玻璃结节包括纯磨玻璃结节、混合磨玻璃结节。纯磨玻璃结节若仅在短期内出现，可能为普通炎症所引发，经过消炎治疗可吸收。部分磨玻璃结节长期存在，经过消炎无法吸收，此类磨玻璃结节非常危险。多数纯磨玻璃结节的病理类型为肺不典型腺瘤样增生或原位腺癌。当纯磨玻璃结节中出现混杂密度，即出现实性成分时，则意味着开始癌变。从原位癌到微浸润癌再到浸润癌为发展过程，因此磨玻璃结节若长期不吸收，需引起重视，越早处理效果越好。大部分磨玻璃结节及时进行手术治疗可达到治愈的效果，如发展为实性成分较多的结节，则治疗效果会下降，有的甚至会出现远处转移。

问：肺结节术后饮食要不要忌口？

答：需均衡饮食，合理忌口。腌制类食物少吃，酒类少饮，霉烂食物不吃；可少量食用辛辣的食物，以起到改善食欲的作用；应尽量食用高蛋白、低脂肪的食物，如鸡肉、牛肉，以均衡营养，还需适当补充蔬菜、水果等富含纤维素、维生素的食物。

编后语

肺结节你不必怕，健康生活远离它。一旦发现肺结节，不要焦虑和害怕，保持一颗平常心，尽早治愈它。

会癌变的胃息肉,切还是不切?

五招教你预防

肿瘤中心　杨盛力　兰青
消化内科　潘晓莉

胃息肉会癌变吗?发现胃息肉就要切除吗?协和专家回应大家的呼声,带大家了解胃息肉。

1 胃息肉是如何形成的？

胃息肉是一种源于胃黏膜上皮细胞、突入胃腔的局部隆起性病变，以胃黏膜组织异常增生为特征。胃息肉表面常较光滑，与周围界限清楚，可有蒂或广基无蒂，通常局限于黏膜层和黏膜下层，好发于胃窦及胃体，可以单个出现，也可以表现为多发。胃息肉在幽门螺杆菌（HP）感染、抑酸药物质子泵抑制剂（PPI）使用、慢性炎症刺激、不良饮食和生活习惯等多种因素的共同作用下形成，但目前胃息肉确切的发病机制尚不完全清楚。

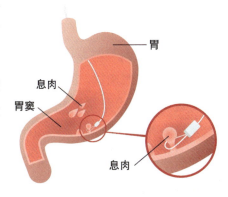

2 胃息肉的类型

胃息肉有很多类型，主要有胃底腺息肉、增生性息肉、炎性息肉、腺瘤性息肉等。

（1）胃底腺息肉

直径一般小于 1 厘米，其形成与幽门螺杆菌的关系不大，所以它的出现恰恰反映了胃部总体情况相对健康。胃底腺息肉分散发性与家族性两种。部分家族性胃底腺息肉可能出现不典型增生，这点值得注意。直径大于 1 厘米的胃底腺息肉存在轻微的致癌风险。长期使用质子泵抑制剂可能导致胃底腺息肉的形成。

（2）增生性息肉

顾名思义，增生性息肉是细胞不断生长分裂，超出正常所需而形成的息肉。它通常生长在感染了幽门螺杆菌的胃中，此类胃息肉患者建议先进行除菌处理。增生性息肉若直径大于 1 厘米或有蒂，则发展成恶性肿瘤的风险增加。

（3）炎性息肉

炎性息肉经常被归为增生性息肉，此类息肉基本也属于良性息肉，恶变概率小，不用太过担心。

（4）腺瘤性息肉

胃腺瘤或称隆起型胃上皮内瘤变，是最常见的胃肿瘤性息肉。腺瘤可能呈扁平状或息肉状，通常单发且直径小于2厘米，偶尔可见巨大息肉（直径可达15厘米），它的出现与慢性萎缩性胃炎有一定的联系，多发于高龄男性。有研究表明，大约40%的腺瘤性息肉含有恶性细胞，腺瘤性息肉也因此被世界卫生组织界定为胃癌的癌前病变征兆之一。因此，发现这种息肉一定要高度重视，及时手术切除并定期随访复查。

（5）其他类型息肉

例如异位性息肉、错构瘤性息肉等，发病概率较小，且不易发生癌变；家族性息肉病发生癌变的概率较大。

3 胃息肉大多无症状？

胃息肉的临床表现缺乏特异性，单纯胃息肉或疾病早期无明显临床表现，多合并其他消化道疾病出现。后期，若息肉表面开始出现糜烂、溃疡或息肉生长到直径较大时则临床症状明显，主要表现为腹痛、腹胀、反流、恶心、呕吐、消化不良。位于贲门或幽门部位的胃息肉可引起梗阻等症状。胃息肉合并溃疡者，可能出现上消化道出血症状，如黑便、贫血，一般不易出现大量呕血等情况。

▼胃息肉的临床症状包括胃痛、胃胀等

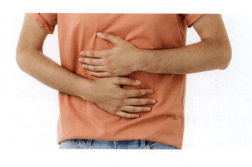

4 胃息肉会发展为胃癌吗？

研究表明，胃息肉与癌基因和抑癌基因的突变相关，基因的突变促进肿瘤的进展。胃息肉有一定的癌变率，有些类型的胃息肉被认为是癌前病变，尤其是直径大于2厘米的广基底腺瘤性息肉。

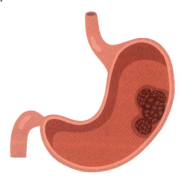

腺瘤性息肉与肠上皮化生和慢性萎缩性胃炎相关，癌变率为9%～20%；增生性息肉的癌变率为0.3%～0.6%，炎性息肉癌变的概率较小，但也有发展为胃癌的可能。所以最值得注意的是腺瘤性息肉，它被视为胃癌的癌前病变，一经确诊，建议尽快切除。

5 什么情况下要切除胃息肉？

胃息肉都要切除吗？临床上，息肉切不切除主要根据活检报告的类型进行评估。

▼胃息肉内镜黏膜下剥离术

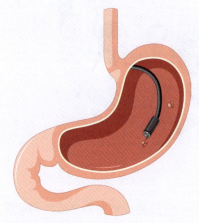

- ◆ 直径小于0.5厘米的小息肉，可于胃镜检查时顺便夹除，也可择期切除。
- ◆ 经过病理检查确诊的腺瘤性息肉、直径超过2厘米的广基底息肉或并发不典型增生的胃息肉，都具有较高的恶变风险，一定要及时进行内镜治疗，同时根据临床医生的安排每半年到1年定期复查一次。
- ◆ 多发性息肉，可分期分次予以清除。
- ◆ 对于通过病理检查确诊，为高级别上皮内瘤变、早期胃癌的，可结合实际状况，选择内镜黏膜下剥离术（ESD）或内镜黏膜切除术（EMR），内科治疗效果有限或效果不佳的可考虑实施外科手术。

6 如何预防胃息肉?

(1) 定期做胃镜复查

胃镜下的病理活检结果是上消化道疾病诊断的"金标准"。胃镜下可以直观地观察并处理病灶,建议定期做胃镜复查,并做到早发现、早诊断、早治疗。

▼胃镜检查可早期发现胃息肉

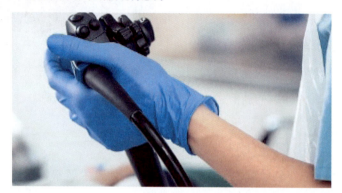

▼巡航胶囊胃镜检查

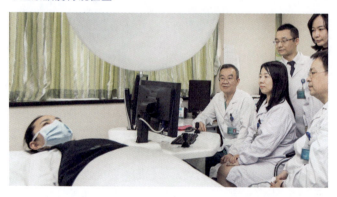

(2) PPI 服用时间不宜过长

长期服用 PPI 会导致组织病理学改变,例如壁细胞突入腺腔、胃底腺囊性扩张等,特别是服用时间超过 1 年会使胃息肉形成概率大大增加。

（3）少吃辛辣、腌制、盐渍食物

这类食物直接损伤胃黏膜，削弱黏膜屏障保护作用，使胃上皮增殖，诱导胃息肉的形成。

（4）戒烟限酒

烟酒中的尼古丁、乙醇等对胃黏膜刺激较大，是胃病的常见诱因，不建议长期吸烟喝酒。

（5）保持良好的心态

胃肠道是情绪器官，工作压力大、精神紧张也是胃息肉的诱发因素，因此应保持良好的心态。

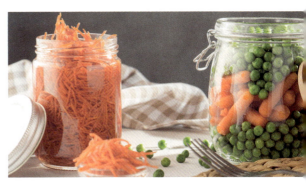
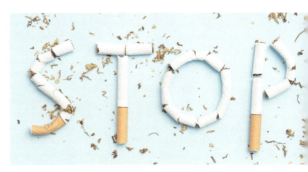

▲预防胃息肉应少吃腌制食物，戒除吸烟

编后语

> 定期检查，早发现、早诊断、早治疗，是对抗胃息肉的有效方式。保持良好的心态，不要过度焦虑，但也不可掉以轻心，健康是最好的财富。

肿瘤切了又复发？

四点建议请收好

肿瘤中心 杨盛力

近年来，我国恶性肿瘤死亡率居高不下，而肺癌、肝癌、胃癌等癌种的高复发率更是国民的心头大患。因此，降低肿瘤复发和转移概率的重要性不言而喻。那么，什么是肿瘤复发？肿瘤复发和肿瘤转移是一回事吗？协和专家带大家一探究竟。

肿瘤复发和肿瘤转移在概念上是不同的。肿瘤复发是指原发部位的肿瘤经治疗消退后，再次出现与原发性肿瘤相同类型的肿瘤。肿瘤转移则是指肿瘤通过血液、淋巴系统或体腔，迁移到他处继续生长。

1 肿瘤是怎样复发和转移的？

肿瘤细胞要扩散到整个机体，需要穿过邻近细胞进行迁移。在迁移过程中，肿瘤细胞会撞上它不能绕过的障碍。这个障碍通常是组织外围绕的一层厚厚的蛋白质，称为基底层或基底膜。为了穿过基底膜，肿瘤细胞必须分泌酶混合物，将基底膜中的蛋白质降解。这些酶能够充当"分子剪刀"，将那些阻挡肿瘤细胞转移的蛋白质"剪断"。一旦穿过基底膜，肿瘤细胞便可以在全身转移。比如，它们可以从血管内皮细胞间"挤过"而进入血流。

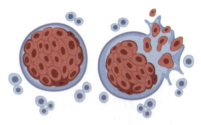

肿瘤细胞一旦进入血流，就会在循环系统中漂浮，直至找到一个合适的"驻扎场所"，重新进入组织。随后，肿瘤细胞在新的部位开始生长增殖，形成新生肿瘤。很多肿瘤患者在手术后出现了不同程度的复发迹象。

手术治疗是治疗多数肿瘤的首选治疗方法，但手术治疗有着严格的适应证，它只能根除一部分早期肿瘤。对于中晚期肿瘤，可能切除不干净或其已发生血管或

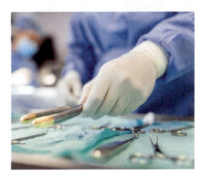

▲手术治疗是治疗多数肿瘤的首选治疗方法

淋巴转移。这种情况下，患者将存在极大的复发风险，因此患者不应做完手术后就放松警惕，而应采取辅助治疗去减小复发和转移的风险。辅助治疗通常是手术后给予的治疗，以消灭患者体内残余的肿瘤细胞，从而降低

肿瘤向其他部位转移的概率。

广义上的肿瘤辅助治疗内容很多,如肿瘤手术后的辅助化疗、放疗、生物治疗(免疫治疗),甚至中药治疗、心理治疗等。在循证医学中,治疗肿瘤既要消灭肿瘤组织,又要最大限度地保护好整个机体。故手术切除肿瘤并不是治疗的结束,术后的辅助治疗能有效地预防肿瘤复发和转移。所以在科学不断进步的同时,我们对于患肿瘤这件事的观念亦需更新,不应将手术切除作为肿瘤根治的依据,而应正确认识肿瘤治疗的全过程,重视肿瘤的综合治疗。

▼中药治疗是肿瘤辅助治疗方法之一

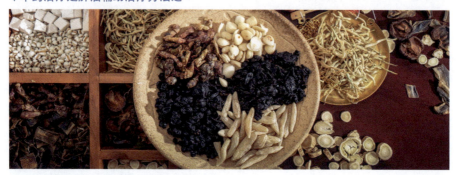

2 肿瘤复发和转移的原因是什么?

导致肿瘤复发和转移的原因大致有三个:

- 一是治疗不规范、不彻底。这里主要指没有接受规范的术后辅助治疗,通常是患者放疗、化疗不良反应大,或听信民间的偏方、秘方擅自中断治疗而导致的。
- 二是肿瘤体质未改变。虽然通过手术治疗或者放疗、化疗消除了患者局部的肿瘤病灶,但很多肿瘤患者本身的肿瘤体质还未改变,诱导正常细胞癌变的病因和利于肿瘤细胞生长的"土壤"仍然存在,肿瘤细胞还会再次"萌芽"。
- 三是生活方式不健康。一些患者回到曾经的生活环境中后,又恢复了不健康的生活方式。

以上都是导致肿瘤复发和转移的重要原因。虽然肿瘤的转移为治疗增添了不少困难,但绝不是无法医治。有极小部分的转移性肿瘤能够治愈,但大多数肿瘤出现转移后,以目前的治疗方法是无法治愈的,即便如此,也可以让这些患者更好地、更久地带瘤生存。

3 如何预防肿瘤复发和转移?

(1) 规范完整地进行抗肿瘤治疗

患者接受治疗时,一定要尽可能地完成足疗程治疗。这是因为足疗程治疗可以将肿瘤复发和转移的概率降到最低。而对治疗无法耐受的患者,要和医生共同调整、商定治疗方案,切记不可自行中断治疗或擅自调整药物用量。

(2) 改善体质,建立牢固的防御体系

在预防肿瘤复发和转移的过程中,最重要的是患者积极配合并具有坚定的意志。经归纳,我们将改善体质的方法分为了以下三类:

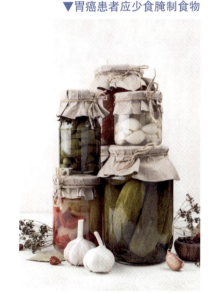

▼胃癌患者应少食腌制食物

其一,戒——消除或避免肿瘤的诱因。比如,肺癌患者需要戒烟,因为烟草中的有害物质(如尼古丁)与肺癌、胃癌的发生均密切相关;肝癌患者需要积极治疗病毒性肝炎。同时,肿瘤患者需要戒酒,不食用霉变的大米、花生等食物;胃癌患者应少食腌制、油炸食物,及时治疗幽门螺杆菌感染;结直肠癌患者要减少高热量、高油脂食物的摄入;食管癌患者要少食刺激性、过烫的食物。

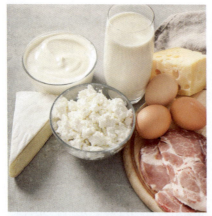

其二,食——注意均衡营养。肿瘤本身是一种消耗性疾病,再加上手术治疗、放疗、化疗等治疗过程,都会对患者的营养状况和免疫功能造成不同程度的损害。因此,肿瘤患者应比健康人增加大约20%的蛋白质及热量摄入,即需进食肉、蛋、奶等食物以保证营养。食物的选择应多样化,多吃蔬菜、水果等植物性食物及其他富含矿物质和维生素的食物。遵循健康的膳食模式可降低各种肿瘤的发病风险。

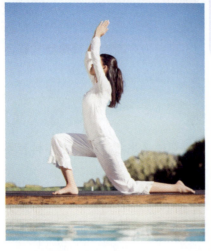

其三,动——加强身体锻炼。肿瘤患者可结合自身身体状况,进行适当的锻炼,如打太极拳、慢跑、做瑜伽等,以提高机体的免疫功能,减小肿瘤复发和转移的概率。建议成人每天进行中等强度身体活动45~60分钟;对于5~17岁人群,建议每日进行中高强度运动累计达60分钟,并减少静坐时间。

▲肿瘤患者需进食肉、蛋、奶,适当锻炼

(3) 保持心情愉悦,适当进行心理疏导

无论什么疾病,患者的心理暗示作用都是强大的。对于肿瘤患者而言,心理因素与肿瘤复发和转移密切相关。肿瘤患者容易产生焦虑、绝望等负面情绪,而长期的负面情绪会通过神经—内分泌—免疫网络使机体免疫力下降,增大肿瘤复发和转移的概率。因此,保持乐观的心态尤为重要。乐观的心态有利于使人的免疫机能处于最佳状态,有利于身体康复,防止肿瘤复发和转移。因此,肿瘤患者的心理调适是万万不能忽视的,心理介入

应被视为一种治疗方法。

（4）定期复查，不放松警惕

对患者自身而言，首先要注意观察自己的身体状况，及时发现微小信号。如果出现以下状况，一定要注意：

- ◇ 身体任何部位，如乳腺、颈部、腹部等处出现肿块，尤其是逐渐增大的肿块；
- ◇ 身体任何部位，如舌头、颊黏膜、皮肤等处没有外伤而发生溃疡，特别是经久不愈的溃疡；
- ◇ 绝经后妇女出现无规律阴道出血；
- ◇ 进食时胸骨后闷胀、灼痛、有异物感或进行性加重的吞咽不顺；
- ◇ 久治不愈的干咳或痰中带血；
- ◇ 长期消化不良、进行性食欲减退、消瘦，又未找出明确原因；
- ◇ 大便习惯改变，或便血；
- ◇ 鼻塞、鼻衄（鼻中出血）、单侧头痛或伴有复视；
- ◇ 黑痣突然增大或有破溃、出血、原有的毛发脱落；
- ◇ 无痛性血尿。

最后，肿瘤患者一定要按时复查。术后 1~2 年每隔 3 个月进行一次全面检查（1 年内肿瘤复发和转移的概率较大）；术后 2~3 年，每半年进行一次全面检查；术后 3 年以上可以每 6~12 个月复查一次。

编后语

> 肿瘤复发和转移可以说是肿瘤治疗过程中最令人担心的问题之一，有效预防肿瘤复发和转移，需要遵循科学的预防策略，更需要患者、家属和医生的共同努力。

肿瘤细胞能饿死？

肿瘤的这些传言不能信

肿瘤中心　张涛

　　每个人身上都有肿瘤细胞，所以最后都会患肿瘤？酸性体质易患肿瘤？不吃饭可以饿死肿瘤细胞？肿瘤都会遗传？糖会"滋养"肿瘤细胞，肿瘤患者要杜绝糖类？

　　关于肿瘤的防治，谣言总比真相多，看似轻描淡写的几句话，如果信了，就有可能耽误治疗时机。协和专家带大家识别肿瘤谣言。

1 每个人最终都会患上肿瘤？

一份在网络上流传的声称来自约翰斯·霍普金斯大学的所谓"最新研究"提出，"每个人身上都有肿瘤细胞"。对此，很多人不由得发出这样的疑问：是不是每个人一生当中都会患上肿瘤，只是时间早晚的问题？

> 真相：肿瘤细胞≠肿瘤

人体中有几十万亿个细胞，这就好比一个菜市场，里面总会有些"坏蔬菜"，这是无法避免的。少量"坏蔬菜"发现后清除即可，不会影响到整个菜市场的正常运转，身体中的肿瘤细胞也是这个道理。

我们的机体时时刻刻都在进行新陈代谢，细胞在不断分裂和更新的情况下，DNA复制出错而"带出"几个肿瘤细胞是很有可能发生的。这似乎很骇人，但不必过度惊慌，因为这些非正常的细胞会被我们的免疫系统清除，绝大部分是不会发展成肿瘤的。若肿瘤细胞的数量超出免疫系统的清除能力范围，则可能导致肿瘤，这个时候就需要进行治疗了。

2 酸性体质易患肿瘤？

很多人听过这样的说法："人的体质有酸碱性之分，酸性体质易患肿瘤，想要健康，必须保证身体处于碱性环境……"

> 真相：人体不分酸性体质和碱性体质

所有健康人体始终处于酸碱平衡状态。人体各个部位的酸碱度都不一样，如胃酸的pH值在2左右，肠液的pH值是8~9，唾液的pH值是6.6~7.1，尿液呈弱酸性，血液的pH值在7.35~7.45，因此不能用单一的标准来衡量人体酸碱性。

所谓"酸性食物"和"碱性食物"，是指有些食物在人体内经过新陈代谢之后会改变尿液的酸碱度，而不是改变体液的酸碱度。肿瘤的发生与很多因素有关，但至今没有任何研究证明肿瘤的发生与饮食的酸碱性或环

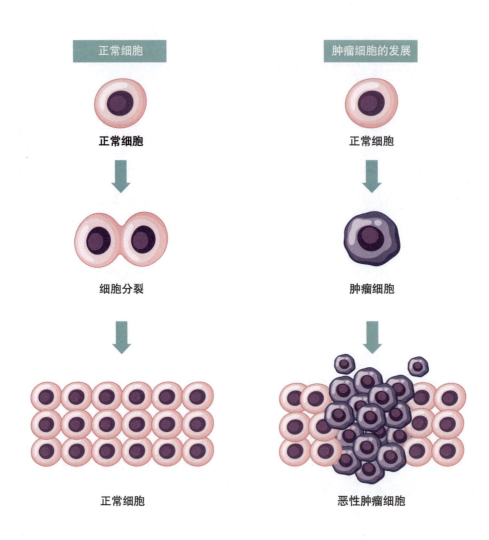

境的酸碱度有关联。即使天天吃碱，例如小苏打（碳酸氢钠），也不会改变身体的酸碱度，只可能中和胃酸，还会增加肾脏的排碱负担。

3 只要免疫系统足够强大就不会患肿瘤？

人体免疫系统具有杀伤、杀死异常细胞的功能，因此很多人以为，只要免疫系统功能强大，就能及时杀死所有肿瘤细胞。

> 真相：免疫力 ≠ 抗癌力

只要免疫系统足够强大就不会患肿瘤吗？其实不然，临床上也会遇见免疫功能正常的肿瘤患者。这是因为肿瘤细胞进化出了一套自己的"逃避机制"，它们像无比精明的"潜逃者"，巧妙避开各种免疫细胞，暗中不断扩大自己的"队伍"。

4 恶性肿瘤就是不治之症？

有些人认为，恶性肿瘤都属于不治之症，得了恶性肿瘤就等于给自己判了"死刑"，这也是人们谈之色变的原因之一。

> 真相："恶性肿瘤 = 死亡"早已是过去时

虽然我们还不能说完全攻克了恶性肿瘤，但"恶性肿瘤 = 死亡"早已经是过去时。事实上，目前全球有超过 3 500 万人带癌生存，可以认为他们战胜了恶性肿瘤。

世界卫生组织提出恶性肿瘤不再是不治之症。恶性肿瘤作为一种慢性疾病，1/3 可以预防，1/3 可以通过早发现、早诊断、早治疗实现治愈，剩下的 1/3 虽然不能治愈，但通过适当治疗可以得到控制，患者也可以获得较好的生存质量，进而延长生存期。

5 "饥饿疗法"成为治愈肿瘤的新途径？

有人认为，肿瘤细胞会大量吸收人体养分，所以断食挨饿可以饿死肿瘤细胞，达到治愈的目的。

> 真相：饿不死肿瘤细胞，还会造成营养不良

断食是不能"饿死"肿瘤细胞的。很多肿瘤患者担心营养会促进肿瘤细胞生长，因而主动减少营养摄入，希望通过少吃饭去"饿死"肿瘤细胞。

然而，肿瘤细胞对营养来源呈现出一种掠夺式的代谢，即使不吃不喝，肿瘤细胞也有办法消耗机体、获取营养，届时饿坏的只能是患者自己。研究发现，如果肿瘤患者合并营养不良，会导致免疫力进一步下降，不利于治疗和康复。

6 肿瘤都是治死的？

网上常常有这样的言论："肿瘤一半是治死的""肿瘤不治疗活得更久"。

> 真相：合理治疗可延长患者生命

患肿瘤后不接受治疗容易出现以下几种情况：

- 免疫力下降，引发各种感染
- 癌痛
- 器官衰竭
- 体重下降

目前的肿瘤治疗方法有手术切除、放疗、化疗、靶向治疗和免疫治疗等，这些治疗方法可能产生一定的副作用。但是，正规合理的治疗可以延长患者的生命、提高患者的生存质量。以胃癌为例，及早获得有效的治疗，早期胃癌患者的5年生存率可以高达90%。相反，患者错过最佳的治疗时期，进展期胃癌5年生存率仅有30%左右。

7 肿瘤都会遗传？

有人担心肿瘤会遗传，如果家族中有人患肿瘤，自己也会患肿瘤。

> 真相：90%的肿瘤不会遗传

肿瘤的遗传性，遗传的是突变的易感基因，并不是肿瘤。突变的易感基因遗传给后代，只是会增加特定肿瘤的发病风险，并不是一定会发病。

据权威的医学研究，遗传性肿瘤占全部肿瘤的5%~10%，大部分肿瘤是不会遗传的。目前，大部分遗传风险较高的遗传性肿瘤综合征已经明确了致病基因，高危人群可以做基因检测，有效筛查体内的肿瘤易感基因。

8 只要肿瘤能切下来就万事大吉？

有些患者认为，手术切除肿瘤后已经看不到肿瘤了，说明疾病已经治愈，术后的放疗、化疗完全没必要。

> 真相：肿瘤需要综合治疗

手术治疗是肿瘤治疗的最直接手段，是绝大多数肿瘤的首选治疗方法。但是通过手术将肿瘤切除干净后也不能高枕无忧，因为恶性肿瘤存在复发的可能。根据患者的实际情况，选择合适的辅助治疗方法，才能降低肿瘤复发和转移的风险，更好地实现临床治愈。

广义上讲，肿瘤辅助治疗有很多方法，如肿瘤术后的辅助化疗、放疗、生物治疗（免疫治疗）、中药治疗、心理治疗等，这些能够提升患者生存质量、延长患者生命的治疗方法，都可看作肿瘤辅助治疗的一部分。所以，应正确认识肿瘤治疗全过程，重视肿瘤的综合治疗。

9 肿瘤患者要杜绝糖类？

经常听到的一种观点是糖类会"滋养"肿瘤细胞，因此肿瘤患者需要杜绝糖类。

> 真相：杜绝糖类会损害健康

糖类是人体所需的七大营养素之一，我们身体的所有细胞，无论是正常细胞还是肿瘤细胞，都需要糖类提供能量。

我们每天吃的谷物类、薯类、豆类含有大量的多糖，即复杂碳水化合物。复杂碳水化合物摄入量增加并没有被证明会直接增加肿瘤的发病风险。

从肿瘤患者的饮食中去除糖类并不能饿死肿瘤细胞,反而剥夺了正常细胞宝贵的能量来源。

但是,我们仍然需要考虑精制糖对肿瘤的影响。精制糖会导致体内血糖和胰岛素水平升高,对于胰岛素抵抗患者来说,高胰岛素水平会增加结直肠癌等多种癌症的发病风险。此外,增加能量摄入可能导致肿瘤患者超重或肥胖,尤其是体脂率上升。从肿瘤预防的角度,肥胖尤其是腹部肥胖与乳腺癌、结直肠癌、膀胱癌等恶性肿瘤的发病风险增加相关。美国国家癌症研究所建议,应限制精制糖的摄入,女性每天摄入不超过 25 克,男性每天摄入不超过 38 克。

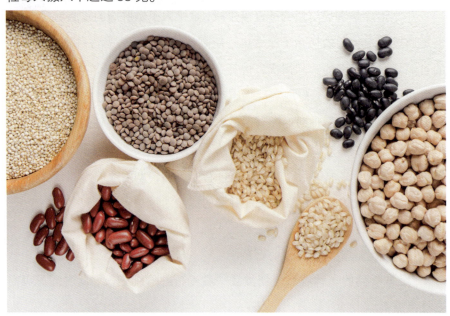

▲豆类、谷物等食物中含有大量的多糖

10 肿瘤标志物水平高就是患了肿瘤?

有人认为,体检结果显示肿瘤标志物水平升高,说明患了肿瘤。

> 真相:其他原因也可能导致肿瘤标志物水平升高

肿瘤标志物是能反映肿瘤发生、发展，监测肿瘤对治疗的反应的一类特异性物质。虽然在肿瘤发生、发展的情况下，肿瘤标志物水平会显著升高，但在部分特定的生理情况下或者患有某些良性疾病的情况下，也可能出现肿瘤标志物水平升高的现象。例如，甲胎蛋白虽然是诊断原发性肝癌的最佳标志物，但是病毒性肝炎、肝硬化患者甚至孕中晚期妇女的血清中甲胎蛋白浓度都可能有不同程度的升高。此外，一些药物，如中草药、中成药，以及机体代谢能力下降也可能引起肿瘤标志物水平升高。

肿瘤诊断不能单纯依靠肿瘤标志物，而是需要通过临床检查、影像学检查、内镜检查或手术探查等方式综合判断，病理诊断才是肿瘤诊断的"金标准"。

编后语

不信谣，不传谣，面对肿瘤时保持良好的心态，积极配合专业医生的治疗，才能有效控制肿瘤。在日常生活中，我们要养成良好的生活习惯，合理作息、饮食规律、适当运动，才能让身体更强壮。

常见的三种慢性炎症，可能变成癌症

与日常生活息息相关

肿瘤中心　徐少杰　杨盛力　璋禹冰

说起癌症，人人为之色变，可在检查报告单上看到炎症，尤其是慢性炎症时，很多人却不以为意。

事实上，近些年来，越来越多的研究表明，炎症与癌症之间存在千丝万缕的联系，甚至有 1/6 的癌症是由细菌或病毒感染引起的慢性炎症导致的。那么，炎症究竟是如何变成癌症的呢？哪些炎症可能会变成癌症？如何防止炎症变为癌症？协和专家为大家解惑。

1 炎症如何引起癌症？

正常情况下，人体内的炎症细胞和炎症因子是一道强有力的防线，产生的炎症反应能够阻止病原微生物的扩散以及促进组织的修复。但是如果致炎因素持续存在，则会引起大量的炎症因子和炎症介质释放至局部微环境中，使得基因突变的风险增加，进而有引起正常细胞癌变的可能。

此外，众多的炎症细胞和炎症因子还参与了肿瘤基质重塑和血管生成等过程，不仅为肿瘤细胞的生长提供了舒适的"土壤"，还提升了肿瘤细胞的侵袭能力和转移能力。

▼饮酒等不良习惯可能导致癌症发病时间大大提前

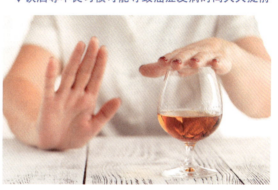

另外，肿瘤也可诱发炎症反应，且这种炎症反应势不可挡，使得促癌因素长期持续存在。一般来说，由炎症到癌症要 10 年左右或者更长的时间，但如果有吸烟、饮酒、熬夜等不良习惯或有癌症家族史，发病时间可能会大大提前。

2 这三种慢性炎症很可能引发癌变

（1）慢性病毒性肝炎

我国是肝炎高发国家，也是肝癌高发国家，原因就是肝炎病毒是肝癌最重要的致病因素。在我国，80% 的肝癌患者有乙型肝炎病毒感染病史。肝癌的初期症状较为隐匿，约 50% 的患者发现时即为晚期。尽管肝癌如此可怕，但接种乙肝疫苗便能显著降低乙肝病毒感染风险，从而预防肝癌的发生。另外，积极的抗病毒治疗也是阻断炎症向癌症转换的关键措施。

（2）幽门螺杆菌引发的慢性胃炎

幽门螺杆菌是导致多种胃部疾病（包括慢性胃炎、胃溃疡、胃癌等）的重要致病因素。早在 1994 年，国际癌症研究机构即将幽门螺杆菌列为人类胃癌的 1 类致癌物。幽门螺杆菌主要通过黏附上皮、分泌多种酶，从而侵袭胃上皮黏膜，进而导致炎症和溃疡的发生，并与其他因素（遗传，吸烟饮酒，长期进食霉变、腌制或烟熏食物等）协同促进胃癌的发生。目前，临床常用的四联疗法对幽门螺杆菌的清除率达到了 73%~88%，并且患者进行幽门螺杆菌根除后胃癌发病风险会显著降低。

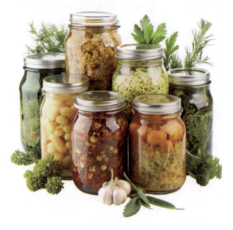
▲长期进食腌制或烟熏食物易诱发癌症

（3）慢性胰腺炎

胰腺癌被喻为"癌症之王"，一项流行病学调查的结果显示，与非慢性胰腺炎患者相比，慢性胰腺炎患者罹患胰腺癌的风险竟高达 20 倍。此外，有学者对慢性胰腺炎和胰腺癌的危险因素进行分析后发现，饮酒、肥胖、吸烟是两者共同的危险因素，并且两者的病理特征也存在相似之处，推测以上共同点或为由"炎"至"癌"的关键。另有研究发现，与慢性炎症共存的炎症信号通路能够对胰腺实质和导管造成损伤，而大量炎症介质可能导致抑癌基因失活，并且伴随的继发炎症损伤将进一步促进炎症细胞浸润和腺泡细胞损伤，最终引发胰腺癌。

除了上述常见的三种慢性炎症会引起癌变外，结直肠慢性炎症、宫颈慢性炎症以及牙周慢性炎症等也会引起相应组织的癌变。

3 如何阻断炎癌转化？

虽然炎症不一定会发展为癌症，但是慢性炎症无疑是癌症的催化剂。因此，针对由"炎"至"癌"的转化的积极防治极为必要。

（1）重视体检，早期发现和干预

从局部炎症逐步发展、层层递进，最终到癌症的过程，并不是短时间内可完成的，我们需对炎症保持警醒，切莫拖延治疗。癌症筛查能够及早发现癌前病变或癌症，从而采取有效的治疗措施，防止癌症的发生以及阻止癌症的进展。因此，我们应该充分认识到体检的重要性，并且积极配合治疗，将癌变扼杀在萌芽状态。

（2）培养和保持良好的饮食及生活习惯

久坐、不运动会抑制人体的免疫功能，增加感染的风险。研究发现，适当运动除了能增强机体的适应性外，还可以使炎症因子保持在正常水平。另外，不合理的饮食模式引起的炎症也与癌症存在密切的关系，例如高比例红肉和高脂饮食与体内高水平的炎症介质相关，促进炎症发展的同时也导致了癌症发病风险的上升。

因此，建议大家平时尤其是机体已经出现慢性炎症时积极参加运动锻炼，摄入更多富含维生素 C、维生素 E 等抗氧化成分的水果和蔬菜。

▲慢性炎症患者应多摄入富含维生素 C 的水果

 编后语

> 炎症和癌症虽然区别很大，但也可以互相转化，一定要重视体检，早发现、早干预，培养和保持良好的饮食及生活习惯，阻断由"炎"至"癌"的转化，将癌症扼杀在摇篮里。

警惕皮肤上的硬肿块：鳞状细胞癌

区分良性、恶性首先看这几点

整形外科　钟爱梅

皮肤是人体最大的器官，是我们身体的第一道防线，它的状态直接关系到我们的美观和健康状况。皮肤也是恶性肿瘤经常侵袭的地方，除了我们熟知的黑色素瘤、基底细胞癌之外，鳞状细胞癌也是一种常见的皮肤恶性肿瘤。协和专家带大家认识这种皮肤恶性肿瘤。

1 什么是鳞状细胞癌？

绝大多数皮肤恶性肿瘤发生在皮肤表皮。皮肤表皮是人体皮肤最外层次的具有保护作用的复层鳞状上皮，主要由角质形成细胞、黑色素细胞、朗格汉斯细胞和梅克尔细胞等构成。当鳞状上皮细胞异常增生，失去控制时，就可能导致鳞状细胞癌。

鳞状细胞癌多见于中老年人群，可发生于体表的任何部位，常见于头面部、颈部、手臂和手背等暴露部位。

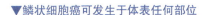
▼鳞状细胞癌可发生于体表任何部位

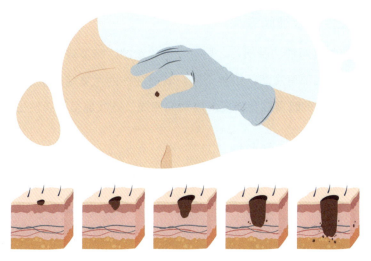

2 为什么会得鳞状细胞癌？

鳞状细胞癌往往是在原有皮肤病（如日光性角化病、盘状红斑狼疮、黏膜白斑病、慢性溃疡、慢性放射性皮炎、紫外线照射或烧伤瘢痕等）的基础上发展而来的。此外，HPV感染、化学腐蚀、细胞毒性药物和免疫抑制药物的使用等也是高危因素。

3 鳞状细胞癌长什么样？

鳞状细胞癌可不好对付，要想及早发现它，就得了解它的样子。鳞状细胞癌刚开始可能呈现为一个小而坚硬的肿块，随着病情的发展可能呈现为粗糙的斑块或疣状病灶。这些病变的颜色和形态多种多样，可能呈现红色、粉红色或棕色，它们的边缘常不规则并且伴有渗出，也可能会溃烂、出血，出现疼痛和瘙痒的症状。

鳞状细胞癌按临床表现分三类。

（1）原位鳞状细胞癌

又称鲍恩病，表现为红色鳞屑性斑片或斑块，多发生于曝光部位，也可发生于躯干、四肢。

（2）侵袭性鳞状细胞癌

常表现为浸润性的肿块，之后可发展为斑块、结节或疣状病灶，表面形成溃疡，基底部有浸润，边界不清。表面往往因反复结痂脱落、出血形成溃疡，有污秽的暗黄红色痂皮。肿瘤向四周及基底部呈侵袭性生长。

（3）鳞状细胞癌特殊亚型

● 角化棘皮瘤

可分为单发型、多发型、发疹型。单发型角化棘皮瘤最常见，常表现为数周内快速增大的丘疹、结节，并演变成有中央角栓的火山口样破溃，数月后可缓慢消退，遗留萎缩性瘢痕。

● 疣状癌

最常见于足跖、外阴、口腔黏膜等处，表现为疣状增生性斑块、结节、溃疡，临床生长缓慢，常引起局部破坏，但一般不发生转移，预后相对较好。

4 鳞状细胞癌的治疗方法有哪些？

鳞状细胞癌的治疗取决于多重风险因素，主要包括临床特征（肿瘤直径、位置和神经受累症状等）、病理学特征（肿瘤厚度或浸润深度、分化程度、组织学亚型以及是否有血管、淋巴管、神经浸润）、放射治疗病史、免疫抑制状态等。根据这些因素可将鳞状细胞癌分为极高危型、高危型和低危型。不同分型的鳞状细胞癌复发风险不同。

鳞状细胞癌的治疗方法主要有以下几种。

（1）手术治疗

手术彻底切除是首选，切除范围应在肿瘤周围 0.5~3.0 厘米，深度以能广泛彻底切除为准。恶性肿瘤的切除由于手术面积扩大，切除后过大的组织缺损往往难以直接缝合。对于面部、手足、会阴等部位的肿瘤，在彻底切除肿瘤的同时，较好地修复切除肿物后的创面以恢复局部组织的外观亦非常重要，这时就需要用到整形外科手术技术中的皮瓣或皮片移植来进行修复。

（2）冷冻疗法和电干燥刮除术

主要用于局灶性低危型鳞状细胞癌的治疗。

（3）放射治疗

通常用于不能手术治疗的患者，或者联合手术及其他辅助治疗方法进行综合治疗。

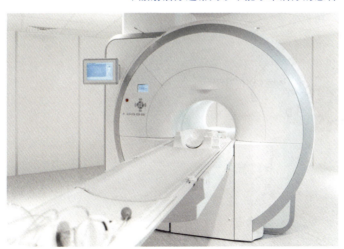

▼放射治疗通常用于不能手术治疗的患者

（4）系统治疗

针对晚期或转移患者,主要包括化疗、维A酸类药物治疗、免疫治疗、靶向治疗等。

5 老年人如何预防鳞状细胞癌?

老年人是皮肤癌的高发群体,但由于皮肤癌在初期往往没有明显的症状,许多老年人对皮肤上出现的红斑、结节等病变不够重视,未及时到医院检查,甚至自行使用消炎药进行处理,这种做法是非常危险的。消炎药并不能解决皮肤癌的问题,反而可能因药物刺激导致病灶破溃、感染,使病情进一步恶化,如果等问题严重了才就医检查,往往会失去最佳的治疗机会。老年人预防鳞状细胞癌可以从以下几个方面着手。

（1）注意防晒

面部是鳞状细胞癌的高发部位。老年人要尽量减少在阳光强烈时段的户外活动,避免紫外线过度照射,出门前应做好防晒工作。

▼老年人在户外应注意做好防晒

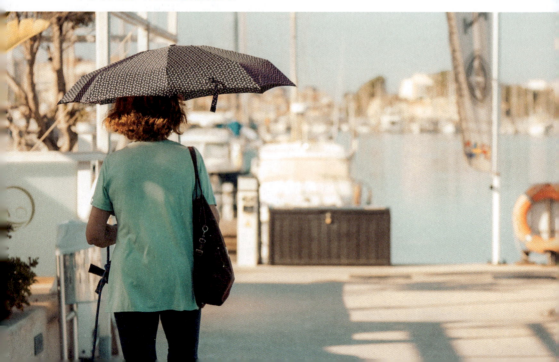

(2)破溃不愈,及时就医

如果发现身上某处皮肤总是出现破溃,且久久不能愈合,特别是已患某些基础皮肤病(如光线性角化病、砷角化病、疣状表皮发育不良、黏膜白斑等)或陈旧性瘢痕出现溃疡的人,须及时就医。

(3)定期进行皮肤检查

定期检查皮肤也是非常重要的,发现任何可疑的斑块或肿块都要及时看医生并进行检查。如果已患有慢性皮肤病,那么应该尽量控制疾病的进展,避免疾病对组织的慢性损伤增加而诱发癌变风险。

 编后语

> 恶性体表皮肤软组织肿物及病变的治疗重在早发现、早诊断、早治疗,做到"三早"能够大大提高治愈率,降低复发率。在清除病变后,整形外科医生会对患者进行适当的创面修复治疗,有望帮助患者在清除体表肿瘤病灶的同时,最大限度地达到功能的康复及外观的改善。

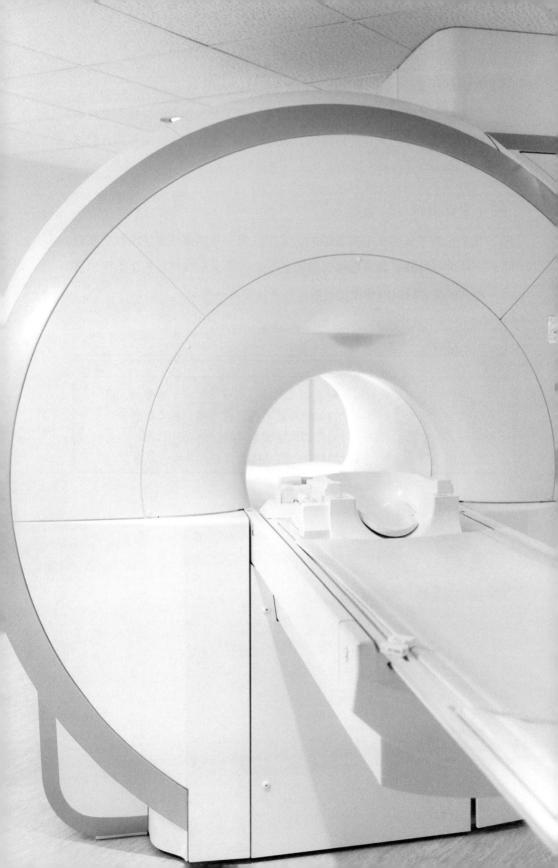

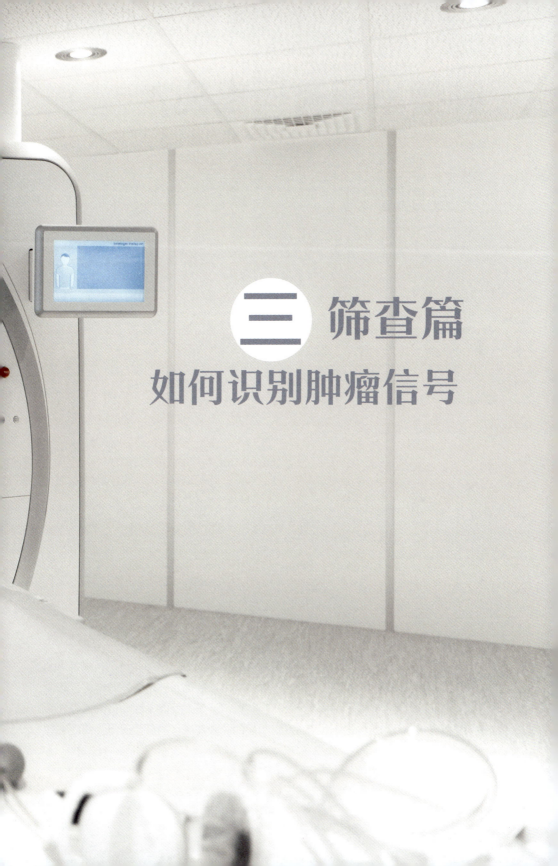

三 筛查篇

如何识别肿瘤信号

肿瘤早期有何表现？

身体释放的这十大信号，千万别忽视

肿瘤中心　杨盛力　魁玉兰　胡建莉

　　肿瘤严重威胁人类生命健康，很多肿瘤患者确诊时已是晚期。不少患者常会有这样的疑问：我的身体没什么异样，怎么就患上肿瘤了？是身体的防御系统对外来入侵的"敌人"没有"鸣笛示警"吗？通常不是，反而是肿瘤相关信号被大家忽视了，或被误认为是身体其他疾病引起的。肿瘤患者的身体通常会释放哪些警示信号呢？协和专家为大家揭秘。

1 耳鼻头颈的信号

当出现以下症状时，应考虑鼻咽癌的可能性。

◆ **耳朵**：耳内出现不明原因的间歇性或持续性有声响、响度不一的声音，即耳鸣；感觉听力减退，有时听不清声音或听不到声音。
◆ **鼻子**：鼻塞，感觉呼吸不畅，而且鼻涕中带有血丝。
◆ **头颈**：出现不明原因的头痛，颈部隆起，出现肿块。

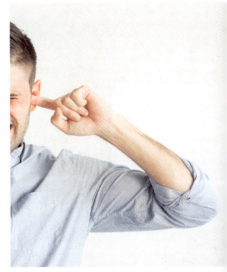

2 消化系统的信号

消化系统出现的信号主要是出现持续性的消化不良。消化不良是指源于胃、十二指肠区域的一种症状，主要表现为：吃完饭后感觉肚子很胀；明明没吃多少东西，但是感觉已经吃饱了；腹上部有时候感觉疼痛或有烧灼的感觉等。若出现长时间的不明原因的消化不良，伴乏力、体重下降、疼痛等症状，首先应考虑胃癌的可能性。

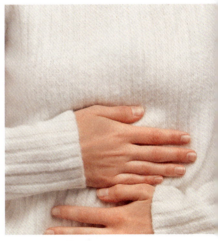

3 呼吸系统的信号

出现不明原因持续性的声音嘶哑，经常咳嗽，排除感冒等原因引起的咳嗽，而且咳嗽的时候很少有痰、出现痰中带血时，则应考虑肺癌等呼吸系统肿瘤的可能性。

▶ 肿瘤早期可能表现出耳鼻头颈、消化系统、呼吸系统的信号

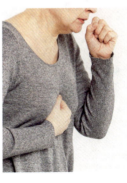

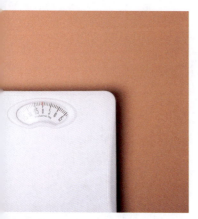

4 体重的信号

明明没有刻意减肥,但是体重却在短时间内迅速下降。有时候别人很明显地看出来你在很短的时间内瘦了很多,在排除其他令体重减轻的原因后,应考虑恶性肿瘤的可能性。

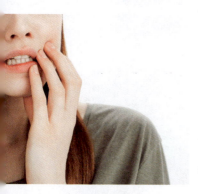

5 皮肤的信号

疣和黑痣一般是良性的,但如果出现颜色加深、体积迅速增大、瘙痒、脱毛等改变,应警惕发生恶变。

6 伤口的信号

当身体里长肿瘤时,伤口可能很难愈合,伤口出现溃烂,久治不愈,形成溃疡。若皮肤伤口久治不愈,则要考虑皮肤癌的可能性。口腔中反复出现溃疡,持续治疗而不愈,应警惕口腔癌。

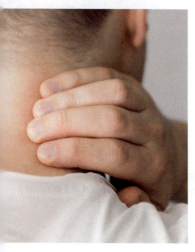

7 肿块的信号

身体的任何部位长肿瘤时,大多数肿瘤的相应部位会形成肿块、结节,最常见于颈部、乳房、腋窝和腹股沟处。如果肿块迅速增大、持续不消失,应及早就医,可发现乳腺癌、恶性淋巴瘤等肿瘤。触摸腹部时,若触摸到硬块,可高度怀疑胃、肝、胰等部位的肿瘤。

◀肿瘤早期可能表现出体重、伤口、肿块的信号

8 疼痛的信号

身体任何部位在排除外伤、炎症等常规引起疼痛的因素后，出现持续性的疼痛时，可考虑肿瘤的可能性。比如，右上腹部的持续性疼痛，可考虑肝癌；中上腹部的持续性疼痛，可考虑胃癌；骨骼的持续性疼痛，可考虑骨肿瘤；吞咽食物时很难下咽，出现疼痛，胸骨后闷胀不舒服，感觉食管内被东西堵住，腹部上半部分感觉到疼痛，则考虑食管癌。总之，无论身体的哪个部位发生不明原因的疼痛，都应及时就医。

▼肿瘤早期可表现出疼痛的信号

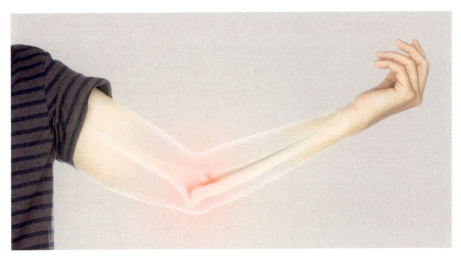

9 妇科的信号

女性月经期不正常、大出血；非月经期或绝经后出现不规则的阴道出血、接触性出血等；白带发生异常，出现水样、血性和米汤样白带，合并感染时伴有臭味——若出现上述信号，则考虑子宫、卵巢等女性生殖系统的肿瘤。

10 大小便的信号

当身体里有肿瘤存在时，大便的主要变化有三个——带血、性状改变、排便习惯改变。肿瘤患者的大便持续性带血，大便的颜色发生改变，出现黑便、鲜血便等。正常人的大便性状为圆柱形、光滑,肿瘤患者的大便性状则是细条状、稀水样、蛋花样、颗粒状、大便干结等,出现可疑性状大便时要高度警惕。排便习惯改变是指每天排便次数变多或变少,排便的时间发生改变等,排便习惯变得毫无规律。大便的变化主要与大肠肿瘤有关。

小便出现血尿,虽然小便的颜色变红,但是一般不痛,此时可考虑肾脏、膀胱等泌尿系统的肿瘤。

当我们的身体发出上述警示信号后,不能因为感觉症状不太严重而大意,也不要因为出现一些相似的症状就很恐慌,最好的方式是到正规医院做相关检查。总之,当我们的身体发出一些异常信号后,我们应保持高度警惕,不要忽视免疫系统的"鸣哨"和身体的"请求救援"信号。

编后语

除了按时体检外,了解一些肿瘤早期释放的信号也尤为重要,因为这样便可较早地发现肿瘤并将肿瘤扼杀在摇篮里,不至于产生灾难性的后果。

绝经前后异常阴道出血？

当心是妇科肿瘤的前兆

妇产科 吴敏 赵茵

  来月经是育龄女性最熟悉不过的事，每个月总会经历那么一遭。但许多女性到了 45～55 岁，月经可能就不规律，甚至出现时间混乱。很多女性以为围绝经期异常阴道出血是正常的，殊不知异常阴道出血可能是妇科肿瘤的前兆。若能及时就诊、尽早治疗，预后往往较好，但若耽误了半年甚至 1 年以上，预后就会大打折扣。

  为围绝经期女性的身体健康着想，异常阴道出血应该引起重视。

1 异常阴道出血需要及时就诊吗？

不管什么年龄段的女性，出现异常阴道出血都应该及时就医，以排除生殖系统出现器质性病变的可能性。围绝经期及绝经后早期阶段为女性生殖系统肿瘤高发年龄段，尤其要重视异常阴道出血。

2 异常阴道出血有什么表现？

正常月经表现为规律性发生，出血时间和出血量稳定，是可预测的，除了正常月经外的阴道出血都是不正常的，比如月经经期延长、月经量过多或过少、点滴阴道出血、持续阴道出血等不规则阴道出血。绝经后的女性正常情况下不再出现阴道出血，一旦出现阴道出血应及时就诊。

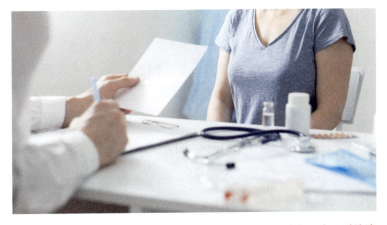

▲出现阴道出血应及时就诊

3 围绝经期异常阴道出血有什么原因？

（1）排卵功能障碍引起的异常出血

绝经过渡期卵巢功能不断衰退，卵泡几近耗尽，雌激素分泌量锐减，不排卵导致子宫内膜单一受雌激素刺激而无孕激素对抗引起出血，可表现为阴道出血淋漓不尽，或者一段时间不出血后突发的大量阴道出血。

（2）生殖系统良性病变

子宫内膜息肉、宫颈息肉、子宫肌瘤及具有分泌性激素功能的卵巢良性肿瘤等生殖系统良性病变，可表现为阴道出血淋漓不尽、月经周期正常但月经量多、月经间期出血等异常阴道出血。

（3）生殖系统恶性肿瘤

在生育年龄的女性（包括围绝经期女性）中以宫颈癌阴道异常出血最为常见，宫颈癌刚开始可表现为性生活后出血、不规则阴道出血或阴道排液，有时可表现为大量阴道出血。其他生殖系统恶性肿瘤也可出现阴道异常出血。输卵管癌表现为阴道的异常阵发性排液或者出血；卵巢颗粒细胞瘤等具有内分泌功能的卵巢肿瘤表现为阴道不规则出血；子宫内膜癌绝大部分患者的首要表现为异常阴道出血或排液，但在绝经前女性中发病率低于10%，随着国内女性肥胖人群的占比逐渐增大，子宫内膜癌的发病年龄有逐渐年轻化的趋势。

4 绝经后异常阴道出血的原因是什么？

（1）阴道黏膜恶性肿瘤

起源于阴道黏膜的恶性肿瘤比较少见，但阴道黏膜黑色素瘤等恶性肿瘤还是时有报告，其恶性程度高、预后较差、死亡率较高。

（2）中、晚期宫颈癌

宫颈癌筛查可发现早期宫颈病变，女性应常规进行宫颈癌筛查，虽然70岁以上女性宫颈癌相对少见，但这类人群进行妇科体检的主动意识比较弱，加上宫颈萎缩，一旦确诊为宫颈癌，多为中晚期，预后较差。

(3) 子宫内膜癌

子宫内膜癌患者早期多有异常阴道出血病史。绝经后女性若出现异常阴道出血，一定要高度重视，尽早就医。

5 妇科常规检查有哪些？

妇科常规检查一般包括妇科超声、宫颈刷片以及HPV检查。妇科超声可早期发现子宫内膜、子宫肌层及盆腔的病变，有些病变（尤其是卵巢肿瘤）在还未出现临床表现时即可通过超声发现；宫颈刷片及HPV检查即"宫颈防癌筛查"，是能早期发现宫颈癌前病变的一种筛查手段，现在恶性肿瘤的发病年龄逐渐年轻化，年轻女性也要记得定期进行妇科检查。

6 妇科肿瘤能治疗吗？

子宫内膜息肉、宫颈息肉、子宫肌瘤、卵巢囊肿等良性肿瘤，手术切除即可；宫颈癌、卵巢癌、子宫内膜癌等恶性肿瘤则需要充分评估之后再制定治疗方案。

无论是宫颈癌、子宫内膜癌还是卵巢癌，都需要早发现、早诊断、早治疗，大部分的早期恶性肿瘤是可以通过手术治愈的。所以，我们需要正视定期妇科检查的重要性。

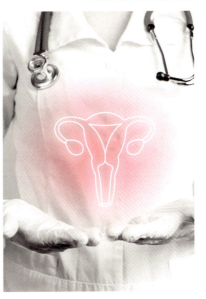
▼定期妇科检查很重要

7 怎么防治妇科恶性肿瘤?

(1) 宫颈癌

最重要的病因是 HPV 感染,接种 HPV 疫苗可在一定程度上预防宫颈癌,宫颈癌也是目前唯一一种可以通过接种疫苗预防的恶性肿瘤,9~45 岁女性可以有选择性地接种 HPV 疫苗。另外,宫颈刷片及 HPV 检查可筛查宫颈癌早期病变,定期妇科检查也是防治宫颈癌必不可少的一环。

(2) 子宫内膜癌

病因目前不清楚,但子宫内膜癌可能与肥胖、糖尿病、高血压、不孕不育、长期雌激素刺激而无孕激素对抗治疗等有关,高危人群应密切监测,定期妇科检查。

(3) 卵巢癌

病因目前尚不清楚,一部分患者的病因可能与乳腺癌相关基因(*BRCA*)突变有关,且卵巢癌患者一般早期没有明显的症状,因此,定期妇科超声检查对卵巢癌早期发现有着非常重要的意义。

 编后语

女性顶起半边天,进入 40 岁以后,女性可以是职场精英,也可以是家庭的基石,世界因她们而多彩,生活因她们而温暖。让我们一起关爱女性,为女性的健康保驾护航。

黑线、白斑、凹陷……

这些指／趾甲异常要警惕

皮肤性病科　刘欣欣　冯爱平

相信大家多多少少听到过一些关于指甲的传言:"指甲上长一条黑线,是癌症前兆""指甲上的月牙越多越健康""指甲上有白点就是缺钙"……这些传言都是真的吗?

指／趾甲的哪些变化没有问题?哪些变化需要注意?协和专家就和大家聊聊指／趾甲的秘密。

1 指/趾甲上长的黑线会发生癌变吗？

指/趾甲上出现的一条或多条黑色或褐色的条带，我们称之为"甲黑线"。形成甲黑线的原因有很多，其中常见的有裂片形出血、甲母痣、甲下黑色素瘤，也可能是正常变异，或者创伤、药物、炎症后黑色素细胞活化所致。

▼甲下出血

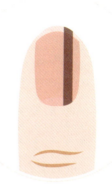

（1）甲下出血

指/趾甲受到外伤、挤压等导致甲下出血，从而形成甲下黑线。单纯裂片形出血一般无须治疗，随着时间的推移，血块会向远端边缘慢慢移动，直至消失。

（2）黑色素细胞活化

正常的指/趾甲呈白色半透明质地，甲内黑色素异常沉积可导致局部变黑，常为多个指/趾甲颜色发灰，边缘多模糊。黑色素细胞活化可能与妊娠、炎症（如慢性甲沟炎）、真菌感染（如甲癣）、创伤（如咬指甲症导致的创伤、鞋子挤压）、全身性疾病、服用特殊药物等有关。

▼慢性甲沟炎

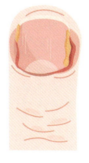
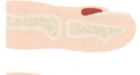
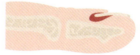

黑色素细胞活化引起的纵向黑甲无须过度治疗，去除诱因后可能自然缓解。

（3）黑色素细胞增生

黑色素细胞增生指的是甲内黑色素细胞数量增加。这种情况引起的黑色素甲可能是良性的，如甲母痣、甲雀斑样痣；也可能是恶性的，即甲下黑色素瘤，这是最为严重的情况。

甲母痣简单来说就是长在指/趾甲里的色素痣，和长在身体其他部位的痣情况相似。甲母痣常见于拇指、食指等部位，变宽的速度一般很缓慢，色素均匀。甲母痣有一定概率恶变成甲下黑色素瘤，这种肿瘤恶变率高，死亡率也高。那么，如何判断指/趾甲上的黑色竖纹是否为甲下黑色素瘤？

> 甲下黑色素瘤的诊断遵循 ABCDEF 法则。
> A（age，年龄）：多见于 50～70 岁人群。
> B（band，色素带）：棕黑色，黑线宽度超过 3 毫米，边界不规则或模糊。
> C（change，变化）：黑色素瘤的黑线变化一般非常快。
> D（digit，手指或足趾）：一般侵犯拇指、拇趾。
> E（extension，扩散）：黑色素瘤除了指/趾甲出现黑线之外，还会伴随甲周皮肤的变化，可能出现黑斑、溃疡或糜烂等症状。
> F（family，家族史）：有黑色素瘤家族史的人群，应该提高警惕。

甲黑线的出现有许多不同的原因，自己很难分辨，需要专业医生进行鉴别和综合诊断。

2 这些关于指/趾甲的传言不可信

（1）"月牙"多多，身体倍棒？

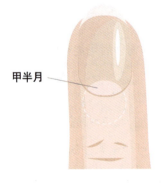
▼甲半月

甲半月

"月牙"数量及大小因人而异，并不能反映健康状况。指/趾甲上的"月牙"为甲半月，也称甲弧影。"月牙"下方是负责生产角蛋白的甲母质，我们的甲板就是由甲母质产生的。每个手指或足趾上都有"月牙"，只是有的会被近端皮肤所覆盖，因而无法看到。

一般情况下，"月牙"的出现跟指/趾甲的生长速度有关，指/趾甲长得快，月牙就比较明显。由于个体差异性等多种因素影响，有些人可能指/趾甲生长速度较慢，也会出现月牙小或者看不见月牙的情况。

（2）指/趾甲长白点，肚里有虫？

指/趾甲上的点状、短横线白色改变，通常是由微小外伤、轻微磕碰引起的，不用太担心。小白点会随着指/趾甲的生长，慢慢移动到指/趾尖，等它长到指/趾尖处时剪掉就行了。

如果小白点慢慢增大，则有可能是真菌感染。此外，如果指/趾甲表面大部分或全部变白，可能与系统性疾病（例如肝病、肾病）、感染或者药物因素有关，需要及时就诊，针对病因进行治疗。

（3）指/趾甲有竖纹，是消化不好？

指/趾甲竖纹称为甲纵嵴，大多数人的指/趾甲都有细小竖纹，随着年龄的增长，竖纹可能会更加明显，属于正常生理现象，与消化不好、营养不良无明显关系。

如果指/趾甲出现弥漫性纵嵴（多个指/趾甲，甚至全部指/趾甲出现竖纹），可能是糙甲症（甲营养不良），在儿童中最为常见。该病的发生可能是特发性的，也可能与斑秃、扁平苔藓等疾病相关。

（4）长倒刺，是缺维生素？

倒刺在医学上称为甲缘逆剥，是手指甲周皮肤干裂而翘起的长三角形表皮，多由甲周组织干燥、创伤等原因引起。甲周皮肤相对薄，且缺乏毛囊、皮脂腺，缺少油脂滋润的角质层容易因干燥、缺水而分离，从而开裂翘起。因此，如果不

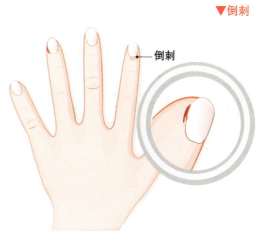
▼倒刺

想长倒刺，可以抹些护手霜、护肤精油，保持手部皮肤湿润。

如果已经长出倒刺，切记不可啃咬、撕扯，不当的处理会导致损伤面积增大、出血，如果未进行消毒，可能导致局部感染、甲沟炎等的发生。

3 指/趾甲出现这些异常要当心

（1）甲内陷

甲内陷是甲生长暂时停止导致的甲表面横向凹陷，可能发生在感染、损伤、全身性疾病或化疗后。儿童手足口病痊愈后也可能出现甲内陷。

（2）甲变黄变厚

正常指/趾甲呈健康的半透明白色，如果指/趾甲变黄变厚，多半提示真菌感染，需进行真菌检查予以排除。此外，甲板变黄增厚，横向弯曲过度，而且长得很慢，则可能是黄甲综合征。黄甲综合征在多种肺部疾病中被发现，这些肺部疾病包括肺结核、哮喘、胸腔积液、支气管扩张、慢性阻塞性肺疾病等。

（3）点状凹陷

指/趾甲上类似针扎的小凹陷，常称甲凹点。甲凹点在甲银屑病中较为常见，可能是早期银屑病关节炎的征兆。此外，甲凹点还可见于斑秃、湿疹、外伤、皮肌炎等疾病中。

（4）匙状甲

甲板远端和侧面凹陷，指/趾甲外观看上去像勺子，也称反甲。如果将一滴水滴在指/趾甲中心，水不流走，那么就说明患上了反甲。反甲通常会影响多个指/趾甲，最常见于拇指。新生儿和幼儿的指/趾甲可呈反甲，随着年龄的增长,甲板增厚,甲会变平,反甲消失,故无须处理。此外,反甲也与多种系统性疾病(如缺铁性贫血等)有关。

(5) 甲分离

甲板和甲下组织分离,多发生于甲远端。经常做美甲、接触洗涤剂的人,手指甲容易出现这种现象。而发生于足趾的甲分离,大多是由创伤、甲真菌病引起的。此外,甲分离也被认为与甲状腺疾病相关,有研究指出甲分离常发生在甲亢中。

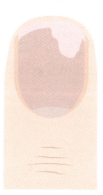

▼甲分离

(6) 杵状指/趾

通常表现为指/趾末端增生、肥厚、呈杵状膨大,横向弯曲度增加。临床研究证明,这种异常可能与家族性疾病或系统性疾病相关。获得性双侧杵状指/趾最常与心肺疾病有关,大约80%与呼吸系统疾病有关,10%~15%与心血管和胸外疾病有关。获得性单侧或单个杵状指/趾通常与该肢体的血管病变有关。杵状指/趾提示了疾病发生的可能,需要及时就医。

杵状指有两个简单的判断标准

- **甲上角测量**:将手指平放,正常指甲与手指的夹角≤160°,杵状指与手指的夹角≥180°。
- **贴贴手指**:把双手同一手指的指甲甲面,及末节指关节背面贴在一起,正常情况下两指甲根部会形成一个菱形窗口,而杵状指之间几乎没有缝隙。

4 如何保护指/趾甲健康？

（1）正确修甲

根据甲板生长速度每周修剪1~2次，通常建议保留甲板游离缘1~2毫米，甲板两端避免过度修剪，尤其是足部拇趾，过度修剪外侧两端容易发生嵌甲或导致嵌甲加重。

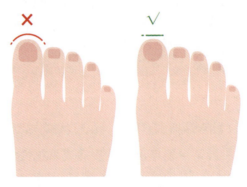

▲正确修甲示范

（2）必要时戴手套

在潮湿环境中工作时戴手套，避免直接接触刺激性物质。洗手后、睡觉前涂点护手霜，可增加甲沟周围皮肤的抗病能力。

（3）不要啃咬指甲

长期啃咬指甲也会对指甲造成较大的伤害，甚至可能导致局部皮肤损伤，生活中应注意不要啃咬指甲。

（4）不要频繁美甲

美甲前一般会锉甲，指甲上皮被锉掉后，屏障作用减弱，易受细菌、真菌和病毒等微生物的侵染，还可能发展为灰指甲、甲沟炎，建议降低做美甲的频率。

最后提醒大家,不能仅靠指/趾甲的一两项特征就判断自己患了某种疾病,自我观察可以作为参考,但不能替代医学检查和医生诊断。

编后语

> 古人云:见微知著,睹始知终。小小的指/趾甲竟然能告诉我们这么多关于身体健康的重要信息,所以平时要多留意自己的指/趾甲变化,"倾听"它们透露的秘密,"甲"倍守护健康。

鼻塞、擦鼻涕有血丝，千万别大意

涕中带血可能与鼻咽癌有关

肿瘤中心　杨坤禹　黄晶

鼻塞、头痛、涕中带血，鼻炎又犯了？耳闷、耳鸣、脖子长包块，"上火"了？遇到这些情况一定要当心，这可能是鼻咽癌发出的信号。

鼻咽癌到底有哪些症状表现？哪些人属于鼻咽癌高发人群？鼻炎反复发作会发展成鼻咽癌吗？鼻咽癌该如何治疗？又该如何预防？协和专家为大家详细讲解。

1 什么是鼻咽癌？

鼻咽癌是指发生于鼻咽腔的恶性肿瘤。鼻咽腔位于鼻腔和咽腔之间，是被鼻腔、内耳、颅底骨、脊柱、上腭包围的地方，位置非常隐蔽。鼻咽腔的顶后部和侧壁覆盖有上皮细胞组织，当上皮细胞发生癌变时，就会形成恶性肿瘤。

在我国，鼻咽癌多发于南方地区。鼻咽癌治疗效果较好，80%左右的患者可以获得临床治愈，因此鼻咽癌素有"幸福癌"之称。

2 出现这些症状要当心

由于鼻咽腔邻近结构复杂，当肿瘤侵及相应结构和神经时，会引发复杂多样的临床症状，主要早期临床症状包括以下的几种。

（1）回吸性血涕

血痰、涕中带血是鼻咽癌患者早期最为常见的症状，患者多在晨起咳嗽时咳出带有血丝的痰液，或在擤鼻涕时出现带血的鼻涕。

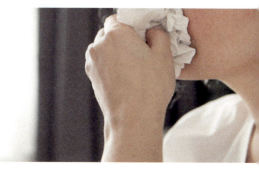

▼涕中带血、耳鸣是鼻咽癌临床症状

（2）鼻塞

多为单侧鼻塞，睡觉时换一侧体位依旧持续，且症状越来越重。这是病情发展相对重一点的情况，由肿瘤增大，阻塞或侵入后鼻孔和鼻腔所导致。

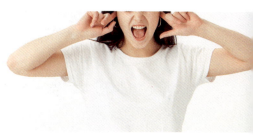

（3）耳鸣、耳闷

随着鼻咽癌的加重，肿瘤堵塞咽鼓管口，可引起肿瘤所在一侧耳鸣。部分病例甚至会出现耳朵流水的症状，临床上容易误诊为中耳炎。如果这些症状长期持续，一定要去医院检查。

（4）颈部淋巴结肿大

大部分鼻咽癌患者早期会出现颈部淋巴结肿大的症状。尽管慢性炎症等疾病也可引起颈部淋巴结肿大，但进行抗感染治疗后病情会有所缓解，如果治疗后未见缓解，同时触摸后感到肿块活动性差、质地较硬、无痛感、多个肿块融合成团，则须及时到医院就诊。

▼颈部淋巴结肿大时须及时到医院就诊

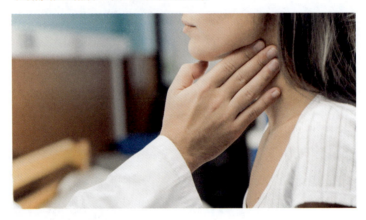

（5）其他症状

鼻咽癌有时还会引发面部麻木、咀嚼困难等症状，当病情恶化时，鼻咽癌可能侵犯脑神经，患者会出现视物重影（复视）的症状。

一般来说，患者是因为出现上述症状或体征才去医院就诊的，所以大部分患者明确为鼻咽癌时即为中晚期。目前，鼻咽癌部分高发地区积极推广的外周血 EB 病毒 DNA 拷贝数定量检测、EB 病毒抗体组合（VCA/IgA 及 EBNA1/IgA）检测等早期筛查措施，可极大提高早期鼻咽癌的发现率。

3 鼻炎会发展成鼻咽癌吗？

鼻炎与慢性咽炎是比较常见的鼻咽疾病，有时还会反复发作，因而很多人就会担心，这类疾病会不会慢慢发展为鼻咽癌？目前，并没有研究能证明鼻炎与鼻咽癌的发生有直接联系。

鼻炎是发生于鼻腔黏膜下组织的一种炎症，这种炎症一般和感冒、过敏等因素有关系。虽然鼻炎不会直接导致鼻咽癌，但这并不代表可以任由鼻炎发展。因为在患鼻炎期间，鼻组织的各种不适也会直接影响到鼻功能的正常运转，导致鼻窦炎、鼻息肉等疾病。而在炎症的长期刺激下，鼻黏膜处于反复损伤—修复的过程中，细胞癌变的概率就会增加，进而导致鼻咽癌。

4 鼻咽癌的诱发因素有哪些？

（1）EB病毒感染

在鼻咽癌高发地区，90%以上的鼻咽癌与EB病毒感染相关。EB病毒可通过唾液传播，感染多发生在婴幼儿阶段。

（2）鼻咽癌家族史

鼻咽癌遗传流行病学研究显示，鼻咽癌致病因素中遗传因素所占比例为68%。

（3）喜食腌制食物

腌制食物引发鼻咽癌的机制主要与亚硝胺有关。亚硝胺具有较强的遗传毒性和致癌性。咸鱼、腊肉、腌菜等腌制食物含有强致癌物质N-亚硝胺类化合物。

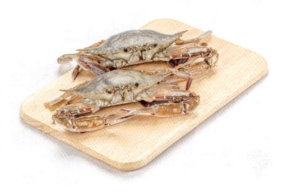

▼咸鱼含有强致癌物质

（4）华南地区较为高发

我国鼻咽癌发病率具有显著的地理特征，南方人群发病率为20~30/10万，而北方人群发病率为1~2/10万。

5 EB病毒检查呈阳性，就是鼻咽癌吗？

需要注意的是，在我国EB病毒广泛存在，人群感染非常普遍，90%以上的成人感染过EB病毒，但是只有极少数人会罹患鼻咽癌。

虽然EB病毒感染确实是鼻咽癌高危因素，但并不代表感染了EB病毒就一定会罹患鼻咽癌，绝大多数患者仅为隐性感染（亚临床感染），病毒短时间内就会被机体清除掉。但是，如果出现了前面所说的反复回吸性血涕、中耳炎、耳部不适、鼻塞、头痛、面部麻痹、颈部淋巴结肿大等症状和体征时，须及时就医。

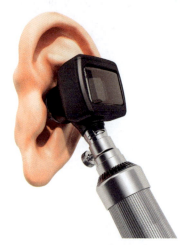
▲耳部不适时须及时就诊

6 鼻咽癌如何治疗？

鼻咽癌对放疗、化疗都很敏感，早期患者单纯放疗即可治愈，中晚期患者需要联合化疗进行治疗。对于出现肝、肺、骨等部位转移的患者，往往需要进一步联合免疫治疗和靶向治疗。

尽管80%的鼻咽癌患者通过放疗、化疗能够达到临床治愈，但是仍然有一小部分患者会出现鼻咽癌复发或转移。不过，这并不意味着这部分患者已经没有治疗方法可采用了，通过接受合理的个体化综合治疗，部分患者仍然能够获得根治或长期生存。

7 如何预防鼻咽癌？

鼻咽癌的发病与遗传易感性、EB病毒感染、环境及生活习惯等因素有关，是由内因和外因共同作用导致的。

（1）保持良好生活习惯

积极去除可能的诱因，减少与危险因素的接触，例如少食或不食腌制食物（如咸鱼、咸菜、腌肉等）、霉变食物，积极戒烟戒酒等。

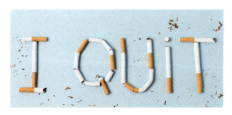
▼预防鼻咽癌须积极戒烟

（2）避免过多刺激

尽量避免长期暴露在污染严重的环境中，避免有害烟雾吸入。

（3）避免病毒感染

EB病毒主要通过唾液传播，勤洗手、保持鼻部和咽喉的卫生，以降低EB病毒感染风险。

（4）及早进行筛查

早期鼻咽癌的5年生存率高达90%以上。高危人群，特别是处在高发区、有家族史的人群建议每年进行1~2次筛查，都有可能降低鼻咽癌发病风险。

编后语

> 鼻咽癌并不可怕，其对放疗、化疗敏感，80%以上的患者可实现临床治愈。早期发现、接受规范治疗，是获得最佳疗效的主要方式；合理进行EB病毒筛查，出现相关临床表现及时就医，是提高鼻咽癌发现率和治愈率的关键。

脑肿瘤听起来可怕，却不一定致命

发现这些早期症状，要警惕

神经外科　王旋　聂传升

电影《送你一朵小红花》中，男主角韦一航和女主角马小远均患上了脑肿瘤，这种病摧残了两个年轻人，更改变了两个家庭的命运。所幸面对病魔时，他们能保持积极乐观的心态，这对缓解病情也大有裨益。

看完影片，有人非常疑惑：马小远患上的脑肿瘤到底是什么病？为什么时隔数年会再次发作？一发作甚至会威胁生命？协和专家为大家科普脑肿瘤的"前世今生"。

1 脑胶质瘤是一种什么病？

电影中的两位主角均为脑肿瘤患者，而脑肿瘤是一种比较通俗的说法，从神经外科专业角度来讲，两位主角罹患的其实是大脑胶质瘤病，也称脑胶质瘤，属于胶质瘤的一种。

脑胶质瘤是原发于颅内神经胶质细胞的恶性肿瘤，是颅内最常见的恶性肿瘤，发病人数占颅内恶性肿瘤的40%~60%。脑胶质瘤的发病原因尚不清楚，与遗传因素、脑外伤、电离辐射、化学物质（甲基胆蒽、亚硝脲、亚硝酸盐等）接触、食品污染等因素有关。

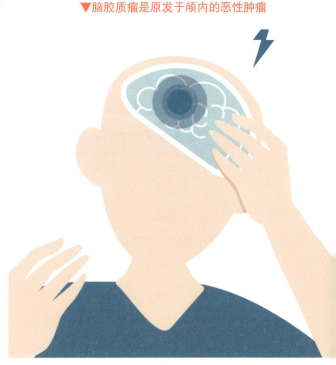

▼脑胶质瘤是原发于颅内的恶性肿瘤

2 胶质瘤高危人群有哪些？

胶质瘤高危人群主要有两类：一个是青壮年人群，另一个是老年人群。

按照世界卫生组织的分类，胶质瘤在临床上分为Ⅰ~Ⅳ级，其中Ⅳ级胶质瘤又称为胶质母细胞瘤，恶性程度最高，是人类面临的"三大癌王"之一，患者存活期很短。胶质母细胞瘤可进一步分为原发性胶质母细胞瘤和继发性胶质母细胞瘤。其中，原发性胶质母细胞瘤是一开始发病即为Ⅳ级胶质瘤，病程进展非常快，如果不进行任何治疗，平均中位生存期仅有3个月。继发性胶质母细胞瘤来源于Ⅱ级或Ⅲ级胶质瘤，而后进展为胶质母细胞瘤，其平均中位生存期也只有1年。

3 脑胶质瘤早期有哪些症状值得注意？

脑胶质瘤的分类多种多样，肿瘤的病理特质、位置、生长速度等生物学特性相差很大，临床表现的症状也不尽相同。

但总体来说，脑胶质瘤最普遍的临床表现为颅内压升高导致的头痛、呕吐、视物模糊以及功能区占位引起的神经功能缺失，如肢体无力、感觉障碍、言语障碍、反应迟钝、记忆力减退等。脑胶质瘤作为一种常见的颅内恶性肿瘤，症状发生发展过程短的仅有几天，长的可达数年，因此正确了解脑胶质瘤的临床症状，对于正确判断其病理性质及发病位置具有重大意义。

4 脑胶质瘤的主要检查手段有哪些？

目前，脑胶质瘤的临床诊断主要是通过 CT 检查和 MRI 检查进行的，必要时还需要结合 PET-MRI（正电子发射体层成像－磁共振成像）联合诊断。

一旦发现自身出现上述症状的蛛丝马迹，应尽早进行相关检查。MRI

▼脑胶质瘤的诊断主要是通过 CT 检查和 MRI 检查进行的

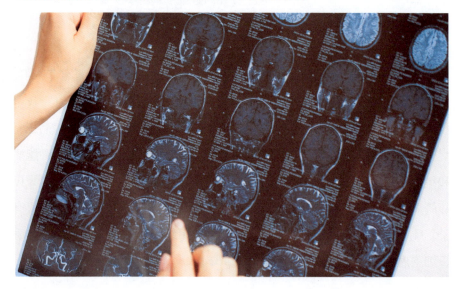

检查是脑肿瘤的首选检查项目，可以明确脑肿瘤的位置和大小。CT 检查对脑组织的成像不如 MRI 清晰，但部分脑肿瘤有特异性改变，所以 CT 检查也是重要的脑肿瘤检查手段。其他的辅助手段还有 PET、PET/CT、PET-MRI、脑电图、脑磁图等。此外，鞍区肿瘤可有激素异常，颅内转移瘤有特异性肿瘤指标等，这些指标的检查结果都可以作为脑肿瘤诊断依据。

5 脑胶质瘤的治疗手段有哪些？

脑胶质瘤治疗的第一步是进行最大安全范围的手术切除，术后进行分子病理分析，术后 4～6 周继续行同步放疗、化疗或结合肿瘤电场治疗。

对于脑良性肿瘤，如脑膜瘤、听神经瘤等，手术全切后可以长期生存，甚至达到治愈的效果。一些脑低度恶性肿瘤，在经手术切除后辅助放疗，患者也可以长期生存。而对于像《送你一朵小红花》中的韦一航这样的低级别脑胶质瘤患者，手术全切后根据情况定期复查，严密随访，或接受辅助放疗后，临床上有很多患者也可以长期生存。但是胶质母细胞瘤患者生存期较短，一般仅 1～2 年。

总之，并非所有的脑肿瘤患者都会走向最坏的结局，要视脑肿瘤的良恶性来判定。经过临床治疗，良性肿瘤和低度恶性肿瘤可以获得较好的生存效果。当疾病找上门时，我们一定要配合医生，积极治疗，尽量保持乐观积极的健康心态，勇敢面对每一天。

编后语

我要告诉你，你并不孤单。我们都在这里，与你一起面对这个挑战。生活中的每一个挑战都是一个机会，让我们更深入地了解自己，更坚强地面对未来。你的疾病并不能定义你，你的价值、你的力量、你的勇气所产生的影响，都远超过这个病症。

腰痛？贫血？反复感染？
这可能是恶性血液肿瘤的信号

血液科 孙春艳

　　腰痛、贫血、肾功能不全、钙血症、反复感染却找不到原因，这都可能是血液系统出了问题。说到血液病，很多人会想到白血病，但另一种血液病的发病率现已超过白血病，成为血液系统的第二大常见肿瘤，它就是多发性骨髓瘤。

　　多发性骨髓瘤常见于中老年人，但目前开始呈现出年轻化的趋势。多发性骨髓瘤到底是什么？如何判断自己是否患上了多发性骨髓瘤？多发性骨髓瘤如何治疗呢？协和专家就与大家细聊这血液系统的第二大常见肿瘤。

近日，42 岁的柏先生（化名）在家搬沙发之后出现腰疼、腿疼。开始，他以为是闪到腰了，并没有太在意，但两个月过去后，疼痛并未缓解。柏先生去医院一查，发现竟是多发性骨髓瘤。多发性骨髓瘤患者人数约占血液系统恶性肿瘤患者的 10%，占所有恶性肿瘤的 1%。

1 多发性骨髓瘤是"银发杀手"？

多发性骨髓瘤多见于中老年人，中位发病年龄是 57 ~ 58 岁，高峰发病年龄是 55 ~ 65 岁，因此被称为"银发杀手"。

2 多发性骨髓瘤的"罪魁祸首"是什么？

多发性骨髓瘤是一种发生在浆细胞的恶性血液肿瘤，是浆细胞异常增生引起的。

浆细胞恶变时会在骨髓里无限增殖，并且分泌的是没有免疫功能的单克隆抗体（又称 M 蛋白），这会使身体出现异常变化。

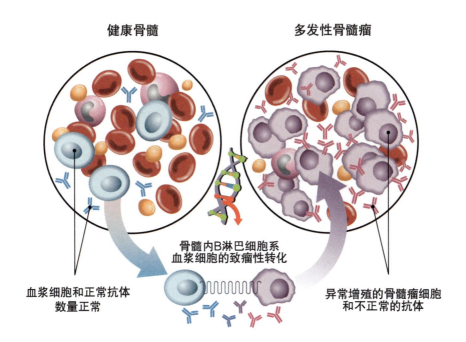

3 多发性骨髓瘤"吃"骨头?

当浆细胞变异后,发展出多发性骨髓瘤,身体会出现一些症状,我们称之为"CRAB"症状,即高钙血症(calcemia)、肾功能不全(renal insufficiency)、贫血(anemia)和骨病(bone lesion)。

(1) 高钙血症

骨质被破坏后,大量的钙质析出并进入血液,排泄不出去,会出现高钙血症。

高钙血症对人体损害严重,可引起头痛、厌食、恶心、呕吐、多尿、便秘,重者可致心律失常、嗜睡、意识模糊、谵妄或昏迷等。

(2) 肾功能不全

恶变的浆细胞产生大量的M蛋白,当M蛋白太多,排泄不出去时,就会堵塞肾小管。时间长了以后会影响肾小球的功能,进而损害肾功能,甚至可能导致肾衰竭。

40%的患者会合并肾功能不全,部分会发展为急性肾功能衰竭,还有一部分需要做血液透析。

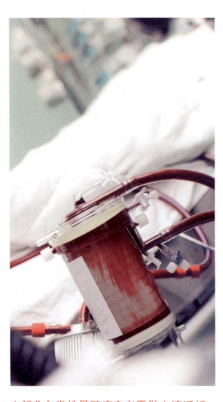

▲部分多发性骨髓瘤患者需做血液透析

(3) 贫血

当恶变的浆细胞无限增殖,挤占正常的骨髓空间,导致骨髓不能正常生成红细胞甚至白细胞、血小板时,就会出现贫血。

(4) 骨病

骨病包括骨痛、溶骨性损害、病理性骨折、高钙血症、脊髓压迫症等。大约75%的多发性骨髓瘤患者因骨痛而到医院就诊，70%~80%的患者有不同程度的溶骨性损害，80%的患者X射线片显示骨骼异常。

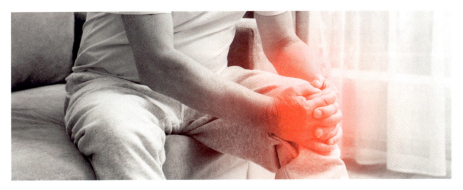

▲出现不明原因的骨痛时要重视

(5) 其他症状

由于恶性浆细胞分泌的M蛋白没有免疫功能，所以多发性骨髓瘤患者往往免疫力低下，容易感染，且感染后不易控制，比如反复发作肺炎或者出现带状疱疹等。

多发性骨髓瘤临床表现复杂，且累及多个器官系统，很容易和骨病、肾病等疾病混淆。患者通常需要4~6个月才能确诊，初次就诊的误诊率和漏诊率超过60%，这会延误救治。再次提醒大家，尤其是中老年人，要关注身体状况，当出现不明原因的骨痛、肾功能不全、贫血等症状时，要引起重视，及早就诊。

4 如何"揪出"多发性骨髓瘤？

对于40岁以上有不明原因血沉加快、骨痛和蛋白尿者，应考虑多发性骨髓瘤。诊断多发性骨髓瘤，必须检查血液、尿液、骨髓和骨骼这四个项目，如果确诊多发性骨髓瘤，还需根据检查结果对疾病进行分期并判断危险分层（高危/标危）。

5 多发性骨髓瘤有哪些治疗方法？

多发性骨髓瘤的治疗是以化疗为主的多学科综合治疗，涉及靶向药物治疗、自体造血干细胞移植、支持治疗等。

对于适合做移植的患者，会先通过化学药物进行诱导治疗，让病情得到一定程度的缓解后，再根据患者身体情况判断是否能够进行自体造血干细胞移植，以进行巩固治疗，最后通过药物维持治疗，尽可能延长患者的生存期。

对于不适合移植的老年患者，通过持续的化疗（一般9～12个疗程）和维持治疗，延长其生存期。

对于复发患者，则通过不同治疗机制的药物，帮助患者获得最大限度的病情缓解，在延长患者生存期的同时，提高他们的生存质量。

6 多发性骨髓瘤治疗的移植条件是什么？

一般70岁及以下多发性骨髓瘤患者可以进行自体造血干细胞移植。《中国多发性骨髓瘤诊治指南（2022年修订）》放宽了自体造血干细胞移植的适合年龄，将大于70岁但全身体能状态评分良好的患者也纳入了适宜人群中。对于高危患者，可考虑在第一次移植后6个月内进行第二次移植。

7 多发性骨髓瘤的病因是什么？

多发性骨髓瘤的确切发病原因目前还不明确，可能与染色体异常、家族遗传、职业环境、辐射、病毒感染（例如人类疱疹病毒8型）、药物使用以及不良生活方式等多种因素有关。

8 多发性骨髓瘤患者应注意什么?

对于多发性骨髓瘤患者,还有这些建议:

◇ 患者应避免扎堆,预防交叉感染;
◇ 适当运动,提高免疫力;
◇ 预防骨折;
◇ 有肾脏问题的患者应多喝水;
◇ 均衡营养。

对于并发肾病的多发性骨髓瘤患者,多喝水可帮助M蛋白随尿液排出,减少M蛋白在肾脏的堆积,进而减少对肾小管的损伤。同时,此类患者还可以进食碱性食物,例如豆腐、牛奶、海带等,减少尿蛋白对肾脏的损伤。

▼进食豆腐等碱性食物能够减少尿蛋白对肾脏的损伤

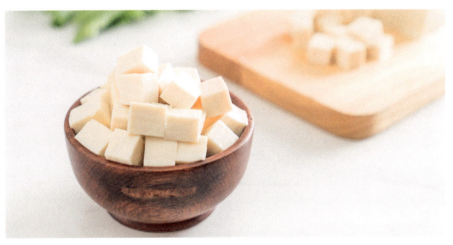

编后语

多发性骨髓瘤好发于老年人,起病隐匿,容易误诊。40岁以上人群出现不明原因的腰背疼痛、蛋白尿、肾功能不全、贫血等症状时,除了到骨科、肾内科就诊以外,要考虑到多发性骨髓瘤的可能,及时到血液科咨询就诊。

放屁次数过多，你以为只是"屁"大的事？

屁多可能是四大原因所致

消化内科 李刚平 宋军

放屁常被认为是一件尴尬事儿。在拥挤的电梯里，突然肚子"咕噜"一响，一阵"屁"意袭来，接连发出"噗噗噗"的声音，只好低头玩手机缓解尴尬，这时手机上弹出一条消息：#姑娘每天放屁数十次确诊结直肠癌晚期#……

放屁过多是肠癌信号？为什么屁会变多？屁多、屁臭预示着身体出现了问题吗？"响屁不臭，臭屁不响"有道理吗？协和专家就和大家说说关乎健康的"屁事"。

1 屁是如何产生的？

要想知道屁跟肠癌的关系，得先从科学上了解屁。屁是产生于消化道内的一种混合不同成分的气体，其中99%是无味气体，例如氮气、氢气、二氧化碳、甲烷、氧气等，另外1%是臭味气体，例如氨、硫化氢、3-甲基吲哚（粪臭素）等。

▼吃饭时吸入的空气也是屁的来源之一

屁的来源主要有两个：一是吃饭、说话时吸入的空气；二是消化道内的食物分解时释放的气体。食物进入消化道后与消化液混合，被消化道内的各种产气菌分解而产生气体。胃里的气体向上冲出变成了嗝，而肠道产气增多刺激肠道蠕动，推动至肛门括约肌，经过一定积累后释放，就是屁。

放屁是一种正常的生理现象。据统计，正常人每天会排出约500毫升废气，放屁10次左右。

2 为什么屁会变多？

（1）吸入较多的空气

如果进食过快、吃饭的时候不停地讲话，或者有经常嚼口香糖的习惯，就容易在咀嚼的时候吸入较多的空气，空气可以随着胃肠道的活动到达肛门，以屁的形式排出体外。

（2）吃太多产气食物

进食较多容易产生气体的食物，例如红薯、土豆、洋葱、豆浆、牛奶等，放屁量就会增多。

（3）肠道菌群失调

正常情况下，人的肠道有着上百万的细菌，各类细菌组成了一个和谐的"大家庭"。但是如果肠道菌群的平衡被打破，产气的细菌（例如产气链球菌）增多了，屁也就会变多。

另外，肠道菌群失调不仅会导致放屁增多，还可能导致腹痛、腹胀、腹泻等胃肠道症状，要多多注意。

（4）消化系统疾病

这是许多人都很担心的问题，胃肠功能紊乱、胃肠炎等也会导致放屁增多，还伴随腹胀、腹痛等症状。

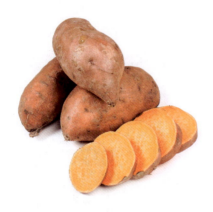
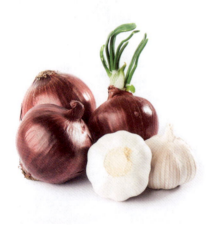

▲进食红薯、洋葱等产气食物会导致放屁量增多

3 为什么有些屁这么臭？

前面提到，屁之所以臭，主要是因为其中含有氨、硫化氢、3-甲基吲哚等"有味道"的成分，不过因为这些成分占比很少（1%），所以气味也不会特别浓烈。但是如果蛋白质类食物（肉类、蛋类、奶制品等）摄入过多或者大便在肠道内的停留时间过久，就会导致肠道内的臭味气体增加，此时的屁就堪称"生化武器"了。

而当放出带有腥臭味的屁时,就需要高度警惕胃肠道出血或胃肠炎。血液积聚在胃肠道,被胃酸和肠道菌群分解,放出的屁就会带有血腥味。此外,当肠道有恶性肿瘤时,因肿瘤组织坏死、剥落、出血,再加上细菌的分解发酵作用,放出的屁也有腥臭味,此时需要去医院进行检查。

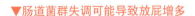
▼肠道菌群失调可能导致放屁增多

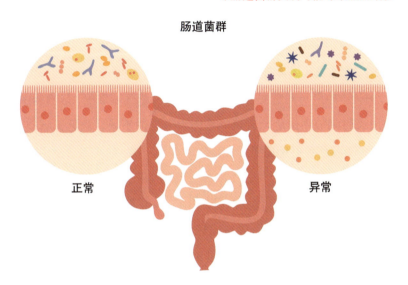

4 响屁不臭,臭屁不响?

屁响不响主要是由人体产生气体的多少、气体排出的速度等因素决定的。响屁里含量最高的是二氧化碳,肠道内气体产生得快而多,在排出的过程中,气体突然冲出肛门时就会发出声响,可以说自带扩音效果,但没啥臭味,"尾气"排放合格。反之,肠道内气体产生得少,夹杂的难闻气体越多,产生的屁就越臭,而因为气体少,所以冲出肛门时声音较小甚至无声音。

总之,屁多屁臭一般没什么大问题,唯一让人困扰的是在释放气体之前,你永远猜不到是响屁还是闷屁。

5 放屁太尴尬，憋回去就好？

屁是消化系统内产生的废气，通过放屁，能够把肠腔中的污浊气体排放出去，对身体是有益的。

▼肠梗阻

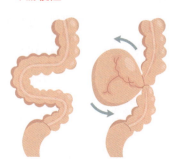

屁在消化道内是不会消失的，憋着不放的屁会慢慢地透过肠道黏膜重新被血液吸收，通过血液循环抵达肝脏，被肝脏过滤后到达肺部，随呼吸吐出体外，也就是"屁从口出"。另外，如果长期憋屁，容易导致体内大量气体堆积，影响肠道功能。

如果长时间放不出屁，有可能是因为消化道不通，常见于肠梗阻、肠扭转，或因肠麻痹等不能驱气"出境"。

6 经常放屁是结直肠癌的信号？

屁多或屁臭不是结直肠癌的临床症状。如果只是放屁次数增多，没有出现其他异常症状，一般不必太过焦虑。但是如果伴有以下症状，就需要警惕器质性病变（例如结直肠癌等）。

- 排便习惯改变：例如腹泻、便秘或腹泻与便秘交替出现，大便形态发生改变（变细、变扁）。
- 便血：主要是肿瘤破溃所致，便血色暗红，排黏液血便或者腥臭的脓血便。
- 腹痛：多为位置不确切的隐痛。
- 虚弱和疲劳：经常乏力、精神差、提不起精神、有气无力等。
- 突然消瘦：没有明确原因的体重下降，在 6～12 个月内体重减轻超过 5%。

7 如何判断到底是否患有结直肠癌？

结直肠癌早期几乎没有症状，有些人可能只是出现腹部不适或者腹胀症状，没有加以重视，还有部分人出现便血症状，误以为是痔疮，结果耽误了治疗。因此，建议大家重视结直肠癌筛查，高危人群 40 岁起接受结直肠癌风险评估。

肠癌高危人群

一级亲属具有结直肠癌病史（包括非遗传性结直肠癌家族史和遗传性结直肠癌家族史）；

本人具有结直肠癌病史；

本人具有结直肠腺瘤病史；

本人患有 8~10 年长期不愈的炎症性肠病；

本人粪便隐血试验阳性。

8 如何预防结直肠癌？

◆ 饮食结构合理，荤素搭配，多食新鲜蔬菜水果，避免摄入烧烤、腌制、辛辣刺激性食物。

◆ 戒烟、戒酒，控制体重，适当运动，规律作息，避免过度劳累，保持心情舒畅。

◆ 定期体检，高危人群建议定期进行结肠镜检查，45 岁以上普通人群即使无症状也建议定期做结肠镜筛查，做到早诊早治。

编后语

放屁虽然是日常生活中的小插曲，却也与我们的健康息息相关。它不仅反映了饮食习惯和消化状态，还可能是肠道健康问题的信号。在关注放屁现象的同时，我们更应重视肠癌的预防与早期发现。合理的生活方式和定期的健康检查，是维护肠道健康的重要手段。让我们从今天开始，关注身体发出的每一个信号，迈向健康的生活。

胰腺癌一发现就是晚期？

出现这些信号，小心"恶魔"上身

胰腺外科　刘志强　吴河水

有一个威胁人类健康的恶魔，同时也是善于伪装的高手，早期它会释放让人难以察觉的各种"烟雾弹"，一旦忽视这些"烟雾弹"，就会面临灭顶之灾。这个恶魔就是被称为"癌中之王"的胰腺癌。

胰腺癌为何如此可怕？出现哪些症状需警惕患胰腺癌？胰腺癌容易盯上哪些人？如何预防胰腺癌呢？协和专家为大家详细科普。

1 胰腺癌的发病情况

根据世界卫生组织国际癌症研究机构发布的评估数据,2020年全球胰腺癌发病人数为49.6万,死亡人数为46.6万。根据国家癌症中心与国际癌症研究机构的联合测算,2022年我国胰腺癌发病人数为11.87万,在恶性肿瘤中排第十位;死亡人数10.63万,在恶性肿瘤中排第六位。

2 胰腺癌为什么被称为"癌中之王"?

由于胰腺是位于胃和脊柱之间,深藏于腹部深处的腺体,患者早期症状不典型,起病隐匿,超60%的患者被误诊为胃病、胆囊炎等。80%~85%的患者一经确诊,已处于晚期,失去手术机会,并且胰腺癌容易对放化疗耐药,新近的免疫治疗、生物治疗和靶向治疗的疗效又有限,因此仍然有相当一部分胰腺癌患者行根治性切除术后出现复发转移,导致胰腺癌治愈率低,是预后最差的恶性肿瘤之一,故胰腺癌有"癌中之王"的称号。

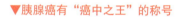

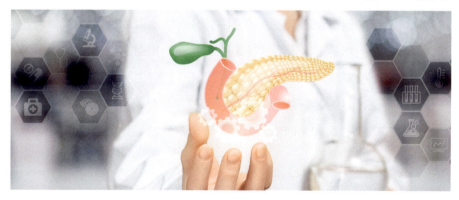

▼胰腺癌有"癌中之王"的称号

3 胰腺癌早期有哪些症状?

其实,只要重视身体的不适和异常,还是能发现胰腺癌的一些早期迹象的,千万不能将这些迹象视为小病小灾而随便买些药物服用了事,这样会耽误诊治。出现以下身体不适或异常请及时到医院就诊,以诊断胰腺是否病变。

（1）上腹饱胀感，特别是餐后加重

胰腺作为重要的消化器官，它出现病变会减少消化酶的释放，这时机体会出现消化不良的症状，表现为上腹饱胀、饥饿感不强，特别是进食油腻食物后不适感加重，这时要及时就医。大多数医生可能会安排患者做胃镜检查和肝胆胰B超检查，且胃镜下大多数患者会有"胃炎"表现，而肝胆胰B超会提示胰腺未见异常或胰腺显示不清，这是因为胰腺位于胃的后方，对于小的病变，由于胃内容物的干扰，B超难以发现，因此可以进一步做胰腺CT检查。如果短时间内服用针对"胃炎"的药物后症状未见明显缓解或停药后症状照旧，那么应该请胰腺专科医生仔细检查胰腺，诊断胰腺是否发生病变，特别是癌变。

（2）中年期出现糖尿病

既往身体健康人群突然出现糖尿病，特别是中老年期出现糖尿病，说明胰腺内分泌功能出现了问题，因为胰腺分泌的胰岛素是我们机体调控血糖的激素，它的水平下降表明胰岛细胞出状况了，在进行内分泌系统检查时一定要详细检查胰腺的形态有无异常。MRI检查由于扫描层厚的限制，对于直径5毫米以下的病灶容易漏诊，而胰腺增强CT检查则可以发现直径2~3毫米的病灶。如果胰腺未见明显形态改变，就可以安心控制血糖了。

（3）大便次数增多，特别是大便带油滴

有些患者就诊时反映大便次数增多，仔细观察大便还能发现有较多的"油"浮在便桶中，医学上称为"脂肪泻"，这种症状提示来自胰腺的脂肪酶不足，往往是慢性胰腺炎的表现，少数患者会出现癌变，在未出现其他症状之前大多数是早期胰腺癌，这个时候做胰腺检查十分有必要，千万不能自行服用消化药而耽误治疗。

（4）脐周不适，腰背部束缚感

胰腺癌侵犯邻近神经丛时会出现脐周或腰背部不适，患者总觉得腰带系得不舒服，尤以晚上睡觉时明显，且常被误诊为腰椎间盘突出或腰肌劳损，服用药物后能得到暂时缓解，但一段时间之后药物失效或出现消化不良的症状，就是胰腺癌晚期了。

（5）不明原因体重下降

如果没有糖尿病、甲状腺功能亢进或引起进食困难的疾病而出现不明原因体重下降，应及时进行胰腺检查。

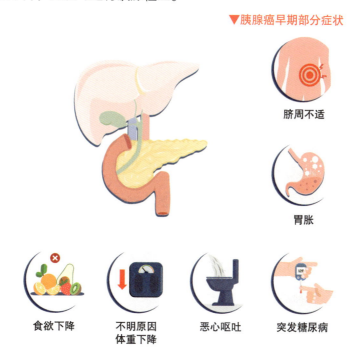

▼胰腺癌早期部分症状

脐周不适　胃胀　食欲下降　不明原因体重下降　恶心呕吐　突发糖尿病

4 哪些因素会导致胰腺癌？

从目前的研究来看，胰腺癌的确切病因尚不清楚，但危险因素主要有非遗传性和遗传性两类。

非遗传性危险因素：长期吸烟饮酒，高龄，高脂饮食，体重指数超标，

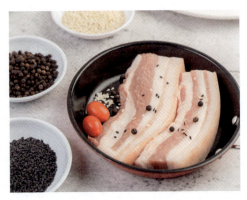

▼高脂饮食是胰腺癌的危险因素之一

慢性胰腺炎或伴发糖尿病等。

遗传性危险因素：家族遗传也是胰腺癌的危险因素，大约10%的胰腺癌病例具有家族遗传性。患有遗传性胰腺炎、黑斑息肉病、家族性恶性黑色素瘤及其他遗传性肿瘤疾病的患者，胰腺癌发病风险将显著增加。

5 "癌中之王"容易盯上哪些人？

早期发现和诊断是胰腺癌治疗的关键，早期患者接受手术治疗后可显著延长生存期。对于胰腺癌高危人群，推荐进行胰腺癌早期筛查，尽早发现Ⅰ期胰腺癌和高级别胰腺上皮内瘤变。当前一般认为以下人群可能是胰腺癌高危人群。

（1）胰腺癌家族史人群

如果家族有过2名一级亲属罹患胰腺癌，建议40岁开始进行筛查，或比家族中胰腺癌患者最低发病年龄提前10年进行筛查。

（2）新发糖尿病患者

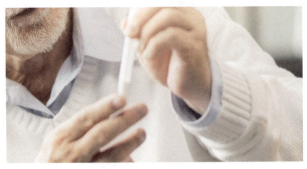

▲60岁以上2型糖尿病患者患胰腺癌的风险更高

尤其是 60 岁以上患有 2 型糖尿病或快速发展的胰岛素抵抗，且无家族史或肥胖症的人群。约 25% 的胰腺癌患者确诊时合并糖尿病，大概 40% 的胰腺癌患者伴有糖耐量减低。糖尿病患者的胰腺癌发病率显著增高，胰腺癌发病风险是普通人群的 2 倍。

（3）慢性胰腺炎患者

急性胰腺炎不会导致胰腺癌发病风险显著增高，但是慢性胰腺炎引起的炎症和损伤可导致腺泡导管组织转化，并逐渐发展为胰腺癌，因此慢性胰腺炎是胰腺癌的危险因素之一。

以上提到的高危人群，最好每半年到 1 年体检一次，推荐进行 CT 检查，不能单纯通过 B 超检查排除胰腺癌，同时可以进行血清肿瘤标志物糖类抗原 19-9（CA19-9）和癌胚抗原（CEA）检查，如果发现异常，则需进一步做增强 CT 检查、MRI 检查甚至内镜超声检查或 PET/CT 检查，出现鉴别困难时需进行腹腔镜探查。

6 胰腺癌的治疗方法有哪些？

胰腺癌的治疗方法主要是以外科手术为主的综合治疗，目前认为手术切除是胰腺癌患者获得治愈机会和长期生存的唯一有效方法。手术方式的选择要结合患者病情，包括肿瘤位置、体积、血管侵犯、周围脏器浸润等来确定，可行开放或微创手术。对于暂时无法手术切除或复发转移的患者，需先进行其他治疗，包括化疗、靶向治疗、免疫治疗等。当前，有 1/3 的胰腺癌患者经过综合治疗后能通过手术完全切除病灶，从而获得长期生存。

早期胰腺癌患者手术后 5 年生存率一般可以达到 70%～80%，但胰腺癌患者中早期患者的比例很小，只占 5% 左右，所以早期患者生存率对胰腺癌患者的整体生存率影响很小。

7 如何避免胰腺癌找上门？

胰腺癌病程短、易扩散，发现时往往已是晚期，所以做好预防与早期筛查至关重要。

（1）保持健康生活习惯

戒烟酒，减少高脂肪、高胆固醇食物的摄入，平时要多运动锻炼，控制体重，管理血糖水平。

（2）及时治疗癌前疾病

特别是慢性胰腺炎和糖尿病，患者要在及时控制症状的同时进行治疗。对于慢性胰腺炎患者，建议进行高频率的胰腺形态学检查；对于糖尿病患者，建议每半年做一次胰腺 CT 检查，每年的其中一次为增强 CT 检查。

（3）高危人群尽早筛查

高危人群长期进行胰腺癌筛查，并建立档案开展随访。

▼预防胰腺癌要减少摄入高糖食物

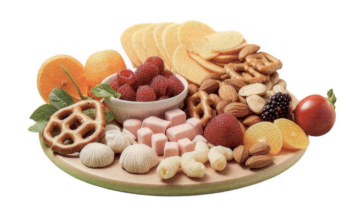

编后语

　　胰腺癌作为"癌中之王",早期还是会释放一些信号的。只要我们关注自己的健康状况,发现异常及时就诊,还是能早期"擒王"而获得治愈的。癌症不可怕,可怕的是我们轻视它。

胃肠道间质瘤是癌症吗？

身体出现这些信号需警惕

胃肠外科　陶凯雄　张鹏

　　说起胃癌、结直肠癌，大家都十分熟悉，这是现在发病率很高的恶性肿瘤。但是，你听说过胃肠道间质瘤吗？胃肠道长肿瘤就是胃癌、肠癌吗？

　　到底什么是胃肠道间质瘤？胃肠道间质瘤有哪些症状？如何发现早期胃肠道间质瘤？协和专家为大家详细科普隐匿的胃肠道间质瘤。

1 什么是胃肠道间质瘤？

胃肠道间质瘤是一类起源于胃肠道间叶组织的实体肿瘤，是消化道最常见的间叶源性肿瘤。

过去，胃肠道间质瘤常被误诊为平滑肌瘤、平滑肌肉瘤、神经鞘瘤等肿瘤，直到1998年，研究者发现此类肿瘤很可能起源于卡哈尔间质细胞，并且与 KIT 基因功能性突变相关，人们才意识到此类肿瘤应属于一种独立的肿瘤。

近年来，胃肠道间质瘤诊断标准升级、胃镜与结肠镜普及、相关人群越发重视体检与癌症筛查，尤其是在常规胃镜检查、结肠镜检查和胶囊内镜检查中偶然会发现一些小间质瘤（直径<2厘米），使得胃肠道间质瘤的确诊人数逐年增多。

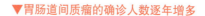

▼胃肠道间质瘤的确诊人数逐年增多

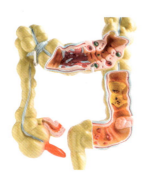
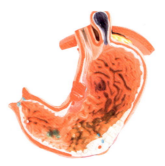

2 胃肠道间质瘤是恶性肿瘤吗？

胃肠道间质瘤是从极低度恶性到高度恶性不等的一类肿瘤，判断其良性和恶性程度的指标主要包括肿瘤发病部位、肿瘤大小、核分裂象等。一般而言，肿瘤直径越大、核分裂象越高，肿瘤的恶性程度也就越高。

原发可切除的胃肠道间质瘤一般可分为极低危、低危、中危及高危四级复发风险。其中，极低危胃肠道间质瘤基本不会复发，可认为近乎良性肿瘤；而中危、高危的胃肠道间质瘤即使在手术完整切除后也很容易复发转移，因此它们是恶性甚至高度恶性肿瘤。

3 胃肠道间质瘤 = 胃癌、结直肠癌？

胃癌和结直肠癌分别指发生于胃黏膜、结直肠黏膜的恶性肿瘤，具有浸润性生长、容易复发转移以及预后差等特点。胃肠道间质瘤通常起源于固有肌层，该层肿瘤主要朝腔外生长，以外生型为主，内镜下可无明显异常。胃肠道间质瘤与胃癌、结直肠癌的主要区别有以下几点。

- 肿瘤细胞来源不同：胃肠道间质瘤来源于间叶组织，胃癌、结直肠癌来源于上皮组织。
- 肿瘤的侵袭性不同：胃肠道间质瘤的局部侵袭性不如胃癌、结直肠癌，很少转移到淋巴结。
- 分期标准不同：胃癌、结直肠癌采用国际抗癌联盟提出的 TNM 分期来评估肿瘤分期及预后，而胃肠道间质瘤常采用专门的危险度分级来评估肿瘤的复发风险。
- 治疗方法不同：胃肠道间质瘤对常规的放疗和化疗不敏感，通常采用外科手术联合靶向治疗的治疗方法；胃癌、结直肠癌通常采用外科手术联合常规放化疗的治疗方法。
- 预后不同：整体而言，胃肠道间质瘤的预后明显好于胃癌、结直肠癌。

4 胃肠道间质瘤有症状吗？

胃肠道间质瘤的临床表现取决于肿瘤大小、发病部位及肿瘤生长方式，通常无特异性。

当肿瘤较小时，尤其是直径小于 2 厘米的肿瘤，可能没有任何症状，仅在体格检查、影像学检查或其他腹部手术中偶然发现。

随着肿瘤的增大，胃肠道间质瘤可表现出一些非特异性症状，其中以上腹不适和腹痛最为常见，还可出现呕血、腹胀或黑便等症状。发生在胃贲门部的胃肠道间质瘤可表现出吞咽不适、吞咽困难等症状。

肿瘤较大时，患者腹部可触及肿块，肿瘤堵塞胃肠道还会引起进食后呕吐、腹胀等梗阻症状。部分患者因溃疡穿孔而就诊，溃疡穿孔可增加肿瘤腹腔播散和局部复发的风险。有的患者因肿瘤远处转移后出现相应不适症状而就诊，例如因肝区不适就诊而发现胃肠道间质瘤肝转移；少数患者可因发热、体重下降、晕厥或肿瘤破裂导致的大出血入院检查而确诊胃肠道间质瘤。

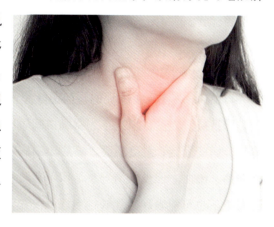

▲胃肠道间质瘤可表现为吞咽不适、吞咽困难

5 如何诊断胃肠道间质瘤？

内镜超声检查目前已成为鉴别胃黏膜下隆起性病变的首选检查方法。典型的胃肠道间质瘤在内镜超声下表现为起源于固有肌层的均匀低回声病灶，边界清楚；当胃肠道间质瘤恶性程度较高时，病灶中央可出现坏死液性暗区，内部回声混杂不均匀，钙化，边界不清。

但胃肠道间质瘤的最终诊断需依据病理切片及免疫组织化学检查结果，通常需检测特异性抗原 CD117、DOG-1、CD34、a-SMA、S-100

▼免疫组织化学检查结果是胃肠道间质瘤的诊断依据之一

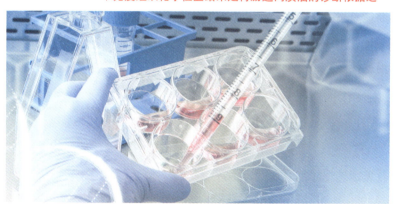

等指标；对免疫组织化学检查结果不能确诊为胃肠道间质瘤者，还应当进行基因检测。

6 胃肠道隆起性包块一定是胃肠道间质瘤吗？

内镜超声检查中发现的胃肠道隆起性包块，往往提示此类包块来源于黏膜下层，大多数情况下为胃肠道间质瘤，镜下呈球形或半球形，边界清楚，病变固定，触之质硬，一般小的病变表面光滑，大的病变表面可出现溃疡、出血。但少数情况下，胃平滑肌瘤、胃异位胰腺、胃血管球瘤等在胃镜下也可能表现为隆起性包块，仅靠普通胃镜无法辨别，因此需进一步检查以明确病变性质。

7 小的胃肠道间质瘤需要处理吗？

直径小于2厘米的间质瘤称为小间质瘤。内镜超声可显示消化道管壁的层次结构，对判断肿瘤部位、起源及其与周围器官的关系尤为重要，同时可提供肿瘤内部结构，对胃肠道间质瘤治疗方法的选择有重要的提示作用。

对于直径小于2厘米的非胃间质瘤，一经发现应积极切除；而对于直径小于2厘米的胃间质瘤，内镜超声下判断其是否有不良因素（强回声灶、异质性、边界不规则、囊性变、溃疡等）显得十分重要，有助于预测肿瘤恶性潜能。发生于胃部的小间质瘤没有临床症状，内镜超声检查也无上述不良因素，则可定期随访观察；若合并有不良因素，无论有无临床症状，建议尽早切除。

8 胃肠道间质瘤如何治疗？

与胃癌、结直肠癌不同，胃肠道间质瘤对化疗、放疗均不敏感，主要治疗方法为手术治疗和靶向治疗。

（1）手术治疗

对于局部可切除、潜在可切除或局部进展期经术前治疗的胃肠道间质瘤，首选手术治疗。其中，手术治疗又可分为传统开放手术、腹腔镜手术、内镜手术以及达芬奇机器人辅助手术。根据肿瘤发病部位、危险度分级、有无破裂及基因分型等来决定是否需要后续辅助治疗。

（2）靶向治疗

对于复发转移或不可切除的晚期胃肠道间质瘤，靶向治疗是首选治疗方法，在靶向治疗后控制总体满意的情况下可酌情考虑减瘤手术。当前靶向治疗药物主要包括伊马替尼、舒尼替尼、瑞戈非尼、瑞派替尼和阿伐替尼等。此外，新的分子靶向药物也在积极研发中。

9 胃肠道间质瘤患者如何饮食？

胃肠道间质瘤患者的饮食应遵循以下基本原则。

细嚼慢咽，少量多餐，避免过饱或过饥。少量多餐不仅有利于食物的消化吸收，还可以增加热量摄入，预防体重减轻，也可以防止一次进食大量糖类出现倾倒综合征。

进食易消化、热量足够的食物，不应进食生、冷、过热或硬的食物，建议采用蒸、煮、烩、炖等烹调方法。

适当补充蛋白质、钙。胃肠道手术后容易出现贫血、缺钙，为此，患者可适当吃些瘦肉、鱼、虾、动物血、动物肝脏、蛋黄、豆制品等富含蛋白质及铁的食物，适量增加富含维生素 D 的食物（例如动物内脏，黄色或

▼胃肠道间质瘤患者可适当补充蛋白质、钙、维生素 D

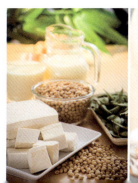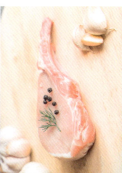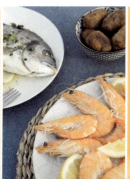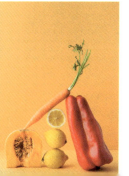

红色蔬菜、水果等）与含钙较多的食物（例如各种豆制品、乳制品及坚果等）的摄入。服用甲磺酸伊马替尼片期间，应避免食用葡萄柚、杨桃、柑橘及相应的果汁。

10 如何早期发现胃肠道间质瘤？

胃肠道间质瘤早期症状隐匿，不易发现，对于年龄大于 40 岁且未行胃镜检查、结肠镜检查的患者，一旦出现便血、腹部发现包块、经常出现不明原因的腹痛和难以用其他原因解释的消瘦时，应及时到医院就诊，进行胃镜检查、结肠镜检查、腹部 CT 检查等相关检查；对于有胃肠道间质瘤家族史或经检查已经怀疑有黏膜下病变的患者，建议每年定期进行胃镜与结肠镜复查，以便早期发现胃肠道间质瘤，及时进行干预治疗。

编后语

> 胃肠道间质瘤作为实体肿瘤靶向治疗的典型肿瘤，手术联合靶向治疗为主的综合治疗可极大延长生存期，使胃肠道间质瘤逐步迈入慢性病的行列。希望各位患者朋友能够不惧病魔，坚定信心，与医生携手，共同为身体健康不懈努力。

查出甲状腺结节会是癌吗？

报告单上出现这五个词很危险

甲状腺乳腺外科　何文山　黄韬

如果问年轻人最怕什么，体检报告一定"榜上有名"。多少人以为自己身体棒棒的，一到体检就"花样百出"，不是这里有毛病就是那项指标不正常，特别是甲状腺，突然就给你来个"惊喜"。

先别慌，甲状腺结节不一定就是癌，而甲状腺癌也没有想象中那么凶险。协和专家跟大家聊聊甲状腺癌的那些事。

1 甲状腺癌患者为什么越来越多？

甲状腺癌是一种起源于甲状腺滤泡上皮或滤泡旁上皮细胞的恶性肿瘤，是头颈部最为常见的恶性肿瘤之一。根据国家癌症中心发布的2022年最新数据，近年来甲状腺癌已成为发病人数增加最快的恶性肿瘤之一，女性发病率比男性高出约2倍，多发于15~59岁女性。

甲状腺结节高发除了与生活习惯不良、环境因素恶劣、精神压力增大有一定关系外，检查手段的进步对甲状腺结节发现率升高也有很大影响。以前检查甲状腺全靠医生触摸，只能发现直径1厘米以上的结节，现在有敏锐的B超相助，直径0.1厘米的结节都无处遁形。

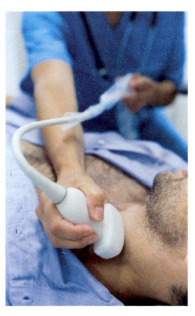

▼ B超有助于甲状腺结节的诊断

2 甲状腺癌的死亡率很低？

这种说法不完全正确。甲状腺癌有以下四种病理类型：甲状腺乳头状癌、甲状腺滤泡状癌、甲状腺髓样癌和甲状腺未分化癌。其中，甲状腺乳头状癌最常见，其恶性程度一般比较低，发展过程缓慢，治愈率也非常高；甲状腺滤泡状癌次之；甲状腺未分化癌的恶性程度最高，生长非常迅速，治疗效果相对较差，不能掉以轻心。

3 甲状腺癌早期有哪些症状？

这是甲状腺专科医生在门诊经常被患者问到的问题，不过这也反映了大家对甲状腺癌，或者说甲状腺相关疾病存在着一个比较大的误解。实际上，绝大多数的甲状腺癌患者早期是没有任何症状的。无论是颈部的酸胀、疼痛，还是活动不适，大多和甲状腺本身没有关系，这些症状多半是颈部淋巴结炎症所致。对于普通人群来说，如果想准确判断甲状腺有无异常，需要定期体检，做甲状腺彩超检查。

4 甲状腺癌有哪些高危因素？

目前，医学界尚未发现能诱发甲状腺癌的直接致病因素，只是认为有一些因素可能间接提高甲状腺癌患病风险，例如青少年时期头颈部辐射接触史、碘摄入过多、激素影响、肥胖、吸烟等。

- ■ **高剂量辐射暴露**：研究表明，青少年时期头颈部接受过大量电离辐射，成年以后患甲状腺癌的概率会增加。
- ■ **碘摄入过多**："碘"是合成甲状腺激素的原材料，过量摄入碘可能会导致患甲状腺结节、甲状腺癌的概率增加。
- ■ **激素影响**：包含雌激素和孕激素在内的女性激素，很可能参与甲状腺癌的发生、发展。
- ■ **肥胖**：根据国际癌症研究机构的统计数据，超重或者肥胖者比不超重者患甲状腺癌的风险更高。
- ■ **不良生活方式**：吸烟、熬夜、情绪抑郁或焦虑等，都可能诱发甲状腺癌。

5 甲状腺结节 ≠ 甲状腺癌

甲状腺结节良性多、恶性少。按照武汉协和医院体检中心的统计数据，50岁以上人群中30%～50%可检出甲状腺结节，其中大约5%是甲状腺癌。可以说，大多数甲状腺结节是良性的。良性甲状腺结节突变成癌的可能性非常小，但仍需要定期复查。

6 直径大的结节就是癌吗？

甲状腺结节的良恶性与结节本身的直径大小无关，单纯依靠直径大小是没有办法判断结节性质的。结节较小者可能为甲状腺微小癌，而结节较大者也可能为良性的巨大腺瘤。对于已经确认良性的结节，一般不主张积极手术,除非甲状腺结节直径过大、对周围组织产生压迫,或者影响美观,则可以通过手术或其他微创治疗方法进行处理。

7 这些特征需要重点关注

甲状腺癌在彩超检查中的特征性表现是:边界不清、形态不规则、纵横比大于1、结节内可见异常血流信号、结节内可见多发钙化灶。

结合以上表现,可以对每个甲状腺结节进行甲状腺影像报告与数据系统(TI-RADS)分类,一般认为4类就有甲状腺癌的可能,建议做穿刺活检来进一步判断是否为恶性结节。

TI-RADS 分类标准

1 类:正常甲状腺,无结节,或手术全切的甲状腺复查(无异常发现者);
2 类:典型而明确的良性结节,如腺瘤或以囊性为主的结节;
3 类:不太典型的良性结节,如某些结节性甲状腺肿,恶性风险小于 5%;
4 类:可疑恶性结节,4 类再分为 4a、4b 和 4c 亚型,恶性风险 5%~85%;
5 类:典型的甲状腺癌,恶性风险 85%~100%,怀疑甲状腺恶性结节伴颈部淋巴结转移;
6 类:经细胞学和组织学病理证实的甲状腺恶性病变,未经手术治疗和放化疗。

8 如何确诊甲状腺癌?

虽然甲状腺彩超检查可以在很大程度上对甲状腺结节的性质给予大致判断,但是受限于影像学检查本身的特点,甲状腺彩超检查并不能作为确诊甲状腺癌的依据。

术前最好的可以帮助确诊甲状腺癌的检查手段就是穿刺细胞病理学检查。在彩超的引导下,用细针穿刺甲状腺结节,对抽吸出来的肿瘤细胞做病理学检查,就可以很准确地判断结节的性质了。如果检查结果是甲状腺癌,那就应该接受手术治疗。

9 甲状腺癌该不该一刀切？

甲状腺乳头状癌是甲状腺癌中最常见的亚型，占所有甲状腺癌类型的90%以上。它的恶性程度很低，进展很缓慢，治疗效果也非常好。只要在发现后接受规范的手术治疗，一般能完全治愈。

甲状腺滤泡状癌杀伤力比乳头状癌高，还容易通过血液转移，但总体而言，发展也是比较缓慢的。

甲状腺髓样癌和未分化癌进展较快、预后比较差，需要及时到医院就诊。特别是甲状腺未分化癌，目前没有有效的治疗方法，当然，这类肿瘤在甲状腺癌中所占的比例并不高。

对于直径大于1厘米的甲状腺癌，即便是低度恶性的甲状腺乳头状癌，医生还是会建议患者及时接受手术治疗，手术切除的范围可以依据病情进行个体化制定。

10 甲状腺癌术后有哪些注意事项？

一般来说，甲状腺癌手术后为减少复发应少吃海鲜，并尽量避免进食含碘量高的食物，如海带、虾皮和紫菜等。而对于甲状腺全切患者，正常饮食即可，只不过因为绝大多数术后的患者需要每天口服"优甲乐"这一类补充甲状腺素的药物，所以要谨记在早餐前30分钟左右空腹服药，如果偶尔忘记了服药，可以当天在晚餐后3小时左右补服。

▼甲状腺癌手术后应尽量避免进食含碘量高的食物

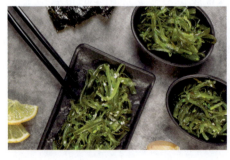
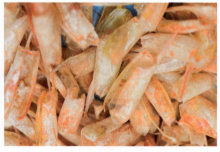

11 甲状腺癌女性患者术后会影响生育吗？

甲状腺癌女性患者治疗后能否怀孕生育，主要从肿瘤复发转移、甲状腺功能方面进行考虑。从患者角度考虑，一般建议育龄患者治疗结束一年后进行全面检查，确保病情无复发、身体各项指标正常且身体状况良好再考虑怀孕。

12 如何预防甲状腺癌？

甲状腺癌发病率上升的原因目前尚无定论，一般认为单一因素无法解释这一现象，需关注个体化因素、环境因素及医疗因素的共同作用。所以，建议有特定基因突变、既往头颈部辐射史、既有甲状腺结节出现进展的人群定期体检，做到早发现、早治疗。

筛查建议

- 一般不建议在全年龄阶段开展甲状腺彩超检查；
- 甲状腺癌高危人群定期进行颈部超声检查（包括甲状腺及颈部淋巴结）和甲状腺功能检查，每年1~2次；
- 女性孕前和哺乳期结束时，建议分别进行一次颈部超声检查；
- 对于多数良性甲状腺结节，可每6~12个月进行一次颈部超声检查；对暂未治疗的可疑恶性结节，可缩短颈部超声检查的时间间隔，必要时考虑进行超声引导下穿刺。

编后语

随着经济的发展、社会的进步，老百姓对自己的健康状况越来越关注，各种健康体检也逐渐普及，同时彩超检查的分辨率也随着技术进步而逐步提高。这些因素共同促成了目前"甲状腺结节"发病率或者发现率的升高。希望我们的科普宣传既能够让大家重视甲状腺结节，又能够化解一部分患者的焦虑和不安。让我们共同携手，让"甲状腺结节"不再威胁我们的身心健康。

一旦偏高就意味着患有肿瘤？

科学认识"肿瘤标志物"

肿瘤中心　刘红利

"医生，我这个中性粒细胞偏高是什么意思？""医生，我这个血小板正常吗？""医生，我体检发现有个肿瘤标志物CA724偏高了，我是不是得了肿瘤啊？""医生，我患肠癌已经切除，最近肿瘤标志物CEA又偏高了，是不是肿瘤复发了？""医生，我得了胃癌，现在已经做了两个周期的化疗，但是肿瘤标志物CA125还是偏高，这治疗是不是没效啊？"每到体检旺季，各科室门口就排起询问体检结果的长龙，其中询问最多的还是肿瘤标志物旁跟了"↑"是不是得了肿瘤。

什么是肿瘤标志物？查肿瘤标志物有什么用？肿瘤标志物偏高就是患上肿瘤了吗？体检发现肿瘤标志物偏高怎么办？哪些情况下"肿瘤标志物"偏高要引起重视？协和专家这就与大家好好聊聊肿瘤标志物的那些事儿。

1 什么是肿瘤标志物？

肿瘤标志物是指特征性存在于恶性肿瘤细胞的物质，或是恶性肿瘤细胞异常表达而产生的物质，又或是宿主对肿瘤发生刺激反应而产生的物质。肿瘤标志物能反映肿瘤的发生、发展，监测肿瘤对治疗的反应，它存在于肿瘤患者的组织、体液和排泄物中，能够用免疫学、生物学及化学方法检测。

2 检查肿瘤标志物有什么用？

检查肿瘤标志物可以帮助：

- ■肿瘤的早期发现
- ■肿瘤的筛查
- ■肿瘤的诊断、鉴别与分期
- ■肿瘤疗效的检测
- ■肿瘤复发的诊断
- ■肿瘤的预后判断

3 肿瘤标志物偏高就是患上肿瘤了吗？

肿瘤标志物虽然跟肿瘤有一定关联，但并非肿瘤特有，在一些胚胎组织中、炎症患者的身上，也会出现肿瘤标志物偏高的情况，而在癌症患者身上可能出现肿瘤标志物正常的情况，因为肿瘤标志物会呈现假阳性或假阴性，所以肿瘤标志物跟肿瘤之间并无直观的因果关系。

4 哪些情况会导致肿瘤标志物呈假阳性？

（1）生理因素

有一些生理变化，如妊娠期AFP、糖类抗原125（CA125）、人绒毛膜促性腺激素（HCG）和月经期CA125有可能偏高。

（2）良性疾病

炎症性疾病可使一些肿瘤标志物偏高，肝脏良性疾病患者的 AFP、CA19-9 和肾脏良性疾病患者的 β₂ 微球蛋白、糖类抗原 15-3（CA15-3）、CEA 偏高等。

（3）治疗措施

肿瘤手术治疗、化疗或放疗的过程中，肿瘤组织受到破坏或者肿瘤坏死时，某些肿瘤标志物进入血液中，就会影响肿瘤标志物的测定。

（4）药物治疗

嘌呤、吲哚、胍类、维生素 C、顺铂、雌二醇、阿霉素等药物可导致肿瘤标志物偏高。

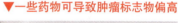
▼一些药物可导致肿瘤标志物偏高

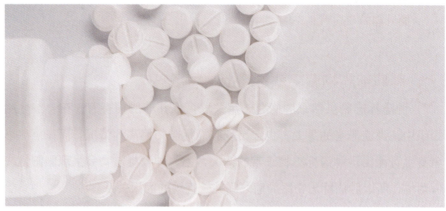

（5）检查试剂

因检查仪器或试剂的不同，有时也会出现假阳性的情况。

（6）检查项目

直肠检查、经尿道操作可导致血中前列腺酸性磷酸酶（PSA）和前列腺碱性磷酸酶（PAP）升高。

（7）标本采集或处理不当

样本因接触唾液或皮肤而被污染，可导致肿瘤标志物偏高。

（8）不良生活习惯及疾病

吸烟、溃疡性结肠炎、结肠息肉等可导致 CEA 偏高。

5 体检发现肿瘤标志物偏高怎么办？

肿瘤标志物的特异性不是 100% 的，良性肿瘤、炎症性疾病均可导致某些指标升高，不能一次检查呈阳性就确诊肿瘤。一般来讲，良性疾病导致的肿瘤标志物偏高是一次性的。通过检查肿瘤标志物诊断肿瘤，必须非常慎重，不能凭一两次检查结果就草率肯定或否定肿瘤诊断结论，连续检查呈阳性的次数越多，患肿瘤的可能性越大。对于单项肿瘤标志物轻度偏高者，不用过于恐慌和担心，可以定期复查，监测数值变化情况，如果复查后数值一直维持在参考值上限的临界水平，则意义不大。

有条件者可以尽量复查全部的常用肿瘤标志物，一旦体内有恶性肿瘤存在，可能会有几种肿瘤标志物异常，需要进一步检查以确认有无肿瘤。如果高度怀疑肿瘤，要结合其他检查结果，有针对性地完善可疑器官的影像学检查，如 B 超、CT、MRI、胃镜、结肠镜、PET/CT 等，需要综合多个维度的检查结果来综合判断肿瘤标志物偏高的可能原因。

6 肿瘤标志物偏高需要调整治疗方案吗？

在抗肿瘤治疗过程中，需要对疗效进行准确的判断，如果确认肿瘤标志物持续偏高，多数情况下提示疾病进展，少数情况下为肿瘤细胞坏死释放所致，以影像评估为准。目前，临床上多采用以影像学测量肿瘤大小为基础的实体瘤临床疗效评价标准（1.1 版）或世界卫生组织标准，肿瘤标志物变化作为临床参考指标。

7 哪些情况下肿瘤标志物偏高要引起重视？

以下情况下肿瘤标志物偏高要引起重视：

◇ 单次检查偏高特别明显，数倍于正常值的上限；
◇ 反复多次检查，数值动态持续偏高或者伴有多个肿瘤标志物偏高；
◇ 有家族遗传史，肿瘤筛查时肿瘤标志物偏高。

前两种情况下可先检查该肿瘤标志物最常提示的疾病，如糖类抗原724（CA724）偏高可以先查有无胃肠道疾病，若胃肠道没有异常，还需进行肝脏、食道、乳腺、妇科等检查。有家族遗传史者如出现肿瘤标志物偏高，即便没有症状和体征，也必须复查和随访。对于60岁以上、有肿瘤家族史、有长期有毒物质接触史、患慢性乙型肝炎或处于肿瘤高发期的高危人群要定期进行肿瘤标志物检查。

8 临床上常见的肿瘤标志物有哪些？

现已发现的肿瘤标志物有200余种，常用的仅40多种，根据其生物化学和免疫学特性分为七大类。

◆ 抗原类肿瘤标志物：如甲胎蛋白（AFP）、癌胚抗原（CEA）等。
◆ 糖类抗原肿瘤标志物：如CA19-9、CA125、CA50、CA724、CA24-2、CA15-3、鳞状细胞癌抗原（SCCA）等。
◆ 酶和同工酶类肿瘤标志物：如乳酸脱氢酶（LDH）、神经元特异性烯醇化酶（NSE）、前列腺酸性磷酸酶（PSA）、胃蛋白酶原Ⅰ/Ⅱ（PGⅠ/Ⅱ）等。
◆ 激素和异位激素类肿瘤标志物：如雌激素受体（ER）、孕激素受体（PR）、人绒毛膜促性腺激素β亚单位（β-HCG）等。
◆ 其他蛋白及多肽类肿瘤标志物：如角蛋白、β2-微球蛋白、本周蛋白等。
◆ 肿瘤相关病毒类肿瘤标志物：如EB病毒（EBV）、人乳头状瘤病毒（HPV）、乙型肝炎病毒（HBV）、人类嗜T淋巴细胞病毒-1（HTLV-1）等。
◆ 癌基因、抑癌基因及其产物类肿瘤标志物：如 RAS 基因、Bcl-2 基因、$p53$ 基因、多药耐药基因类肿瘤标志物等。

9 肿瘤标志物与肿瘤相关的最佳组合

由于多数肿瘤标志物的敏感性和特异性都不够理想，肿瘤标志物的种类日益增多，既要达到提高诊断正确率的目的，又要考虑为患者节约费用，减少资源浪费，因此应选择最佳组合作为首次检查项目，下表是国际上推荐的常见肿瘤检查组合方案。

不同类型肿瘤的肿瘤标志物

肿瘤类型	肿瘤标志物
肝癌	AFP+CEA
结直肠癌、胆道癌	CEA+CA19-9+CA125
胰腺癌	CEA+CA19-9+CA242
胃癌	CEA+CA19-9+CA72-4
食管癌	CEA+SCC+Cyfra21-1
肺癌	NSE+Cyfra21-1+CEA+CA125+CA199
乳腺癌	CA153+CEA+CA125
卵巢癌	CA125+β-HCG+CEA
宫颈癌	CEA+CA724+SCC
子宫癌	CEA+β-HCG+SCC
肾癌	CEA+β-HCG
前列腺癌	FPSA/TPSA+PAP
鼻咽癌	CEA+SCC+EBV

总之，看到肿瘤标志物偏高莫慌张，单纯通过肿瘤标志物偏高就断定得了肿瘤是不靠谱的。但肿瘤标志物是肿瘤诊断中一个很重要的参考指标，对肿瘤的早期发现与诊治有着重要意义，还请大家科学对待。

编后语

肿瘤标志物的检查结果仅用于参考，肿瘤标志物偏高，不一定就是得了肿瘤，这仅是一种提示和信号，是否得了肿瘤，还需要根据身体的表现和其他检查结果（相关影像学或病理学检查结果）综合判断。如果肿瘤标志物轻度偏高，千万不可置之不理，但也不要太过紧张，还需要间隔一段时间再去医院进行复查。

体检发现纵隔肿瘤?

先别慌,大多为良性肿瘤

胸外科　王思桦　吴创炎　童松

咳嗽长达一个月后,44岁的小敏来医院就诊。经过 CT 检查后发现,她患有前上纵隔肿瘤,这让她伤心又意外,因为除了咳嗽,她没有心慌、胸闷、呼吸困难等不适症状。幸运的是,由于及时发现并治疗,小敏在接受手术治疗后顺利康复出院了。

关于纵隔肿瘤,了解的人并不多,协和专家就带大家认识一下这种胸部常见肿瘤。

1 什么是纵隔肿瘤？

首先，我们应该知道纵隔位于身体的哪个部位。通俗讲，纵隔位于颈部之下、腹部之上，双肺之间。纵隔里有许多器官和组织，包括心脏、食管、气管、神经和年轻时期的胸腺等。纵隔是一个空间概念，指的是左右纵隔胸膜及其间所夹的器官和组织的总称，简单来说，胸腔里左、右肺部中间的区域就是纵隔。纵隔肿瘤指的就是长在这个区域的赘生物或囊肿。

纵隔肿瘤虽然名称听起来吓人，但实际上大多为良性，较少为恶性，大家不要听到得了纵隔肿瘤就开始慌张。

2 纵隔肿瘤的症状有哪些？

肿瘤逐渐长大，压迫或侵及邻近器官、组织，可出现压迫症状。一般而言，相当部分纵隔肿瘤早期无明显的临床症状，或仅有胸骨后不适感及隐痛，多数是在体检中无意发现的。

良性的纵隔肿瘤生长缓慢，可生长到相当大并且无症状或仅有轻微症状。由于位于胸腔内，纵隔肿瘤会压迫呼吸道、食管、神经等，所以常见的反应是胸痛、咳嗽和呼吸困难。

▼胸痛是纵隔肿瘤的常见反应之一

纵隔肿瘤也有小部分是恶性肿瘤。恶性肿瘤侵袭性强，患者可在肿瘤较小时就出现明显症状，除胸闷、胸痛、咳嗽、呼吸急促等症状外，会因神经受压迫而出现打嗝、声音嘶哑、心率变慢、恶心呕吐、呃逆及膈麻痹等症状。

3 如何发现纵隔肿瘤？

过往，纵隔肿瘤往往是通过胸部 X 射线检查发现的。CT 检查和 MRI

检查较胸部 X 射线检查有明显的优势，检查结果不仅可以作为判断肿瘤组织特性的依据，在判断肿瘤与周围结构间关系如肿瘤是否侵犯周围结构等方面更是具有十分重要的价值。医生会根据肿瘤的大小、性质等来判断分期以便进行下一步治疗。

4 纵隔肿瘤好发于哪些部位？

完善检查之后，根据肿瘤部位通常可推测肿瘤的类别，起源于纵隔某种组织的肿瘤，有其好发部位。

纵隔肿瘤和囊肿的好发部位

上纵隔	前纵隔	中纵隔	后纵隔
胸腺癌	胸腺瘤	心包囊肿	神经源性肿瘤
淋巴瘤	畸胎瘤	支气管囊肿	肠源性囊肿
甲状腺瘤	淋巴管瘤		淋巴瘤
甲状旁腺瘤	血管瘤		
	脂肪瘤		

5 纵隔肿瘤如何治疗？

（1）手术治疗

绝大多数原发性纵隔肿瘤可以行手术治疗，但术前不易明确病理类型者，需手术切除以明确诊断。对于恶性肿瘤，在手术切除后还要进行必要的放疗和化疗等辅助治疗。

微创手术多采取侧胸壁单孔胸腔镜、三孔胸腔镜或剑突下胸腔镜肿瘤切除术，此手术入路优势明显——术后切口小、痛苦轻、恢复快，是目前大多数患者的首选。

（2）放疗或化疗

恶性淋巴源性肿瘤等恶性肿瘤适合放疗；其他恶性肿瘤若已侵入邻近器官而无法切除或已向远处转移，则适合放疗或化疗。

6 术后还需要治疗吗？

如果是良性肿瘤，摘取纵隔良性肿瘤之后基本上不会留下问题，只有一点点手术疤痕。如果是纵隔恶性肿瘤，特别是恶性淋巴瘤、胸腺癌，则需要根据具体病情、病理等情况严格分析后进行辅助治疗，比如化疗、放疗等。

编后语

> 大部分纵隔肿瘤是通过胸部 CT 检查才发现的，少部分是出现咳嗽、胸闷以及上腔静脉阻塞综合征后入院检查才发现的，发现纵隔肿瘤后需要在医生的专业指导下进行定期随访或者手术治疗。

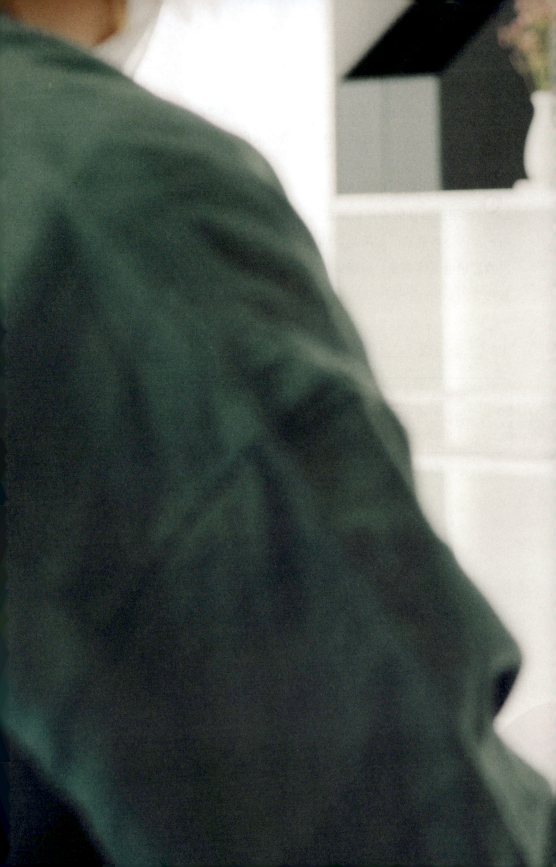

四 治疗篇
如何有效治疗肿瘤

长了"肉疙瘩",先别慌

有些息肉,离癌差得远

消化内科 向雪莲
肝胆外科 宋自芳
耳鼻咽喉头颈外科 程庆

随着人们对体检的重视,越来越多人关注体检报告的异常情况,例如"息肉""结节""占位"等。其中"出镜"比较多的息肉成了大家较为关心、焦虑的健康隐患之一。"息肉是癌吗?会癌变吗?""息肉需不需要切除?"先别急着下定论,关于几种常见的息肉,协和专家一次性给大家讲清楚。

1 结肠息肉

（1）什么是结肠息肉？

从结肠黏膜表面突出到肠腔里的息肉样病变，在未确定病理性质前都称为息肉。通俗地说，结肠息肉就是肠道里多长出来的肉，可以为单发，也可以为多发。

结肠息肉分为非肿瘤性息肉和肿瘤性息肉。非肿瘤性息肉包括增生性息肉、幼年性息肉、炎性息肉、错构瘤性息肉；肿瘤性息肉包括腺瘤性息肉、锯齿状病变、遗传性息肉综合征。

▼结肠息肉就是肠道里多长出来的肉

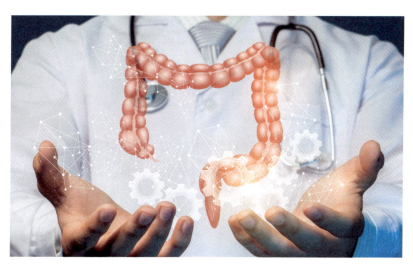

（2）结肠息肉有什么症状？

一般而言，结肠息肉并无明显的特异性症状，不少人是在结肠镜检查中发现息肉的，但结肠息肉患者也可以伴有腹部不适、腹胀、便秘、腹泻、出血甚至肠道梗阻等症状。

(3)结肠息肉会发生癌变吗?

腺瘤性息肉临床较常见,一般分为管状腺瘤、绒毛状腺瘤和管状绒毛状腺瘤,其中管状腺瘤最常见。结直肠癌的发生一般遵循"腺瘤—癌"的发展规律,但从癌前病变进展到癌一般需要5~10年的时间,因此即使长了腺瘤性息肉,也不用太过紧张。

小型息肉生长缓慢,只有进展期腺瘤(直径大于10毫米,伴有高级别上皮内瘤变或绒毛成分超过25%)演化为结直肠癌的风险较高。总的来说,发现息肉后,医生会根据息肉的大小、形态、病理性质决定治疗方案。

(4)结肠息肉的高危因素有哪些?

结肠息肉的高危因素:

- 高龄、吸烟、饮酒、肥胖;
- 红肉和加工肉类摄入过量;
- 患有高脂血症、糖尿病;
- 有肠道炎症、结直肠癌及息肉家族史等。

预防结肠息肉,可以保持健康的生活方式,例如限制烟酒,多摄入蔬菜瓜果、谷类和乳制品,适当运动;对于高危人群,若从未接受过结肠镜检查,应该注意安排结肠镜检查,看看是否存在息肉、结直肠癌或者其他肠道病变。

(5)结肠息肉可以在内镜下手术?

内镜下结肠息肉切除术已成为结肠息肉的主要治疗方法。根据息肉的大小、形态等特征,医生会选择相应的治疗方式,如活检钳除术、圈套器电切术、内镜黏膜下剥离术等。息肉一般可在内镜下完整切除,属于微创治疗,术后观察无出血、穿孔并发症即可出院。

对于内镜切除的息肉,会作为标本进一步做病理检查,以全面准确地了解息肉的病理性质、是否发生癌变等。对于病理检查证实有癌变、息肉过大、过于密集且集中分布等经过专业判断内镜无法切除或者不宜进行内镜切除的状况，会推荐进行外科手术治疗。

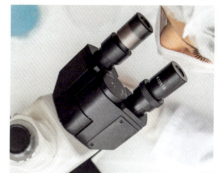

▼病理检查有助于进一步了解息肉

2 胆囊息肉

（1）什么是胆囊息肉？

胆囊息肉泛指由胆囊壁向腔内突出或隆起的病变，是形态学名称，在超声等影像学检查上常称为胆囊息肉样病变。胆囊息肉在病理学上可分为肿瘤性息肉和非肿瘤性息肉。胆囊息肉一般很少有症状，多为体检时在超声检查中发现，少数患者可能有右上腹胀痛不适的症状，极少数患者出现慢性或急性胆囊炎时会伴有食欲减退、恶心、呕吐、厌油等消化不良的症状，通常误以为是胃病。

（2）胆囊息肉会发生癌变吗？

胆囊息肉存在癌变的风险，息肉直径可较好地预测癌变风险。一般认为胆囊切除的手术适应证是息肉直径≥10毫米，但也有研究显示直径＜10毫米的胆囊息肉仍然存在3.2%～3.7%的癌变概率，同样需要重视。

国外开展的一项B超检查追踪随访研究发现，直径＜10毫米的胆囊息肉有3%～13%的概率发生癌变，既往研究也有直径6毫米的胆囊息肉发生癌变的报道。对于怀疑癌变的胆囊息肉，无论息肉大小，都建议尽早手术。

（3）如何发现胆囊息肉？

B超检查对胆囊息肉的术前诊断具有很高的灵敏度和特异度，且方便、经济、无创，是各类人群特别是儿童和孕妇肝胆疾病筛查、诊断和随诊的首选方法。

超声造影属于有创检查，可显示微小血管和低速血流，有助于提高胆囊息肉的诊断效能。

CT 检查并不被推荐作为常规筛查和诊断方法。有些胆囊息肉如胆固醇性息肉与胆汁密度相近，在 CT 检查中并不显影，容易漏诊。增强薄层 CT 检查可提高胆囊息肉的发现率，其灵敏度和特异度较高，且对直径 > 10 毫米的胆囊息肉有较好的良恶性鉴别效果。磁共振胰胆管成像（MRCP）技术有助于胆囊、胆管疾病的鉴别诊断。PET/CT 检查可用于早期恶性肿瘤诊断。

▼ PET/CT 检查可用于早期恶性肿瘤诊断

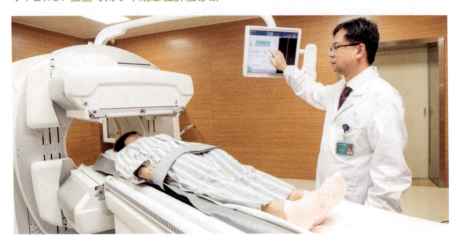

3 声带息肉

（1）什么是声带息肉？

声带息肉是发生于声带上的良性增生性病变，是慢性喉炎的特殊类型。息肉一般单侧多见，亦可两侧同时发生。

声带息肉的发病原因包括用声过度、发声不当、上呼吸道感染、接触刺激性致病因子、内分泌紊乱、患有某些全身疾病、变态反应、喉咽反流等。

声带息肉的高危人群包括教师、售货员、歌手、销售人员、客服、声带术后患者、说话多且发声不正确的人等。

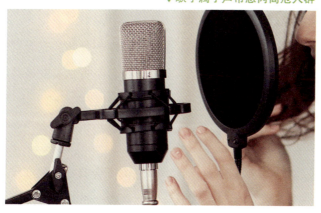
▼歌手属于声带息肉高危人群

（2）声带长了息肉有什么症状？

声带息肉可通过喉镜检查发现，除声音嘶哑的症状外，还有发声费力、易疲劳等表现。因息肉大小、形态及部位不同，嘶哑程度和音质变化亦不同。轻者声嘶呈间歇性、音色粗糙、发声疲劳、高音难发，重者严重沙哑。巨大的息肉位于两侧声带之间者，可完全失声，甚至导致呼吸困难和喘鸣。息肉垂于声门下者常因受刺激而咳嗽。

（3）声带息肉的治疗方法有哪些？

手术治疗：大多数声带息肉的首选治疗方法，随着喉显微外科的发展，目前绝大多数声带息肉采用全麻支撑喉镜下声带息肉摘除术，手术创伤小、外部无伤口，术后需要休声并注意发声方法，否则可能出现术后复发。

嗓音训练：对于轻度声嘶、息肉较小、不愿接受手术治疗者或不能进行手术治疗者，可通过休声、发声训练的方式进行嗓音矫治。

药物治疗：糖皮质激素雾化治疗、中药治疗等均为辅助治疗，如果患者有反流性咽喉炎，则应进行相应的抑酸治疗等。

4 鼻息肉

（1）什么是鼻息肉？

鼻息肉是长在鼻腔和鼻旁窦（遍布整个面部骨骼的充满空气的小腔）黏膜上的肿物，是一种良性病变，当鼻腔或鼻旁窦黏膜发炎并肿胀时，就会形成息肉。

（2）鼻息肉有什么症状？

鼻息肉一般不会引起疼痛，且小的息肉不会有特别的症状。但息肉会慢慢长大，当长到足够大时，可能会阻塞鼻腔通道和鼻旁窦，并导致鼻旁窦感染和呼吸困难。

（3）鼻息肉要手术切除吗？

鼻息肉既然由炎症引发，控制炎症就是基本原则，糖皮质激素鼻喷剂是治疗鼻息肉最常用的药物。早期的小息肉可在激素的作用下明显缩小甚至消失；但当鼻息肉显著增大时，就需要手术切除，目前通常采用经鼻内镜的微创手术来进行鼻息肉外科治疗。

▼糖皮质激素喷剂是治疗鼻息肉最常用的药物

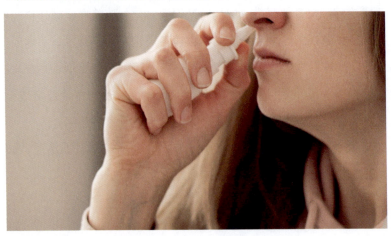

总而言之，长了息肉先别急着切，进行检查后再做决定。当然，避免息肉生长需要平时注意保持良好的生活习惯，健康饮食，适当运动，定期体检，这样可预防大多数疾病。

编后语

> 不是每块息肉都会发生癌变，息肉转变为癌也不是短时间内发生的。查出息肉不必过度惊慌，应及时就医，进行详细的诊断和评估，在专科医生的指导下选择合适的治疗方式。

良性结节不用处理？可疑结节非切不可？

这四种情况要及早医治

甲状腺乳腺外科　谭捷

如今的我们，生活节奏快、熬夜多、工作忙、压力大，身体里的各个"零部件"长时间超负荷运转，难免会出现一些小毛病。有人甚至开玩笑说，体检报告要是没三五项异常，都不好意思说自己是合格的打工人。

近年，各种结节频频出现在体检报告上，其中甲状腺结节尤为高发，体检发现甲状腺结节怎么办？可疑结节是否该一刀切呢？协和专家为大家逐一解答。

1 甲状腺结节是什么？

甲状腺是人体最大的内分泌腺，像一只张开翅膀的蝴蝶那样趴在颈部中央、喉结下方。正常的甲状腺质地柔软均一，如果用触诊或者影像学方法来检查甲状腺，发现内部有疙疙瘩瘩的肿块，那么这就是甲状腺结节了。

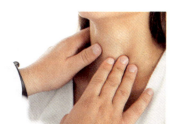
▼部分甲状腺可由触诊发现

根据结节的构成，甲状腺结节可被分为实性结节（肉坨）、囊性结节（液体填充的囊泡）和囊实性结节（内部既有肉坨也有液体）。

根据结节摄碘与内分泌功能的强弱，甲状腺结节可分为冷结节（无正常内分泌功能，即不干活）、热结节（有很强的内分泌功能，即工作狂）。

根据结节的病理性质，甲状腺结节可分为良性结节与恶性结节，其中的恶性结节也就是甲状腺癌，占所有甲状腺结节的 4%～6.5%。

2 甲状腺结节为什么越来越多？

甲状腺结节本身就相当常见。德国一项接近 10 万人参与的研究显示，有 33% 的男性和 32% 的女性存在甲状腺结节；在其他的研究中，这个比例波动在 20%～76%。

但为什么我们会觉得也就是最近几年，甲状腺结节才多了起来呢？

除了可能与生活方式、环境改变、精神压力等因素有一定关系外，检查手段的进步与甲状腺结节的发现率升高也有很大关系。几年前，甲状腺的体检筛查全靠医生眼看手摸，几乎只能发现 1 厘米以上的、质地坚硬的结节；而现在，敏锐的 B 超检查被广泛应用于临床工作和常规体检中，让 0.1 厘米以上的结节无处遁形。

但是，发现了甲状腺结节并不代表着结节就会危及身体健康，更不意味着我们就要去进行干预处理，毕竟甲状腺癌在所有的甲状腺结节中仅占一小部分。

因此我们最需要做的，还是去评估结节的性质，对其中确有危害的那一部分结节做进一步判断和处理。

3 甲状腺结节如何分级？

甲状腺超声检查是公认敏感度最高的甲状腺结节影像学检查方法，对甲状腺结节的性质评估具有很高的准确性。在做超声检查时，很多人会关注到检查结果中有一个名为"TI-RADS"的分类，这个分类又代表着什么呢？

TI-RADS 是 Thyroid Imaging Reporting and Data System 的缩写，即甲状腺影像报告与数据系统。这是一套通过整合甲状腺结节的一系列超声形态特征，对其性质进行判断的工具。利用 TI-RADS 分类体系，医生将甲状腺结节性质的判断从原来的主观感性认识转变为相对标准化的分类。

不过，TI-RADS 分类体系从提出发展至今，经历了许多机构的调整和版本的更新。时至今日，许多专业学会和机构提出了自己的 TI-RADS 分类体系，颇有"百家争鸣"的态势，让这个"标准化"分类体系有了很多套不同的标准。

目前，国内相对主流的有美国放射学会的 ACR TI-RADS 分类标准与中华医学会的 C-TIRADS 分类标准。

ACR TI-RADS 分类标准

评级	分值	恶性概率
TR1	0 分	良性
TR2	2 分	恶性概率 < 2%，考虑良性
TR3	3 分	恶性概率 < 5%，低度可疑恶性
TR4	4～6 分	恶性概率 5%～20%，中度可疑恶性
TR5	≥ 7 分	恶性概率 > 20%，高度可疑恶性

C-TIRADS 分类标准

C-TIRADS 分类	分值	恶性概率
C-TIRADS 1	无分值	0%
C-TIRADS 2	-1	0%
C-TIRADS 3	0	< 2%
C-TIRADS 4a	1	2% ~ 10%
C-TIRADS 4b	2	10% ~ 50%
C-TIRADS 4c	3 ~ 4	50% ~ 90%
C-TIRADS 5	5	> 90%
C-TIRADS 6	—	活检证实的恶性结节

对比以上表格不难看出，ACR TI-RADS 分类标准和 C-TIRADS 分类标准中各类别的含义并不完全相同，尤其是 5 类这个提示结节性质可疑的类别往往也是大家最为关心和担忧的，在不同标准中的恶性风险实际上却相差了好几倍。

许多人在更换了复查超声的医院后，发现自己的结节 TI-RADS 分类发生了变化，进而认为自己的病情发生了进展，导致重度焦虑。这时应该先冷静下来，仔细看看这些超声检查中的 TI-RADS 分类标准究竟是不是同一个版本——如果连"考试试卷"都不一样，那么两个分数的比较其实也就没有意义了。

4 可疑结节一定要进行手术治疗吗？

看懂了自己的 TI-RADS 分类之后，想必对自己的结节性质就有了一个初步的了解，那么后续怎么办呢？碰到了 4 类或者 5 类可疑结节，就一定要手术切除了吗？

实际上，在目前各大诊疗指南中，即使对于最可疑的 5 类结节，推荐的进一步处理也并不是直接手术，而是细针穿刺检查。只有当细针穿刺检查确认结节性质为恶性后，方才建议手术治疗。

这是因为超声检查判断结节性质可疑，并不能确定恶性结论，在 ACR

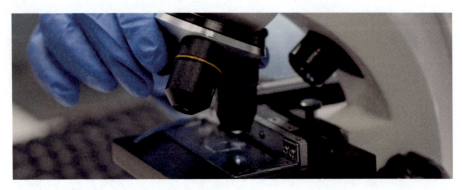
▲显微镜观察细针穿刺获取的结节内细胞

TI-RADS 分类标准中，即使是最高的 TR5 类，也仅有 35% 左右的恶性肿瘤风险，若直接手术，则每做 3 台手术，就有 2 名患者在手术切除甲状腺后才会得知自己的结节其实是良性的，本身并不一定需要手术治疗。而细针穿刺检查通过获取结节内的细胞，在显微镜下进行观察，并在必要时辅以洗脱液检测等一系列方法，可以将甲状腺恶性肿瘤的诊断特异度提升至 99%，也就基本避免了"开冤枉刀"。

此外，对于体积微小的可疑结节，即使细针穿刺取到了结节内细胞，也并不一定能够代表结节性质。就好比一栋大楼里可能藏有几个坏人，我们随机检查了几间屋子，没有发现坏人，并不一定说明整栋楼都是安全的。如果诊断敏感度不够，就存在漏诊风险。所以若细针穿刺结果为良性，只要结节形态一直可疑，就依然需要保持严密观察。

5 哪些情况下良性结节需做处理？

手术治疗方案的选取，并不单纯看结节的性质，虽然绝大部分良性甲状腺结节可观察，但如果出现以下几种情况，也需要考虑积极处理。

（1）结节太大

直径超过 4 厘米的甲状腺结节可能压迫周围组织器官，例如压迫气管而导致呼吸困难，或者压迫食管而造成吞咽梗阻等。这些压迫症状往往仅能通过手术切除甲状腺结节或者利用消融缩小结节体积，解除局部压迫后才能缓解。

（2）甲状腺热结节伴有明显甲亢

甲状腺热结节这样的良性结节可能是造成甲亢的元凶。这类甲亢通过药物或者碘 131 治疗等保守治疗往往收效甚微或者复发率较高，需要手术切除结节后方能解决。

（3）结节在短时间内迅速增大

甲状腺内血供丰富，一部分结节内部出现血管破裂、出血时，结节可能会像吹气球一样迅速增大，在短时间内造成气管压迫甚至窒息风险，这样的结节也可能需要手术治疗。

（4）其他可疑表现

小部分恶性甲状腺结节的超声检查表现不典型，因此即使检查考虑良性，通常也需要对结节进行定期复查。如果在复查过程中有可疑恶性进展，例如可疑淋巴结转移、甲状腺外侵犯等表现时，可能需要根据具体情况选择细针穿刺检查或者手术治疗。

对于甲状腺结节，最理想的态度是"谨慎而不紧张"。对于良性结节要放松心态，放下思想包袱，不要因为焦虑而掉到过度治疗的"陷阱"中去。对于少数疑似或确诊的恶性结节，也千万不能掉以轻心，不要因为甲状腺"懒癌"或"幸福癌"的戏称而麻痹大意，一定要及时接受规范诊治。

编后语

甲状腺结节听起来像危害健康的"小怪兽"，但其实它们大多数只是"纸老虎"。别让这个名称吓倒你，因为大多数时候，甲状腺结节更愿意与你和平共处。保持警惕，保持乐观，让甲状腺结节成为你健康故事里的小插曲。

五个身体信号暗示白细胞"黑化"

CAR-T 为白血病患者带来新希望

血液科 夏凌辉

说起白血病,大家脑海里立刻蹦出来的词是什么?绝症?生离死别?倾家荡产?

有些人总是谈"白"色变,认为一旦患上白血病便"无药可医",但其实随着医疗技术水平的提高,白血病早已不是不治之症。协和专家为大家科普白血病治疗的"新武器"。

1 白血病的"白"从何而来?

让老百姓谈之色变的白血病到底是怎么得名的呢?血液明明是红色的,为什么要称为"白"血病呢?这要从两个世纪前说起。

> 历史上,人类最早认识白血病是在 1827 年。当时,一位法国医生接诊了一名 63 岁的花匠,花匠的临床表现为腹胀、发热、乏力,住院不久后就死了。后经尸检发现,花匠的肝脾有明显肿大,黏稠的血液有脓样白膜。血液怎么会有白膜呢?碍于当时简陋的医疗条件,这位医生没有继续研究下去。
>
> 本以为这会是个"悬案",但十几年过去后,德国病理学家鲁道夫·魏尔啸开始在显微镜下对这类患者的血液进行观察。他发现患者的血液成分中有很多无色或白色的小球体。当下,魏尔啸就称这种血液为"whiteblood",即"白血","白血病"这个名称由此而来。

这些数量众多的白色小球从何而来呢?其实,这就是造血干细胞发生了恶变。而恶变的原因很多,例如辐射、病毒感染、遗传等因素。

白细胞是人体血液的"健康卫士",但在白血病患者体内,白细胞开始"黑化",变坏、变多,变成了"敌人",不仅不履行"职责",还抢占正常细胞的资源,打破血液中白细胞原有的平衡,将机体搅得天翻地覆,导致患者出现贫血、发热、出血、淋巴结肿大等症状。

在我国,白血病发病率为 3/10 万 ~ 4/10 万,在儿童及 35 岁以下成人恶性肿瘤死亡率排名中,白血病高居首位。如果不接受特殊治疗,多数急性白血病患者的生存期不超过半年。

2 白细胞"黑化"的身体信号

白血病到来时,身体往往会出现一些信号,向我们发出预警。

(1) 不明原因出血

白血病的发展过程中,出血的部位可以遍布全身,其中鼻腔、牙龈、皮肤的出血较为常见。如果身体出现不明原因出血，例如皮肤不明原因瘀青、鼻腔出血、刷牙出血等症状，有可能是白血病在作怪。

（2）持续高热

发热是许多白血病患者的首发症状。当骨髓内白血病细胞增生异常时，白血病细胞会抑制正常造血，从而导致人体免疫功能受损，容易发生感染，出现发热。但要注意的是，白血病导致的发热呈反复不规律性，有的是低热，有的则是高达 39 ℃的高热。若发现自己出现持续高热，一定要及时检查。

（3）骨关节疼痛

在罹患白血病这种恶性疾病时，患者的骨骼以及关节会出现不同程度的疼痛，主要是肿瘤细胞浸润骨骼或者骨膜而引起的疼痛。此时，患者可以感觉到自己的肢体或者后背部位有明显的疼痛症状出现，机体的正常行动受到影响。

▼白血病患者的骨关节会出现疼痛

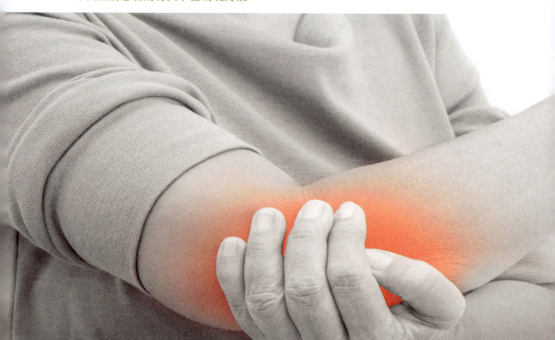

（4）皮肤异常变化

在白血病进程中，患者体内的正常细胞会出现异常凋亡，从而导致上皮细胞异常受损，在身体表面表现为皮肤红肿、发痒甚至溃烂，也可表现为鼻腔或口腔黏膜受损等症状。

（5）淋巴结肿大

约 50% 的白血病患者会出现肝脾和淋巴结肿大的症状，而急性淋巴细胞白血病患者会出现较为明显的淋巴肿大。肿大的淋巴结通常质地较韧，表面光滑，按压通常无痛感且活动度较好。

3 CAR-T 是桥梁，更是机会

为了打败白血病，人类的抗争从未停止过。化疗、造血干细胞移植、诱导分化治疗、靶向抗癌药治疗……随着新药的研发上市、治疗方法的创新发展，人类已经拥有越来越多能与白血病抗衡的有效"武器"。其中，CAR-T 就是近些年国内逐渐发展起来的新型白血病治疗方法之一。

CAR-T 的全称是嵌合抗原受体 T 细胞免疫治疗。简单来说，就是先从患者体内提取分离出 T 细胞，在体外培养 T 细胞，通过基因工程技术，

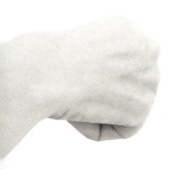

给 T 细胞装上肿瘤嵌合抗原受体 CAR。这就相当于给 T 细胞装上了一个导航、一个定位器，使 T 细胞能够特异性识别、杀伤白血病细胞。之后在患者体外激活 T 细胞，再将 T 细胞回输到患者体内时，T 细胞就能准确识别和杀伤白血病细胞，达到治疗白血病的效果。

CAR-T 就像一个装备升级的

"武器库",通过这种治疗方法,恶变的白细胞就能被有效地消灭,患者的病情也可以得到有效的缓解, 部分患者可联合造血干细胞移植,最终就可以治愈白血病。CAR-T 与造血干细胞移植的强强联合搭建起了一座生命之桥,最大限度地为患者争取长期的生存机会。

 编后语

> 白血病曾经是令人闻之色变的不治之症,然而随着医学的发展,化疗方案推陈出新、日臻完善,靶向抗癌药如雨后春笋一般涌现,造血干细胞移植技术飞速进步,越来越多的白血病患者得到治愈、重获新生。现在,之前因为复发、难治而没有机会接受造血干细胞移植的白血病患者也终于等到了福音。CAR-T 就像一个装备升级的"武器库",能消灭这些患者体内的白血病细胞。CAR-T 与造血干细胞移植的强强联合,为这些复发难治的白血病患者搭建起了一座生命之桥,帮助他们通向健康生活的彼岸。

癌痛一忍再忍？

除了镇痛药，还有这些镇痛"武器"

疼痛科　杨东　张燕

恶性肿瘤作为人类高发疾病，不仅对身体造成巨大伤害，伴随癌症晚期而来的癌痛也让许多癌症患者痛不欲生。世界卫生组织的数据显示：初诊癌症患者的疼痛发病率在 25% 左右，而晚期癌症患者的疼痛发病率高达 60%～80%。癌痛如何控制？难治性癌痛患者如何更有尊严地生活？协和专家为大家科普癌痛治疗的"终极"秘密武器。

1 癌痛究竟有多痛？

癌痛全称癌性疼痛，通俗地讲是恶性肿瘤直接或间接引起的疼痛，或是肿瘤治疗带来的疼痛。医学上可将疼痛划分为 10 级，7 级及以上为重度疼痛，癌痛可以达到 10 级。

许多癌症晚期患者经常因身体疼痛而失去求生的意志。控制疼痛已经成为癌症治疗中重要的一环，甚至是癌症晚期患者追求生命的最后尊严的唯一要求。有些患者误以为只要病情好转，疼痛就会自动缓解，因此对癌痛能忍则忍、能扛则扛，这其实是需要临床医生予以纠正的错误观念。

2 癌痛治疗的"三阶梯"原则

癌痛治疗应与标准抗肿瘤治疗同步进行。癌痛治疗一般遵循世界卫生组织"三阶梯"原则。"三阶梯"为强度递增的药物治疗，即从"非阿片类镇痛药"到"弱阿片类镇痛药"，再升级为"强阿片类镇痛药"。

第一阶梯——非阿片类镇痛药
用于轻度癌痛患者，主要药物有对乙酰氨基酚和非甾体抗炎药，可酌情使用辅助药物。

第二阶梯——弱阿片类镇痛药
用于使用非阿片类镇痛药不能满足镇痛需求的轻度癌痛患者或中度癌痛患者，主要药物有可待因。一般建议与第一阶梯药物合用，因为两类药物作用机制不同。第一阶梯药物主要作用于外周神经系统，第二阶梯药物主要作用于中枢神经系统，二者合用可增强镇痛效果。根据需要也可以使用辅助药物。

第三阶梯——强阿片类镇痛药
用于治疗中度或重度癌痛，当第一阶梯和第二阶梯药物疗效差时使用，主要药物有吗啡和盐酸羟考酮，也可酌情使用辅助药物。

3 难治性癌痛需要依靠"第四阶梯"

经过规范药物治疗 1~2 周后，如果患者的疼痛仍未得到缓解和（或）

出现不良反应、不可耐受，则称之为难治性癌痛。80%～90%的癌痛患者能够通过"三阶梯"治疗控制疼痛，另外10%～20%的患者则需要通过更高阶的方式来缓解癌痛，即介入治疗和神经调控治疗（亦被称为"第四阶梯"）。近年来，各种微创介入治疗技术的发展为难治性癌痛提供了有效的解决方案。

（1）放射性粒子植入术

放射性粒子植入术的适应证包括肿瘤浸润神经干/丛导致的疼痛或功能损伤，溶骨性骨转移导致的疼痛，肌肉、软组织或淋巴结转移导致的疼痛。

（2）周围神经阻滞术和射频治疗

癌痛较局限，应用阿片类镇痛药治疗效果不佳时，使用不同浓度的局部麻醉药阻滞周围神经，或用射频毁损神经，通常可获得满意的疗效。这两种治疗方法主要用于疼痛部位较局限的肢端，例如头面部、四肢、浅表的胸腹部等部位。

（3）腹腔神经丛阻滞术

腹腔神经丛乙醇阻滞治疗腹部肿瘤引起的疼痛，特别是胰腺癌痛，60%～85%的患者可获得无痛。腹腔神经丛化学药物毁损能很好地缓解腹腔内原发性及继发性肿瘤引起的上腹痛和背部牵涉痛。腹腔内恶性肿瘤引起的疼

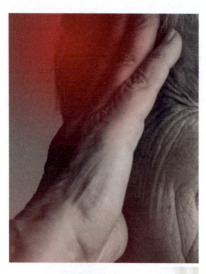
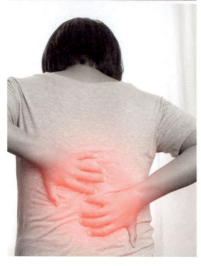

▲癌痛可出现在头面部、背部等部位

痛，用其他方法治疗效果不佳时，应考虑采用腹腔神经丛阻滞术。

（4）脊髓电刺激疗法

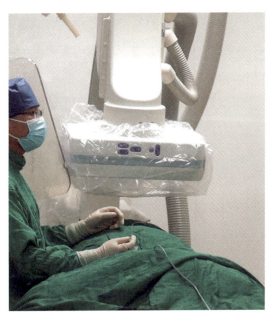

▼脊髓电刺激疗法是癌痛绿色疗法

这是近20年来发展起来的新技术，用麻刺感去替代病变部位的疼痛感，具有不破坏神经、治疗过程完全可逆、不影响肢体的运动功能等突出优点，堪称癌痛有创治疗方法中的绿色疗法。对于肢体及躯干局限疼痛，都可以考虑采用该技术治疗，尤其对于阿片类镇痛药控制不佳的癌性神经性疼痛，可获得满意的疗效。

（5）鞘内药物输注系统植入术

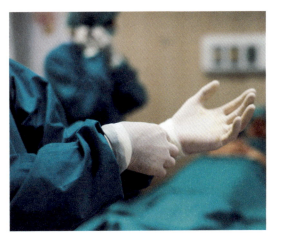

▼IDDS是当前治疗顽固性癌痛的"终极武器"

鞘内药物输注系统植入术（IDDS）经过局部麻醉手术植入，导管一端置于蛛网膜下腔，另一端与微电脑控制可编程的吗啡泵相连，达到一次灌注吗啡，支持半年用药的目的。与脊髓电刺激疗法不同，IDDS能控制全身多处疼痛，并有根据患者不同时间段、不同疼痛程度个

四 治疗篇
如何有效治疗肿瘤

性化给药的优点,是当前治疗顽固性癌痛的"终极武器",其突出优点在于以口服剂量的 1/300 或静脉给药剂量的 1/100 达到相同的镇痛效果,大大降低了口服或静脉给药的相关副作用。

与全身用药相比,鞘内注射镇痛药剂量小,且不良反应更小,可明显提高患者的生存质量,可谓癌痛患者的福音。那么,哪些情况可以接受 IDDS 治疗,哪些情况不能呢?

IDDS 的适应证包括:

- 采用多模式治疗方法后癌痛未得到充分控制者;
- 口服吗啡(或其他镇痛药)剂量达到 200 毫克/天或等量,以及接受阿片类镇痛药治疗虽有效,但无法耐受其不良反应者;
- 经过病情评估,自愿首选 IDDS 治疗的癌痛患者。

IDDS 的禁忌证包括:

○ 不愿意接受 IDDS 治疗者;
○ 感染(穿刺部位感染、败血症等)者;
○ 凝血功能异常者;
○ 脑脊液循环不通畅者,发生椎管内转移者等。

当癌痛严重影响生存质量时,患者大可不必强忍,应在专业医生的指导下选择合适的治疗方法,以减缓或消除疼痛。

编后语

你的痛我知道,你不痛我之道。癌痛是一种身心双重折磨,但请相信,你并不孤单。疼痛科医生能够提供许多有效的治疗方法,可以帮助你缓解疼痛,提高生存质量。请相信医生和治疗团队的专业能力,积极配合治疗,一定能够摆脱疼痛,恢复对生命的掌控。

肿瘤腹腔转移没得救？
这项技术可以"烫死"肿瘤细胞

胃肠外科　吴川清

说起腹腔内的肿瘤，大家想到的大多是胃癌、结直肠癌、肝癌等恶性肿瘤，很少有人会想起腹膜肿瘤。腹膜肿瘤虽然不被人们所熟知，但其病情发展之快、势头之猛，会让患者生命受到极大威胁。虽然腹膜肿瘤的确是肿瘤诊疗领域的"老大难"问题，但治疗难并非不能治。协和专家为大家科普腹膜肿瘤的治疗方法。

1 什么是腹膜？

我们的腹腔、盆腔，也就是肚子里有许多器官，而腹膜则类似于一个薄而光滑、半透明的袋子，将肚子里的大部分器官给兜住。只不过这个"袋子"有点特殊，它是双层的，外面这一层靠近腹壁，叫作"壁腹膜"，里面这一层更靠近内脏，称为"脏腹膜"。腹膜是人体内最大的浆膜，并且有很多皱襞，它的面积堪比全身皮肤的面积，为 2～2.2 平方米。

2 腹膜有哪些功能？

腹膜的功能有很多，一句话总结就是"分吸修，保固支"。

（1）分吸修

腹膜具有分泌、吸收、修复的功能。由于腹膜像一个双层的袋子，在日常生活中，我们的一举一动都可能导致这个"袋子"的两层之间相互摩擦。

为了避免摩擦带来的损伤，腹膜会分泌液体，起到润滑的作用，这就是腹膜的分泌功能。同时这些液体在腹膜受损时可以起到促进愈合，也就是修复的作用。但是临床上有些疾病往往会导致肚子里的液体变多，这个时候腹膜则会发挥它的吸收功能。通俗来讲，腹膜的功能是"多了就吸收，少了则分泌"，从而使肚子里的液体达到动态平衡。

（2）保固支

腹膜具有保护、固定、支持的功能。

腹膜像一个袋子将肚子里的大部分器官包裹进去，如果肚子外部受到冲击，首当其冲的就是腹膜，它可以缓解大部分的力量，起到保护、支持的作用。同时，为了防止肚子里的器官到处"走"，腹膜也可以起到固定的作用，让这些器官处在它们所应该在的位置。

3 腹膜肿瘤如何分类？

（1）原发性腹膜肿瘤

源于腹膜上皮、单层间皮细胞、结缔组织、平滑肌或来源不明的腹膜良性或恶性肿瘤，其中腹膜恶性间皮瘤较为罕见。

▼腹膜恶性间皮瘤

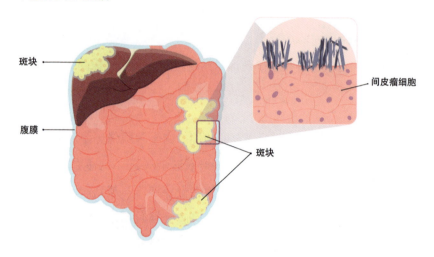

（2）继发性腹膜肿瘤

继发性腹膜肿瘤指来源于其他部位的肿瘤，如胃、结直肠、肝胆、胰腺、卵巢等部位的肿瘤通过各种途径转移到腹膜生成的肿瘤。在继发性腹膜肿瘤中，胃癌、结直肠癌、卵巢癌和阑尾黏液性肿瘤等恶性肿瘤的腹膜转移更为常见。

4 识别腹膜肿瘤应注意这些症状

（1）原发性腹膜肿瘤

原发性腹膜肿瘤由于进展十分隐匿，疾病早期没有什么明显症状，因此一般到一定阶段才被发觉。患者这个时候可能出现如下症状：

■ 肚子胀、痛；
■ 自己触摸或体检时发现肚子上有一包块；
■ 不想吃东西、尿量减少、便秘、体重下降、身体消瘦虚弱等。

初期腹部疼痛表现为隐隐的钝痛、坠痛等；后期当肿瘤增大到引起严重的肠道梗阻或压迫尿道出现排尿困难时，表现为腹部的绞痛或剧痛。

（2）继发性腹膜肿瘤

继发性腹膜肿瘤患者的状况会比一般肿瘤患者稍差，大部分继发性腹膜肿瘤患者会出现如下症状：

◆ 肚子痛、胀；
◆ 大便习惯和性状改变；
◆ 肚子上出现包块；
◆ 部分病情较重的晚期患者出现乏力、消瘦、虚弱、贫血等消耗性的症状，以及精神不振等。

继发性腹膜肿瘤是一类疾病，当它来源于不同部位的原发性肿瘤时，会出现不同的临床表现，疼痛、腹胀的部位、性质和程度也各不相同，还有可能伴随原发性肿瘤的症状。

◇ 胃癌：出现大便变黑带血、胃部梗阻、呕吐等症状。
◇ 结直肠癌：出现肠道梗阻症状。
◇ 卵巢癌：出现月经不规律、阴道不规则流血等症状。

5 阑尾、胃肠道的肿瘤发生腹膜转移如何治疗？

针对阑尾黏液性肿瘤、胃癌、结直肠癌的腹膜转移，治疗不但要针对腹膜肿瘤，更要及时对原发病灶进行处理，切除或者抑制其发展，以防止再次发生腹膜转移。

治疗可选择细胞减灭术联合腹腔热灌注化疗、全身化疗、腹腔化疗、分子靶向治疗、免疫治疗等为主的综合治疗。

6 如何选择腹膜肿瘤的治疗方法？

对于腹膜肿瘤，由于其来源、分期和患者身体情况不同，治疗方法的选择也不尽相同，但总体上能切尽切，尽量保证切得干净、切得彻底。

以细胞减灭术联合腹腔热灌注化疗为主的外科综合治疗可显著改善预后，在临床上可获得较为满意的疗效。而术后化疗是最常用的辅助治疗手段，放疗、免疫治疗、分子靶向治疗、中医药治疗及营养支持等根据患者情况也可选择性使用。

7 中国腹腔热灌注化疗

针对腹膜肿瘤，国内的专家提出了中国腹腔热灌注化疗方法，即C-HIPEC治疗模式，包括预防模式、治疗模式、转化模式等。

（1）预防模式

针对那些存在原发性肿瘤但是还没有出现腹膜转移的患者，可通过手术切除原发性肿瘤后再进行腹腔热灌注化疗，但是需要注意的是，预防模式并不适用于所有未出现腹膜转移的患者，只有对存在高转移风险的患者实施预防模式，才能实现最大获益。

（2）治疗模式

针对那些不仅确诊原发性肿瘤，还发现有明确腹膜转移的患者，可通过手术尽量切除腹膜肿瘤，再行腹腔热灌注化疗，从而提高患者的生存率。

（3）转化模式

适用于第一次诊断时伴大量腹水或腹腔广泛转移的患者，这类患者由于腹膜上长满了肿瘤，单纯使用外科手段是无法切除干净的，这时就需要引入新的治疗方法——转化化疗，也叫作术前化疗。转化化疗通过术前进行腹腔内化疗，使遍布腹膜的肿瘤缩小甚至消失，再进行手术切除联合腹腔热灌注化疗，也就是将这样的患者通过术前化疗的手段转化为可以实施治疗模式的患者。

▼腹水示意

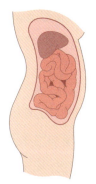
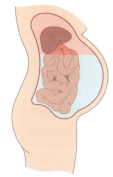

8 肿瘤细胞减灭术联合腹腔热灌注化疗

肿瘤是肉眼可见的，但是肿瘤细胞或组织难以用肉眼去识别，这种综合治疗先通过手术将肉眼可以看见的腹膜肿瘤尽可能地切除掉，然后采用腹腔热灌注化疗方法清除患者腹腔内肉眼看不见的剩余的肿瘤细胞，从而保证肿瘤被彻底消灭。

9 腹腔热灌注化疗的优点

腹腔热灌注化疗的优点可以总结为"更浓、更烫、更快、更强"。

（1）更浓

比常规化疗（全身化疗）更浓。

腹膜和血液之间有一个过滤网，叫作"腹膜-血浆屏障"，化疗药物很难通过这个过滤网，所以进行全身化疗的时候，腹腔内化疗药物无法达到杀死肿瘤细胞的浓度。而腹腔热灌注化疗直接将化疗药物注入腹腔，解决了药物浓度低的问题。

是药三分毒，尤其是化疗药物，它不仅能杀死肿瘤细胞，对正常细胞也有不小的损伤。这个过滤网可以将腹腔内的大分子化疗药物尽可能地聚集在腹腔内，使腹腔内化疗药物的浓度比血浆浓度高 20～1000 倍，血液里的化疗药物变少了，全身的不良反应也会相应地减少，可谓"一箭双雕"。

（2）更烫

热灌注就是利用肿瘤组织与正常组织对温度耐受不同的特点，通过高温把肿瘤细胞"烫死"。肿瘤细胞在 43 ℃的环境中持续被高温液体浸泡和冲刷，会出现不可逆的热损伤，而正常组织则可以耐受 47 ℃长达 1 小时。

（3）更快

化疗药物在腹腔内残留肿瘤表面快速地冲刷过去，起到物理机械性冲刷作用，有效控制腹腔残留肿瘤细胞和微小癌性结节的生长。

（4）更强

腹腔内化疗药物的直接接触加上热效应，不仅可以增强化疗药物对肿瘤细胞的毒性及肿瘤组织对化疗药物的敏感性，还可以增强化疗药物的渗透性，使更深处的肿瘤细胞也不能幸免。

编后语

> 走过漫长的医学探索之路，我们发现，生命的意义不仅在于生存，更在于面对生命中不可避免的挑战。我们共同探讨了利用腹腔热灌注化疗"烫死"肿瘤细胞的创新治疗技术，旨在让这项先进的治疗技术走进大众视野。这不仅是抗癌路上的一次进步，也是关于生命力的一支颂歌。让我们保持好奇心，关注科学发展，积极预防和治疗疾病，珍爱生命，享受健康的每一天。

头疼、看不清？月经不调？
别让垂体腺瘤在脑中"兴风作浪"

神经外科　姜晓兵

　　"垂体腺瘤"这个名字大家也许还比较陌生，但事实上，它的发病率有逐年升高的趋势。目前国内外文献数据显示，垂体腺瘤是第三大颅内肿瘤，发病人数占中枢神经系统肿瘤发病人数的15%，发病率为（68～115）/10万。因为垂体腺瘤生长缓慢，所以在肿瘤生长早期，患者没有任何不适，一旦肿瘤长到特别大或者引起一些症状，则需要进行干预。协和专家就带大家一起了解垂体腺瘤。

1 什么是垂体腺瘤？

在了解垂体腺瘤之前，我们先了解什么是垂体。垂体位于颅底蝶鞍垂体窝内，质量约0.5克。垂体是人体重要的内分泌腺，因为它不仅分泌多种激素，还负责调节其他腺体的功能活动。垂体又分为两个部分：腺垂体和神经垂体。我们所说的垂体腺瘤，大部分是发生在腺垂体的非转移性肿瘤，临床表现以激素分泌异常和肿瘤压迫为主，患者出现停经、异常泌乳、性功能障碍、肥胖、头痛、视力下降等症状。

2 垂体腺瘤的分类

（1）功能性垂体腺瘤

功能性垂体腺瘤具有分泌激素的功能，其产生过多激素而对机体造成不良影响。根据垂体腺瘤产生的激素不同，又可以分为以下的几类。

泌乳素型垂体腺瘤：过量的泌乳素可导致女性出现月经不规律甚至闭经，青年女性无法怀孕、非哺乳期异常乳汁分泌，老年女性常出现骨质疏松；男性常出现性欲减退与性功能障碍。部分患者因肿瘤体积较大或者肿瘤出血压迫视神经，会出现视物模糊甚至失明。

生长激素型垂体腺瘤：生长激素的异常分泌会引起代谢的变化，其中最典型的是面容改变、手足粗大（鞋子尺码变大），同时还伴有一些健康问题，包括过度出汗、关节

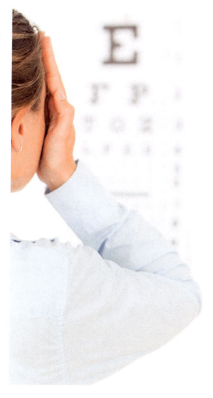

▼部分垂体腺瘤患者易出现视物模糊

痛（骨关节炎）、打鼾（睡眠时呼吸停止）、高血压（血压升高）、糖尿病（高血糖）、结肠息肉、牙齿缝隙变宽等。

促肾上腺皮质激素型垂体腺瘤：也称为"库欣病"，主要表现为向心性肥胖、满月脸、痤疮、多毛、紫纹（身上出现紫红色的皮纹）。皮质醇过度产生会造成体重增加（尤其是腹部和颈部）、肌肉减少（腿和手臂变细）、肌肉无力、抑郁、记忆困难、睡眠障碍、易怒、高血压、糖尿病、骨量减少、易骨折等症状，同时皮质醇水平过高可能导致机体免疫系统障碍而容易发生感染。

促甲状腺激素型垂体腺瘤：较罕见，过多的促甲状腺激素刺激甲状腺产生过多的甲状腺激素（甲状腺功能亢进，也称为中枢性甲亢）。甲状腺功能亢进主要表现为高代谢症状，例如怕热、多汗、心悸、入睡困难、体重下降等。

促性腺激素型垂体腺瘤：相当少见，主要临床表现为女性不育，男性性功能减退、不育等。

（2）无功能性垂体腺瘤

无功能性垂体腺瘤不产生任何对人体有作用的激素，但因其肿瘤占位效应压迫了周边正常的垂体组织，进而引起相应症状。正常垂体组织受压会出现功能障碍，造成正常分泌的激素减少，所以与功能性垂体腺瘤不同，无功能性垂体腺瘤可以使垂体处于低功能状态，患者会出现乏力、精神萎靡、抵抗力下降、内分泌紊乱等症状。

问：视力下降也可能是眼睛出现了问题，出现生育问题也可能是妇科疾病导致的，怎么能确定这些都是由垂体腺瘤引起的呢？

答：较大的垂体腺瘤会造成视交叉受压迫，引起视力下降、视野缺损等症状，这在老年患者中极易被误诊为老花眼、白内障、青光眼、屈光不正等眼病，从而带来一系列不必要的治疗。一旦遇到治疗后症状无改善的情况，就需要警惕了。而垂体腺瘤引起的视野缺损多表现为视野的"双颞侧偏盲",这个医学术语的意思其实就是两只眼睛靠外眼角一侧看不清,例如过马路的时候看不清楚左右两边来车。如果肿瘤生长位置并不完全居中,而是偏向一侧,则可能引起患者单眼视力受损。

3 如何诊断垂体腺瘤？

垂体腺瘤的检查方法有：

- 激素检查
- 视力视野检查
- CT 检查
- MRI 检查
- 脑血管造影

4 怎样合理治疗垂体腺瘤？

（1）手术治疗

多数情况下,手术治疗是垂体腺瘤的主要治疗方式。有效的手术治疗可使多数患者获得一次性治愈且损伤非常轻微。

（2）药物治疗

分泌泌乳素的垂体腺瘤,如果对药物敏感,可首先选择药物治疗,但需长期服用（多数情况下为终身服用）；如果对药物不敏感或无法耐受药物副作用,则仍需选择手术治疗。分泌生长激素的垂体腺瘤,注射生长抑素一类的药物可抑制肿瘤（无法治愈）,作为术前或术后的辅助治疗。

（3）放疗

包括普通放疗和立体定向放疗（伽玛刀、射波刀等）,可作为手术难以全切残留肿瘤的治疗选择,也适用于身体状况难以耐受手术的患者。放疗起效时间需6个月到2年，放疗导致垂体功能低下、视力障碍等并发症的概率较高，一般不作为垂体腺瘤的首选治疗。

（4）观察随访

体积小、无分泌功能、无占位效应的垂体腺瘤可选择观察随访，病情无进展，可不予治疗。无生育要求的女性、绝经期妇女患泌乳素型垂体腺瘤，也可选择观察随访，但可能需要进行雌激素替代治疗。

（5）其他疗法

部分垂体腺瘤患者出现垂体功能低下，导致体内正常激素分泌减少，需要进行激素替代治疗。

目前，经鼻微创手术治疗垂体腺瘤是公认的首选手术方式，包括显微镜下手术和内镜下手术。显微镜下经鼻垂体腺瘤切除术已非常成熟，是经典术式。近年来兴起的内镜下经鼻垂体腺瘤切除术创伤更小，显示更清楚，可达到更好的疗效。

5 内镜手术的优点

内镜手术的优点主要体现在：

- 手术视野好，盲区较显微镜下手术大大缩小；
- 手术全切率、安全性提高，大型肿瘤也可以一次性全切；
- 鼻腔结构损伤小，术后鼻腔填塞时间短，舒适度高；
- 术后并发症少，恢复快，住院时间短。

6 垂体腺瘤如何预防？

（1）心态良好

有良好的心态应对压力，劳逸结合，不要过度疲劳。压力是重要的肿瘤诱因，中医认为压力导致过劳体虚，从而引起免疫功能下降、内分泌失调，体内代谢紊乱导致酸性物质沉积；压力也可导致精神紧张，引起气滞血淤、毒火内陷等。

（2）加强锻炼

加强体育锻炼，增强体质，多在阳光下运动，多出汗，可让体内酸性物质随汗液排出体外。

（3）生活规律

生活不规律，例如彻夜唱KTV、打麻将、夜不归宿等，都会导致体质变弱，容易患肿瘤。因此，应当养成良好的生活习惯，保持体内酸碱平衡，使各种肿瘤远离自己。

（4）科学饮食

垂体腺瘤患者的饮食要远离三白（糖、盐、猪油），近三黑（黑芝麻、蘑菇、黑米），从营养价值看，四条腿（猪、牛、羊）不如两条腿（鸡、鸭），两条腿不如一条腿（蘑菇），一条腿不如没有腿（鱼）。经常吃海带、河鱼、鱼油，可降低细胞凋亡的速度。

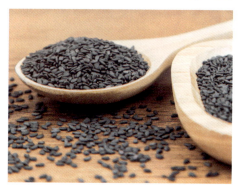
▼垂体腺瘤患者可多进食黑芝麻

编后语

近年来，随着影像学检查的普及以及居民健康意识的提高，垂体腺瘤确诊病例逐年增多。由于垂体是内分泌器官，又毗邻周边的重要结构，所以垂体腺瘤是颅内最不能忽视的良性肿瘤之一。一旦发现垂体腺瘤或身体出现相应不适，请及时就医，寻求专业医生的建议和治疗。

用病毒对抗肿瘤？

脑胶质瘤治疗的"重磅武器"

神经外科　王旋

在传统印象中，病毒家族可从来不是个"正面角色"，流感、肝炎、艾滋病、狂犬病的"罪魁祸首"都是病毒，但如今，这种观念即将被颠覆。随着治疗手段的不断进步，研究发现溶瘤病毒在肿瘤治疗方面有极大潜能。病毒真的可以治疗肿瘤？溶瘤病毒到底是什么？它又是如何发挥抗肿瘤作用的？协和专家带大家了解脑胶质瘤治疗的"重磅武器"——溶瘤病毒。

1 什么是溶瘤病毒?

溶瘤病毒并不是一种特定病毒,而是指一类能够特异性感染肿瘤细胞,同时在肿瘤细胞里面能够大量繁殖,最终杀死肿瘤细胞的一类病毒。需要说明的是,溶瘤病毒也会感染正常细胞,只是因为各种原因,它们对正常细胞的毒性弱很多,不会破坏正常组织。

2 溶瘤病毒的作用机制是什么?

溶瘤病毒介导抗肿瘤活性主要通过两种方式:第一,选择性在肿瘤细胞内复制,导致肿瘤裂解;第二,通过肿瘤细胞的坏死来破坏肿瘤微环境,通过生物体的免疫系统介导,诱导全身抗肿瘤免疫应答,同时不会对正常组织细胞造成伤害,继而起到特异性杀伤肿瘤细胞的作用。溶瘤病毒的治疗功效取决于直接的肿瘤细胞裂解作用和抗肿瘤免疫应答的间接激活作用。

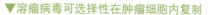
▼溶瘤病毒可选择性在肿瘤细胞内复制

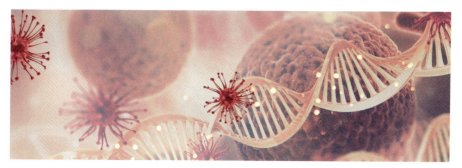

3 溶瘤病毒有哪些类型?

从使用的病毒株类型看,溶瘤病毒疗法所采用的病毒株一般可分为天然病毒株和基因改造病毒株两类,大致包括疱疹病毒、痘病毒、副黏病毒、逆转录病毒、脊髓灰质炎病毒、弹状病毒、腺病毒、呼肠孤病毒等。

(1) 天然病毒株

天然病毒株包括自主细小病毒、新城疫病毒、呼肠孤病毒等,可在肿瘤细胞中优先进行自然复制,并且对人类无致病性。但天然溶瘤病毒的可控性差,对于肿瘤细胞的杀伤力有限,且容易激活宿主免疫系统而被清除掉,所以在应用上具有一定的局限性。

(2)基因改造病毒株

经过人为基因改造的溶瘤病毒,病毒致病性减弱、免疫原性增强,可避免引起全身性免疫应答、延长病毒作用时间、增强病毒杀伤力。目前常用的病毒株包括痘病毒、腺病毒、麻疹病毒和单纯疱疹病毒等。

▼常用于溶瘤病毒改造的病毒株有多种

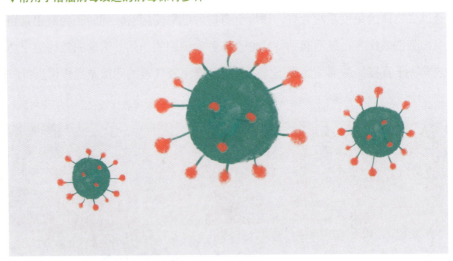

(3)溶瘤病毒疗法的发展

溶瘤病毒疗法的发展从早期发现到相关技术逐渐成熟,历经百年。早在100多年以前,病毒及其在传染病中的作用就被发现了。有医生观察到一些肿瘤患者在感染病毒以后,病情得到缓解甚至痊愈,于是开始猜想是不是病毒感染能帮助抑制肿瘤细胞,即所谓"以毒攻毒"。

20世纪中期,细胞培养技术的迅速发展使得病毒的繁殖和纯化、表征成为可能,病毒疗法得以发展。20世纪50—70年代,大量"野生型"病毒治疗肿瘤的临床试验开始开展。由于无法有效控制病毒的病原性,病毒溶瘤效应很快就被免疫应答所抑制，疗效不能持续。伴随20世纪90年代基因工程技术的出现，基因改造后的减毒病毒及高选择性的病毒问世，溶瘤病毒在特异性、溶瘤效果及安全性等方面都有了显著进步。1996年，基因改造的腺病毒ONYX-015进入一期临床试验。至此，溶瘤病毒的作用机制已经被科学揭示和验证。

4 溶瘤病毒疗法应用前景

脑胶质瘤是中枢神经系统最常见的肿瘤之一，临床流行病学调查发现其发病率为每年（6～11）/10万，手术难以切除，复发率较高，生存期短，预后差，对人类的健康构成了极大的威胁。尽管近年来脑胶质瘤的多种新兴治疗方法不断发展，但预后仍不尽如人意，患者生存期无明显改善，临床上迫切需要寻求新的治疗策略来延长脑胶质瘤患者的生存期，提高其生存质量。溶瘤病毒在脑胶质瘤治疗中的应用目前已经进入临床试验阶段，部分患者获得了较好的疗效，治疗后肿瘤有明显缩小，相信在不久的将来，随着研究不断深入，溶瘤病毒产品会陆续问世。

编后语

生活中的挫折只是暂时的，你的坚韧和乐观会帮助你战胜一切，治疗的过程可能会很漫长，但每一步都是向康复迈进。请相信医生和自己，坚持下去，胜利就在前方。

不开刀就能切除脑肿瘤?

这些疾病可用伽玛刀治疗

神经外科 王飞跃 郑津 姚东晓

谈"瘤"色变时代,脑肿瘤让人无比恐慌。对脑肿瘤患者来说,脑袋上动刀子总让人瑟瑟发抖,能否不开刀就切掉脑肿瘤?随着技术的发展,伽玛刀应运而生。哪些肿瘤适合用伽玛刀切除?伽玛刀辐射大吗?协和专家为大家解惑。

1 伽玛刀的"前世今生"

传统的外科手术通过开颅的方式切除肿瘤，手术的难度和风险容易给患者带来一定的心理压力。古有华佗欲为曹操开颅却反被打入大牢拷问致死的故事，虽为杜撰，但也反映了一般人对开颅手术的恐惧。

随着技术的发展，伽玛刀这一不开颅即可治疗颅内疾病的方法应运而生。它是由瑞典神经外科医生拉尔斯·莱克塞尔教授于1967年发明的，经过不断改进和完善，已成为神经外科的重要治疗方法之一。

2 伽玛刀不是一把刀

伽玛刀翻译自英文Gamma Knife，虽然名字中有个"刀"，但是并不是真正的手术刀。它是利用现代影像学方法对颅内病变进行精准定位，将γ射线聚焦于病灶，集中摧毁病变组织，而病灶范围以外的剂量锐减，最大限度地减小γ射线对正常组织的影响，因其精准的"定点打击"功能而被医生称为"伽玛刀"。

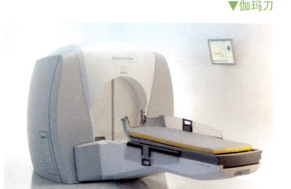

▼伽玛刀

伽玛刀的原理类似放大镜，通过将"光束"（伽玛射线）聚集到病变部位，目标处的能量会非常高，可以杀死病灶，而周围组织则不会受到多大影响。

3 伽玛刀的优势有哪些？

和传统手术相比，伽玛刀有哪些优势呢？

（1）风险低

可处理传统手术处理困难的脑深部病变、重要功能区病变及颅内多发病变，风险低于传统神经外科手术。

（2）创伤小

仅针眼大小的创面，局部麻醉，患者全程清醒，恢复快。

（3）周期短

治疗过程仅需数十分钟，住院时间一般仅1～2天。

4 哪些疾病适合用伽玛刀治疗？

伽玛刀不仅可以用于治疗脑肿瘤，也可以用来治疗大多数的神经外科疾病，具体包括以下四类疾病。

（1）颅内原发性肿瘤与各类颅内转移瘤

颅内原发性肿瘤包括听神经瘤（对于双侧听神经瘤，保存听力有独到的优势）、垂体腺瘤、脑膜瘤、颅咽管瘤、脊索瘤、各类神经鞘瘤、血管母细胞瘤、黑色素瘤、松果体区肿瘤、颅内淋巴瘤等，以及各种颅内转移瘤（尤其适用于颅内多发转移瘤的治疗）。

（2）脑血管病变

包括脑动静脉畸形、硬脑膜动静脉瘘、脑海绵状血管瘤等。

（3）脑功能性疾病

包括原发性三叉神经痛、部分继发性三叉神经痛、舌咽神经痛等。

（4）特殊部位疾病

包括颅底肿瘤、眶内肿瘤、鼻咽癌、上腭癌等。

5 伽玛刀治疗后有哪些注意事项?

治疗结束后,保持钉眼处清洁干燥,不要沾水,一般1周左右即可愈合。

大多数患者治疗后无特殊不适,部分患者在治疗后短期内可能会有头晕、恶心、头痛、呕吐等反应,经过对症处理和休息后一般能很快恢复。

坚持复查,第一次治疗后一般3~6个月进行第一次复查,根据第一次复查的结果决定后续复查的时间,建议1年至少复查一次。

6 关于伽玛刀治疗的常见疑问

(1)伽玛刀治疗是将肿瘤切除吗?

伽玛刀治疗并非切除肿瘤,而是通过聚集高剂量的伽玛射线"杀死"肿瘤细胞,达到抑制肿瘤生长的目的,肿瘤不再生长即达到治疗的目的。部分肿瘤在经过较长时间的治疗后会发生皱缩,体积缩小,少数敏感性高的肿瘤甚至可以完全消失。

(2)伽玛刀辐射大吗?

伽玛刀治疗属于立体定向放疗,有别于传统的普通放疗,定位十分精准,精度可达0.15毫米,治疗靶区以外的组织受辐照剂量会大幅下降,如同刀割,可以最大限度地避免对病灶周围正常组织的损伤。伽玛刀治疗也不存在放射性粒子的植入,治疗后患者不会对周围环境产生辐射,患者及家属不必过度担心。

(3)伽玛刀治疗可以替代开颅手术吗?

伽玛刀治疗只是神经外科的重要治疗方法之一,并不能完全取代开颅手术,主要适用于颅内的中小型肿瘤,对于传统手术难以触及的脑深部病变、重要功能区病变及颅内多发病变,年老体弱难以耐受手术者,手术后残留或复发的肿瘤,无法接受介入治疗者,介入治疗后残留的脑动静脉畸形,以及各类无法接受手术治疗的患者,伽玛刀治疗拥有独到的优势。对于有明确开颅手术适应证的患者,仍然建议手术治疗。

 编后语

> 　　脑肿瘤虽可怕,伽玛刀治疗可以来帮忙。作为神经外科的一种重要治疗方法,伽玛刀治疗有着安全有效的独特优势。无论是开颅风险过大的颅内病灶,还是术后残留或复发的肿瘤,伽玛刀治疗这一微创、精准、快速的治疗方法,都可以有效控制疾病的进展,提高患者的生存质量。

放疗副作用大？

揭开放疗的神秘面纱

肿瘤中心　张盛　杨盛力

在肿瘤治疗中，放疗始终扮演着重要的角色。世界卫生组织的统计数据显示，60%～70%的恶性肿瘤患者在治疗的不同阶段需要接受放疗。但是一说到要放疗，很多患者朋友心中充满疑虑、紧张和不安。哪些肿瘤适合放疗呢？放疗次数越多越好吗？做完放疗后回家，对家属的身体有影响吗？出现不良反应又该如何应对？协和专家为大家解答准备放疗或正在放疗的肿瘤患者及家属心中的疑惑。

1 什么是放疗？

放射治疗简称放疗，是一种利用放射线产生的电离辐射来治疗疾病（主要是恶性肿瘤）的临床治疗方法。临床上使用的放射线包括放射性同位素产生的α射线、β射线、γ射线，各类X射线治疗机或加速器产生的X射线、电子线、质子束及其他粒子线。放射线产生的电离辐射导致肿瘤细胞的遗传物质脱氧核糖核酸（DNA）发生断裂，失去无限增殖的能力，最终起到杀灭肿瘤细胞的效果。

2 放疗在肿瘤各阶段如何发挥作用？

放疗作为恶性肿瘤的主要治疗方法之一，在疾病的早期、中期和晚期都发挥着非常重要的作用。

◇ 对于部分早期恶性肿瘤，单纯进行放疗即可达到治愈的目的。例如早期鼻咽癌、早期精原细胞瘤、早期喉癌，都可通过单纯的放疗来治愈。
◇ 中晚期肿瘤也可以通过放疗达到治愈或延长生存期的目的，减小肿瘤复发和转移的概率，这类肿瘤包括肺癌、肝癌、食管癌、头颈部肿瘤、中枢神经系统肿瘤等。
◇ 部分晚期恶性肿瘤通过放疗可以达到缓解症状、提高生存质量的目的，例如肿瘤晚期出现脑转移、骨转移，利用放疗可以延长生存期，降低颅内压，减轻疼痛等症状。

3 放疗的治疗流程是怎样的？

医生会根据患者的详细病史、病理诊断、分期、影像学检查结果等多方面的因素来制定个体化的放疗方案，基本流程包括体位固定、模拟定位（CT模拟定位）、图像传输、靶区勾画、设定剂量、计划设计、剂量验证、摆位验证、实施治疗等多个环节。

（1）体位固定

通常采用热塑模、真空负压垫、发泡胶等固定装置，帮助患者保持舒适、重复性好的体位,保证每次放疗过程中体位的一致性。在这个环节,患者需关注体位的舒适性、模具的松紧度等细节,并及时和医生进行沟通。

(2)模拟定位(CT 模拟定位)

CT 模拟定位时会在患者体表或模具表面用"标记点"来标记患者在固定体位状态下的肿瘤位置。部分患者还需要进行 MRI 定位,以辅助确定 CT 图像显示不够理想的区域。

▼个体化放疗方案要经过多个环节制定

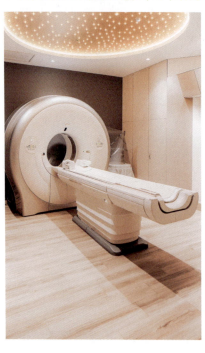

(3)图像传输

将患者的 CT 模拟定位图像传送至放疗计划系统,CT 模拟定位图像与诊断中的 CT 检查图像的主要不同是,CT 模拟重建后的影像带有三维空间坐标信息,借助"标记点"可初步标记肿瘤靶区的中心。

(4)靶区勾画

在这个过程中,医生需要在 CT 图像或者 MRI 图像上精准勾画出可见肿瘤区域、亚临床区域等。同时,相邻的正常组织也需进行勾画,以使其在治疗中得到应有的保护。

(5)设定剂量

根据肿瘤的类型及分期,医生会给出肿瘤区域的处方剂量以及相邻的正常组织的限制剂量,个体化的剂量设定可在安全可控的前提下实现对肿瘤的最大化控制。

（6）计划设计

如何利用放疗设备来达到预期的设定剂量，需要医生和技师在计划系统中进行优化设计，选择合适的设备和射线能量、入射角度等参数，从而达到期望的效果。

（7）剂量验证

设计完成并经审核确认后的治疗计划会传输至加速器，技师利用专业模体和软件进行剂量验证，确保验证结果与计划一致。

（8）摆位验证

在每次治疗前，治疗师会重复体位固定的过程，并借助治疗机的辅助影像设备来校对肿瘤位置的变化，以确保准确无误地照射靶区。

（9）实施治疗

依照设备和技术的不同，实施治疗的时间通常在数分钟到数十分钟不等。在治疗过程中，如肿瘤明显缩小或位置发生变化，就需要重新调整治疗计划。

▼放疗治疗计划需根据设备、技术、肿瘤等情况不断调整

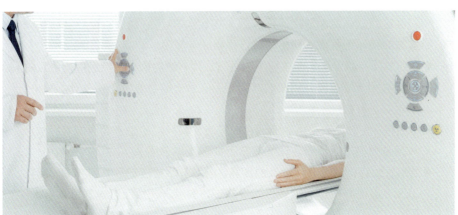

4 放疗期间的答疑解惑

（1）做完放疗后回家，对家属的健康有影响吗？

放疗的基本过程是利用射线照射来达到杀灭肿瘤的目的。当治疗结束后，治疗机不会再产生放射线，治疗中产生的放射线已被患者的肿瘤组织吸收，不会对他人造成二次辐射，也就是说不会对患者家属的健康产生不利影响。

（2）治疗的次数越多越好？

分次放疗的次数与叠加的处方剂量相关，而处方剂量需要根据肿瘤的类型、患者的病情和身体耐受情况进行个体化制定，既要最大限度地杀灭肿瘤，又要保证正常组织能从放射损伤中恢复过来。因此放疗次数并非越多越好，而是需要个体化制定。

（3）放疗需多长时间？

根据治疗目的不同，放疗可分为根治性放疗、术前放疗、术后放疗、姑息性放疗等类型，目的不同，处方剂量多不相同，所需时间各异。

- ◆ 根治性放疗：以根治为目的设定处方剂量，放疗通常需要6~7周时间完成，但也会因肿瘤类型、治疗技术的不同而有所不同，例如针对小体积肿瘤的立体定向放疗通常仅需3~5次即可完成，对放疗高度敏感的肿瘤如精原细胞瘤等所需的放疗疗程通常较短。
- ◆ 术前放疗：部分患者在术前需先进行放疗，达到缩小或控制肿瘤的目的。术前放疗一般需要4周左右时间，完成后一般需要休息3~6周再进行手术。
- ◆ 术后放疗：对部分术后肿瘤残存或有高复发风险的患者需实施术后放疗。放疗时间根据病情而定，但通常不少于4~5周。
- ◆ 姑息性放疗：对骨转移导致的疼痛，肿瘤堵塞或压迫气管引起呼吸困难，以及上腔静脉压迫、脑转移、脊髓转移的患者，放疗可达到缓解症状、减轻痛苦的目的,为尽早达到这一目的,放疗时间通常控制在 2～3 周以内。

(4) 放疗期间能不能休息一段时间再继续?

放疗期间患者不应随意中断治疗,若因特殊情况导致治疗短期中断(3～5天),其对治疗的影响多可忽略不计,但中断时间越长,对肿瘤控制的负面影响越大,这种情况下可能需要额外增加照射剂量予以补偿。因此,患者应尽量和医生保持沟通,必要时合理调整治疗方案。

(5) 放疗的常见不良反应有哪些?如何应对?

放疗是一种局部治疗手段,不良反应依照射部位不同而异。

头颈部放疗后常见的不良反应有口干、口腔和牙龈溃疡、吞咽困难、下颌僵硬、恶心、脱发、淋巴水肿等。

▼头颈部放疗可能导致脱发

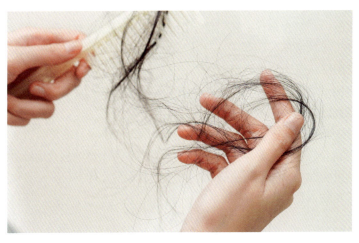

胸部放疗患者可能会出现放射性肺炎、放射性食管炎、放射性气管炎、呼吸困难、进食困难、肩部僵硬、肺部纤维化等不良反应。

腹部放疗后的最常见不良反应是放射性胃肠炎,表现为恶心呕吐、大便次数增多、腹痛、腹胀、排便不畅、便血等。

盆腔放疗后可能出现泌尿系统症状，例如尿频、尿急、排尿困难，甚至尿失禁等。

出现不良反应，应及时和医生进行沟通，接受必要的治疗或调整放疗方案，从患者角度而言，常见不良反应的处理措施如下。

- 恶心呕吐：恶心呕吐通常为胃肠照射后功能紊乱所致，适度休息、多饮水、少吃多餐、饮食清淡易消化有助于症状改善。
- 血细胞减少：放疗可抑制骨髓内造血细胞的分裂，导致白细胞、红细胞、血小板减少。如严重减少，应暂停放疗，待各项指标恢复后再继续治疗。放疗期间应按医嘱定期查血，必要时需进行升白、升血小板、改善贫血等治疗，严重情况下需考虑成分输血。
- 皮肤反应：部分患者放疗期间会出现皮肤干燥、瘙痒、起泡或脱皮等不良反应。治疗结束，皮肤反应通常会逐步减轻，放疗期间应穿宽松、棉质的贴身衣服，避免擦伤放疗部位。如局部皮肤破溃，可按医嘱局部适度涂抹药物、暂停放疗或修改治疗计划。
- 疲倦或疲惫：放疗期间可能会出现疲倦或疲惫，轻微者可不做处理，重者应及时治疗。保持适度的体力活动可以帮助缓解与肿瘤相关的疲劳，控制压力、减少焦虑、多听舒缓的音乐、保证充足的睡眠、均衡饮食均有助于症状缓解。
- 黏膜反应：表现为口腔黏膜红肿、充血、溃疡、分泌物减少、疼痛等。患者应注意保持口腔清洁，进软食，勿食过冷、过硬、过热的食物，禁辛辣刺激性食物，戒烟酒等。
- 放射性食管炎：常于胸腔放疗后1周或数周内出现，表现为进食时咽喉疼痛、有烧灼感、吞咽不适等。症状较轻者多不影响继续治疗，应注意控制进食速度，不宜进食过饱，进食过后不要立即平卧，必要时接受适当的药物治疗。

▼放疗过后勿食过热、过辣、过冷的食物

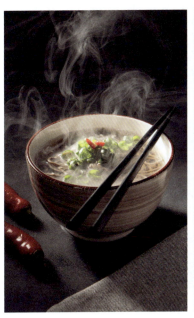
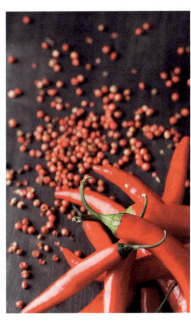
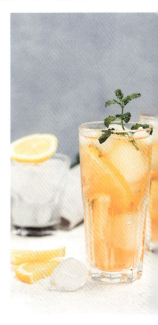

 编后语

> 罹患恶性肿瘤是一件不幸的事情,但近年来,抗肿瘤治疗领域长足的进步显著增强了肿瘤治疗效果。放疗作为肿瘤的主要治疗方法之一,了解其适应证、治疗流程、不良反应的防控和相关注意事项,有助于患者及家属树立信心、减少顾虑。只有患者积极配合,才能达到预期的治疗目标。

精准"爆破"肿瘤细胞

质子治疗到底适合哪些肿瘤患者?

肿瘤中心　杨坤禹　肖光勤

　　无创、无痛，患者只需要躺在治疗床上接受一种"神奇"射线的照射，即可精准"爆破"肿瘤细胞，每次治疗不超过 30 分钟，一旦治疗结束，治疗期间出现的副作用会很快消失。这种名为质子治疗的方法，你听说过吗？事实上，质子治疗已成为当今全球公认的最尖端的放疗技术之一。什么是质子治疗？质子治疗与传统放疗相比有哪些优势？质子治疗可用于治疗哪些肿瘤？协和专家就和大家聊一聊质子治疗的那些事。

1 什么是质子治疗？

质子治疗是一种体外放疗方法，它使用质子而不是 X 射线来治疗肿瘤。质子是一种带正电的粒子，这些带电粒子会损伤细胞的 DNA，从而阻止肿瘤细胞的正常复制，借此摧毁肿瘤细胞。

质子束可以根据肿瘤所在位置深度进行能量调节，在皮肤附近以及到达肿瘤之前抑制能量的释放，一旦到达肿瘤部位便会瞬间释放大剂量的能量，穿透肿瘤后又马上停止释放能量，形成名为"布拉格峰"的能量释放轨迹，从而实现高效低毒的放疗。

质子治疗是世界上最先进、最精确，且可用于治疗全身多处不同类型肿瘤的放疗方法。随着质子治疗技术的不断发展及推广，越来越多的患者从中获得更好的疗效，且承受的毒副作用更小。

2 质子治疗有哪些优势？

质子治疗具备高度塑形光束的能力，即提供符合肿瘤形状和深度的辐射，而不影响周围大部分正常组织。在治疗过程中，调整质子能量可以使质子束在肿瘤内造成的细胞损伤最大化，减少对身体表面组织的辐射。质子治疗中，到达身体深处组织的质子非常少，其辐射剂量甚至可以忽略不计。因此，质子治疗又被称为"肿瘤精准爆破神器"，它的优点有：

◇ 定位更精准；
◇ 副作用小，儿童肿瘤患者接受度高；
◇ 不影响免疫功能；
◇ 复发率低。

3 质子治疗可用于治疗哪些肿瘤？

并非所有肿瘤患者都适合采用质子治疗，同时质子治疗也不能取代化疗、靶向治疗及大部分手术治疗。质子治疗可有效治疗头颈部肿瘤、胶质瘤、乳腺癌、胰腺癌、前列腺癌、肺癌等。质子治疗的成功率取决于肿瘤的分期、位置和其他因素。通常来说，儿童肿瘤患者如果符合质子治疗要求，可能有 85% 的机会实现临床治愈。

以下情况下通常不能或者不建议进行质子治疗：

- 全身广泛转移，这时候应当以全身系统治疗为主，质子治疗的帮助很有限；
- 血液肿瘤，例如白血病和多发性骨髓瘤等；
- 空腔脏器肿瘤，例如胃癌和结直肠癌。

4 质子治疗需要多长时间？

在质子治疗过程中，质子发射至肿瘤部位进行治疗仅需 1 分钟左右，加上调整适当体位的时间，整个治疗过程为 15 ~ 30 分钟。质子治疗周期的长短取决于肿瘤发生部位、病理类型以及临床分期等因素，一般情况下需每周治疗 5 天，持续 4 ~ 7 周。

5 质子治疗是否有副作用？

质子治疗与其他形式的放疗相比副作用的发生概率较小，副作用本身也更小。一般来说，质子治疗一旦结束，治疗期间出现的副作用会很快消失。

6 之前接受过放疗，还能接受质子治疗吗？

根据患者的具体病情，质子治疗可联合其他常规治疗手段（例如化疗、手术治疗、靶向治疗、免疫治疗等）。

既往接受过放疗的患者，仍有机会接受质子治疗。质子治疗常用于肿瘤复发患者，这些患者可能曾经接受过放疗。如果肿瘤复发的部位和原来接受过放疗的部位不同，可直接进行质子治疗。有些患者即使肿瘤复发的部位和既往接受放疗的部位完全重叠，医生也可以根据该部位既往接受的放疗剂量、肿瘤复发间隔时间以及周围正常组织受照剂量等多因素进行评估，再进行质子治疗计划的设计和制订。

7 为什么目前质子治疗的临床应用比较少？

由于建立一个符合标准的质子治疗中心不是一项小工程，不仅在选址和安全保障上有严格要求，还需要至少数十亿元的投入，且耗时至少2～3年，质子治疗中心建成后的维护费用也比较高昂，所以目前国内正式开展质子治疗的医院也比较少。随着质子治疗设备的逐步改进，设备购买和养护成本会逐渐降低，质子治疗的临床应用也会越来越广泛。

 编后语

> 质子治疗作为世界上最先进的放疗方法，精确定位肿瘤组织，其特有的"布拉格峰"和优越的相对生物学效应，可给予肿瘤靶区最大剂量，同时降低对肿瘤周围正常组织的辐射剂量，实现对肿瘤靶区的精准"爆破"，优于传统光子治疗。

头颈部肿瘤超 60% 患者初诊即晚期

新疗法带来新希望

肿瘤中心　杨坤禹　吴边　黄晶

　　与肺癌、肝癌不同，提起头颈部肿瘤，多数人会感到很陌生。事实上，头颈部肿瘤已成为我国高发恶性肿瘤之一。

　　由于解剖部位复杂、器官密集、病种多，尤其对于局部晚期头颈部肿瘤，单一的治疗方法无法满足患者的治疗需求，医生通常需要综合采用手术治疗、放疗、化疗、免疫治疗在内的多种治疗方法，让患者获得更好的治疗效果。近年来，随着医疗技术的不断发展，头颈部肿瘤的治疗手段越来越多，即使是局部晚期头颈部肿瘤也有治愈的可能。

1 什么是头颈部肿瘤?

头颈部肿瘤是发生于头颈部(脑除外)组织和器官的肿瘤,超过90%的病理类型为鳞癌。全球范围内,头颈部肿瘤的发病率排名前列,具体包括口腔癌、喉癌、喉咽癌、鼻咽癌、鼻腔鼻窦癌、口咽癌、颈段食管癌、甲状腺癌、唾液腺癌及颈部其他部位的恶性肿瘤。头颈部肿瘤患者中男性多于女性,50岁以上患者多见。

2 头颈部肿瘤患者可能有哪些症状?

头颈部肿瘤患者可能出现以下症状,希望能够引起大家的注意。如果有了以下症状,一定要及时到医院做一次全面的检查。

- ◆口腔溃疡已经持续了2周以上还没有恢复的迹象;
- ◆嘴唇、口腔或者咽喉里有异物感;
- ◆饮食出现咀嚼困难或者吞咽食物时感到疼痛;
- ◆鼻子出现鼻塞并持续很长时间,或者鼻子频繁出血;
- ◆脖子或者颌部感到肿胀;
- ◆原本的声音发生改变,声音变得嘶哑;
- ◆耳朵无故疼痛;
- ◆舌头不能够自由活动;
- ◆脸上或者上颌感到疼痛;
- ◆口腔表面黏膜出现白色或者红色的异常斑块。

▼出现头颈部不适症状时,应及时到医院检查

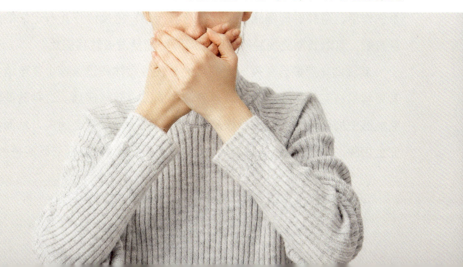

3 头颈部肿瘤有哪些危害？

因症状隐匿，超 60% 的头颈部肿瘤患者初诊即局部晚期，超过 50% 的患者接受根治性治疗后仍会出现肿瘤复发或转移。国际、国内指南推荐的治疗模式是根治性手术联合术后放疗，或者根治性同期放化疗，在这种传统治疗模式下，头颈部肿瘤患者的预后仍不理想，且治疗后进食、语言等功能受损，严重影响生存质量，造成沉重的社会负担及经济负担。

▼传统治疗模式下，头颈部肿瘤患者治疗后进食功能可能受损

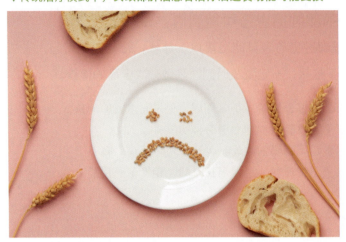

4 新辅助化疗联合免疫治疗带来生存新希望

近年来，免疫治疗在头颈部肿瘤治疗中的运用为晚期头颈部肿瘤患者带来了延长生存和改善预后的新希望。

免疫治疗使用 PD-1 抗体，这种抗体可以恢复免疫细胞对肿瘤细胞的杀伤作用，逆转肿瘤细胞的免疫逃逸。而且，免疫治疗具有记忆效应，一旦有效，可以长期监视肿瘤细胞，清除肿瘤复发或转移病灶。

新辅助化疗联合免疫治疗的目的是使肿瘤体积迅速缩小甚至消失，使其更容易被完整切除，并清除患者体内的微小转移病灶。这种新型治疗策略能够使局部晚期头颈部肿瘤患者的肿瘤显著缩小甚至消失，从而能够被完全切除，并可能保留器官功能，增加治愈机会。这种新疗法既能将肿瘤"切

干净"以避免复发和转移,又能让患者免受"切喉失声"之苦。

2022年,武汉协和医院头颈部肿瘤多学科诊疗团队在全球癌症治疗领域的权威期刊《临床癌症研究》(Clinical Cancer Research)上发表了全球首项应用新辅助化疗联合PD-1抗体治疗局部晚期头颈部肿瘤的临床研究的数据。研究结果显示,新辅助化疗进一步联合免疫治疗能获得更好的疗效,治疗有效率达96%,病理完全缓解率(显微镜下肿瘤细胞完全消失)达37%,病理显著缓解率(显微镜下90%的肿瘤细胞消失)为74%。这些数据远超历史治疗方案的最佳数据,为头颈部肿瘤患者提供了一种新的治疗选择。

新辅助化疗联合免疫治疗的优点还包括:在术前使肿瘤缩小,降低手术难度,减少手术并发症;术前免疫治疗还具有增强T细胞启动、促进抗肿瘤T细胞扩增的优点,进而可清除微小的肿瘤转移病灶,降低肿瘤复发转移的风险。

编后语

> 新辅助化疗联合免疫治疗的模式不仅可以显著提高头颈部肿瘤患者的治愈率,还将使患者免去"切喉失声"和"喉部造口"之苦,为头颈部肿瘤患者提供了一种新的治疗选择。相信随着规范化诊疗理念和新治疗方法的不断普及,将有更多头颈部肿瘤患者从中受益,协和专家也提醒大众远离头颈部肿瘤的致病因素,远离不良嗜好的诱惑,做自身健康的"主人"。

速锐刀、TOMO 刀、射波刀、质子刀

谁是放疗界的"武林宝刀"?

肿瘤中心　刘洪源　杨志勇　程军平

肿瘤"大魔王"可谓臭名昭著、恶贯满盈,但是肿瘤"大魔王"有"神功"护体,令众人闻风丧胆、无可奈何。

时光荏苒,岁月如梭,众医学"侠士"一直精心打磨自己的"武器",希望斩除"大魔王"。随着肿瘤诊疗技术的飞速发展,放疗在肿瘤治疗中的作用和地位日益凸显,新的放疗技术层出不穷,例如调强适形放疗(固定野调强、容积旋转调强、螺旋断层调强)、图像引导放疗、立体定向放疗、质子治疗、重离子治疗等。新的放疗设备更新迭代,例如速锐刀、TOMO 刀、射波刀、质子刀等放疗设备,个个都是"神兵利器"。

尖端的放疗技术搭配高端的放疗设备,从而铸就了 1+1 > 2 的"绝世神功",将肿瘤细胞消灭殆尽,又保证正常器官不受影响。近些年,放疗界出现了很多关于"武林宝刀"的传说,速锐刀、TOMO 刀、射波刀、质子刀等,此"刀"非彼刀,放疗里的"刀"指的是"杀"肿瘤于无形的射线,不开刀而达到手术治疗的效果。那么,面对众多"宝刀",我们该如何选择?谁才是放疗界的"武林宝刀"?协和专家给大家介绍"武林宝刀"的来历和应用。

1 速锐刀——圆月弯刀

一把令天下触目惊心的"刀",一把令"魔王"闻风丧胆的"刀",弯刀一出,石破天惊。

> 你可知道"速锐刀"是什么?

它是新一代的环形医用加速器,采用滑环结合电子加速器和影像系统,可进行快速影像引导放疗。速锐刀每次的治疗时间可缩短至 5 分钟以内,而且患者整体感觉舒适。影像引导放疗仿佛自带"卫星导航系统",能够精准杀灭肿瘤细胞。

那么速锐刀的适用范围有多大呢?

速锐刀的适用范围极广,各种实体肿瘤都是适用速锐刀治疗的。

2 TOMO 刀——雪饮狂刀

雪饮狂刀,刀如其名,霸气侧漏,大开大合。刀锋所到之处,无坚不摧,至威至利。

> 为什么 TOMO 刀可以称作放疗界的"雪饮狂刀"呢?

它有什么特点和优势?

TOMO 刀是指螺旋断层放射治疗系统,以高能 X 射线为"刃",采用放疗外照射技术,因疗效可媲美手术刀,故得此名。TOMO 刀将医用直线加速器与螺旋 CT 融为一体,突破了传统加速器的局限。在螺旋 CT 的指引下,此"刀"可 360° 聚焦断层照射肿瘤,对于全身多发、大面积、形态奇特的肿瘤,TOMO 刀更是独具优势,可同时对任意尺寸、形状、部位、数量的肿瘤施展治疗,真正实现了"层面(断层)"治疗。TOMO 刀可以精确雕刻剂量分布,减少患者正常器官的辐射损伤,而且整个治疗流程中患者无须二次摆位,TOMO 刀可自动完成全身靶区的治疗。也就是说 TOMO 刀大开大合,适合大靶区和复杂靶区的肿瘤放疗,所以被称作"雪饮狂刀"。

3 射波刀——小李飞刀

"小李神刀，冠绝天下，出手一刀，例无虚发！"此飞刀绝技堪称第一，风云处，横空也！

> 那"射波刀"又是什么呢？

"射波刀"是一款立体定向放疗专用设备，专门用于大剂量分次的集束照射。特别是对于早期肺癌，其疗效和手术治疗相近。而且针对不同部位的肿瘤有专门的追踪技术，射束可以追踪肿瘤进行照射，可以把它想象成类似"飞刀追踪"的绝技。

▼射波刀专门用于大剂量分次的集束照射

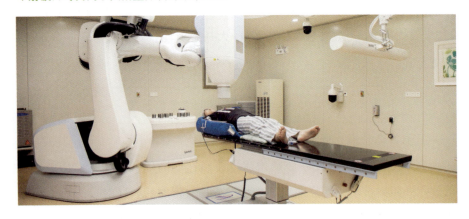

4 质子刀——屠龙刀

"武林至尊，宝刀屠龙。号令天下，莫敢不从！"屠龙刀锋利无比，无坚不摧。

> 现在大家经常讨论的"质子刀"又强在哪里呢？

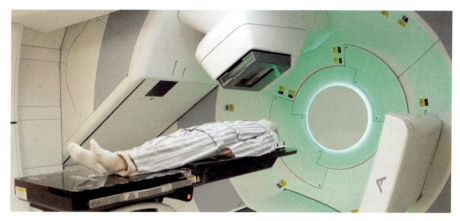

▲先进的放射治疗技术——质子治疗照射

"质子刀"其实是质子放疗系统，它采用不同于光子放疗的质子，使用加速器将质子的速度加速到光速的2/3后，照射至肿瘤处，可以对肿瘤进行精确定向"爆破"，最大限度地保护正常器官。可以说，质子刀和光子放疗的刀已经不是同一类射线了，属于粒子治疗。

说了这么多，大家心中对放疗界的"武林宝刀"应该有一定的了解了。其实，这些放疗刀各有所长，真正用好这些刀的是放疗医生。江湖路漫漫，难免遇坎坷，大家切不可讳疾忌医。有了这些"武林宝刀"，医生和患者共同携手，并肩作战，定会柳暗花明又一村，守得云开见月明。

 编后语

> 我们领略了速锐刀、TOMO刀、射波刀和质子刀的独特魅力，它们或如圆月弯刀般迅疾凌厉，或似雪饮狂刀般霸气十足，或如小李飞刀般精准无匹，或似屠龙刀般威力无边。然而，真正的"武林宝刀"并非单纯的兵器，还有掌握在放疗医生手中的技艺与智慧。他们凭借深厚的医学知识和精湛的技术，运用这些先进的放疗设备，为肿瘤患者带去希望与生机。
>
> 江湖路远，挑战重重，但只要我们坚定信念，勇往直前，定能战胜肿瘤恶疾。

肿瘤竟被免疫细胞"围殴"?

肿瘤治疗的免疫新时代

肿瘤中心 周瑞

在人类与肿瘤的长期斗争中,免疫治疗的出现无疑是一个划时代的进展。它不仅开启了一条全新的治疗途径,也为患者带来了前所未有的希望。那么,究竟什么是免疫治疗?它与我们的免疫系统有何关联?是否所有人都适合使用免疫药物?协和专家将带领大家一同探索肿瘤免疫治疗的神秘世界。

1 肿瘤与免疫系统之间有什么联系？

免疫系统是人体中复杂而高效的防御系统，它能识别并清除入侵人体的异常物质，保护我们的身体。然而，为什么免疫系统有时无法清除肿瘤呢？听到这个问题，免疫系统可能会表示不满，因为它一直在忙碌地行使保护我们的职责。

肿瘤并非"天上掉下的馅饼"，它们起源于我们体内正常的组织。日常的环境因素和生活习惯，例如阳光照射、空气污染和食物刺激，虽然看似寻常，但都可能触发细胞的异常变化。免疫系统时刻保护着我们的身体，仔细排查每一个受损的细胞，试图引导受损细胞恢复正常。然而，并非所有变异的细胞都愿意"听从指挥"。

识别变异的细胞并非易事。免疫系统依靠识别特定信号来判定哪些是"有害物质"，以达到清除异己、保护自己的目的。通常，受损的细胞会通过凋亡被免疫系统识别并清除。然而，有时会有些"心怀鬼胎"的进化者，它们伪装成正常细胞，使免疫细胞无法识别。这些"漏网之鱼"迅速壮大，成为无恶不作的"黑帮"团体——肿瘤。它们甚至能不断进化，不仅使自己的外表更加难以辨认，还会分泌一些细胞因子来抵抗免疫系统。幸运的是，科学家最终发现了击破这种伪装的方法——通过

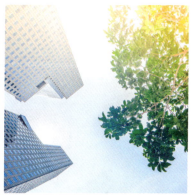
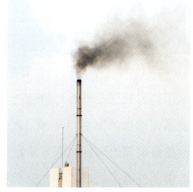
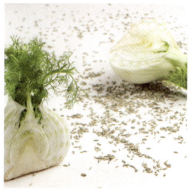

▶阳光照射、空气污染和食物刺激都可能触发细胞的异常变化

药物封闭伪装信号,让免疫系统重新识别这些"不法分子"。这就是肿瘤免疫治疗的基础。

2 什么是肿瘤免疫治疗?

肿瘤免疫治疗的历史可以追溯到 1893 年,当时美国纽约的骨科医生威廉·科利意外发现术后化脓性链球菌感染激活的免疫应答能让肉瘤患者的肿瘤消退。这一发现被认为是肿瘤免疫疗法的起点。20 世纪 90 年代,肿瘤免疫治疗迎来了关键突破。在加利福尼亚大学伯克利分校,詹姆斯·P.艾利森发现了 T 细胞的抑制蛋白 CTLA-4,并研发了阻断该抑制蛋白功能的抗体,从而激活免疫系统攻击肿瘤细胞。同时,本庶佑在日本京都大学揭示了 T 细胞的另一种抑制蛋白 PD-1。两位科学家的发现各自独立但相辅相成,共同推动了肿瘤免疫治疗的发展。尽管当时并不被看好,但命运的齿轮已经悄然开始转动。经过不懈研究,他们的工作最终转化为改变临床治疗的革命性成果。2018 年,艾利森和本庶佑因发现通过抑制负性免疫调节的肿瘤治疗方法而荣获诺贝尔生理学或医学奖,标志着他们在肿瘤免疫治疗领域取得的重要科学成就和为人类健康做出的巨大贡献。此后,免疫治疗的光束终于照进了现实生活。

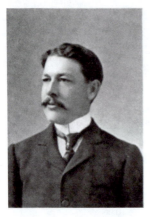

▲威廉·科利

3 免疫治疗有什么优势?

免疫治疗的崛起确实为肿瘤治疗领域带来了革命性的变化。通过破坏肿瘤细胞的"保护层"激活自身的免疫系统来识别和攻击肿瘤细胞,免疫治疗已成为治疗多种肿瘤的重要手段。不同于传统的化疗、放疗和手术治疗等直接对肿瘤细胞进行杀伤的方法,免疫治疗注重激活机体自身的防御机制,实现持久的抗肿瘤效果。

如今，许多免疫治疗药物被发现并获得批准，在多种肿瘤治疗中取得了显著效果，并彻底改变了肿瘤患者的治疗前景。随着研究的逐步深入，免疫药物不仅可以用于治疗晚期肿瘤患者，同时可以提高早期患者的手术率，巩固中期患者的治疗效果。更多、更丰富的联合治疗方法也随即得到发展和应用，逐渐形成了包含免疫治疗、化疗、放疗、手术治疗、靶向治疗等治疗方法的肿瘤全方位治疗方法，为肿瘤患者带来了新的曙光。

4 免疫治疗的困境

尽管肿瘤免疫治疗带来了新的希望，但它并非没有代价。免疫药物的副作用与传统化疗或放疗的直接杀伤作用不同，通常来源于对免疫系统的过度激活——在撕破肿瘤伪装的同时，抗体同样可能导致正常的组织受到免疫系统的攻击，其中最常受到攻击的是甲状腺、皮肤和胃肠道等。因此，患者可能出现乏力、皮疹、恶心、腹泻或发热等不适症状。尽管大部分的副作用几乎不会被察觉，部分经过临床治疗后可继续使用免疫药物，但仍有极少数患者无法承受这些副作用，需要中断或停止治疗，严重者甚至危及生命。因此，免疫药物仍然需要经过肿瘤专科医生的严格评估后再使用。

未来，随着对免疫系统更深层次的理解和技术的进步，我们有望看到更有效、更安全的免疫治疗方法的出现。在这场与肿瘤的斗争中，免疫治疗已经证明了自己的价值，而它的潜力仍在不断地被挖掘。

编后语

> 免疫治疗犹如清晨的第一缕阳光，为那些在肿瘤阴霾下挣扎的患者带来了康复的希望。这缕阳光温暖而明亮，预示着新生与重生的可能。但正如曙光背后藏着夜的寂静，在其璀璨的光辉之下，我们也必须直面那些隐匿于光明背后的挑战，那些副作用的阴影，时刻提醒我们每一步都需谨慎而行。真正的智慧，在于平衡光与影的艺术。我们只有坚守科学审慎的态度，才能在这免疫治疗绘制的光影舞台上，跳出最美的生命之舞。

化疗后出现骨髓抑制？

了解这些，有效应对

肿瘤中心　杨盛力
临床营养科　吴艳

　　近年来，随着肿瘤治疗的不断发展，各类新兴药物与疗法层出不穷。作为肿瘤领域应用最为成熟的治疗手段之一，化疗依然占据着相当重要的地位。众所周知，化疗所带来的不良反应问题较为严重，其中化疗导致的骨髓抑制给患者带来了多方面的影响与负担。那么，到底什么是骨髓抑制？对患者的危害都有哪些？又该如何应对呢？协和专家为大家支招。

1 何为化疗后骨髓抑制?

谈到化疗引起的骨髓抑制,先讲一个小故事吧。

> 1943年12月2日,意大利巴里港遭到德军空袭,泄漏的化学武器芥子气造成港口附近的人们出现骨髓抑制和体内淋巴细胞减少。这一偶然发现引起了研究者的注意,提示烷化剂或许可以用来治疗血液系统恶性肿瘤和淋巴瘤。耶鲁大学用芥氮治疗淋巴瘤的研究结果于1946年发表在《科学》杂志上,标志着近代化学药物治疗的开始。

从上面的故事我们可以看到,骨髓抑制在某种程度上促进了化疗的发展,同时也是化疗最常见的限制性毒副作用。化疗药物对身体内的肿瘤细胞和增殖迅速的正常细胞"敌我不分",在杀死肿瘤细胞的同时也会杀死这些正常细胞。所以化疗很容易影响人体造血系统,杀伤正常的白细胞、血小板、骨髓造血干细胞等,破坏骨髓造血微环境,导致白细胞、血小板和红细胞减少,这就是化疗后骨髓抑制。

▼化疗容易导致白细胞、血小板、红细胞减少

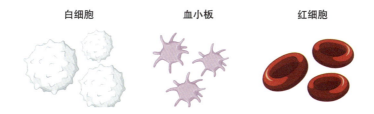

2 骨髓抑制在化疗后多长时间有明显表现?

血细胞由多种成分组成,每一种成分都对人体起着不可缺少的作用,任何一种成分的减少都将使人体产生相应的副作用。白细胞的半衰期为6~8小时,因此骨髓抑制最先表现为白细胞减少。血小板的半衰期为5~7天,其减少发生在白细胞之后。红细胞的半衰期为120天,化疗影响相对较小。白细胞的减少通常发生在化疗开始用药后一周,至10~14日降到最低值,在低水平维持2~3天后缓慢回升,至第21~28天恢复正常,整个变化过程呈U形。血小板的减少稍晚于白细胞出现,也在14日左右

减少到最低值，其减少速度较快，在谷底停留较短时间即迅速回升，整个变化过程呈 V 形。红细胞减少出现的时间则更晚。

3 骨髓抑制会给化疗患者带来哪些危害？

骨髓抑制会给化疗患者带来很大的危害，实验室检查表现为白细胞、红细胞、血小板等正常细胞减少，这就是医生常要求患者进行血象监测的原因。这些危害的临床主要表现为头晕乏力、肢体酸软、食欲减退、低热、皮下瘀点瘀斑、黑便或血便、牙龈出血或流鼻血、精神萎靡等，严重时可出现继发性感染、休克，甚至危及生命。当白细胞水平低于 1.0×10^9/升，特别是粒细胞水平低于 0.5×10^9/升且持续 5 天以上时，患者发生严重细菌、霉菌或病毒感染的概率会大大增加，可达 90% 以上，且病情严重。当血小板水平低于 50.0×10^9/升，特别是低于 20.0×10^9/升时，患者将面临出血危险，可发生脑出血、胃肠道出血及妇女月经期大出血。

4 骨髓抑制该如何治疗呢？

（1）药物治疗

积极治疗与骨髓抑制相关的疾病，例如控制血糖、避免感染、改善肝功能，通过手术或其他方式减少脾功能亢进对骨髓的抑制。在使用药物时

▼控制血糖有助于治疗骨髓抑制

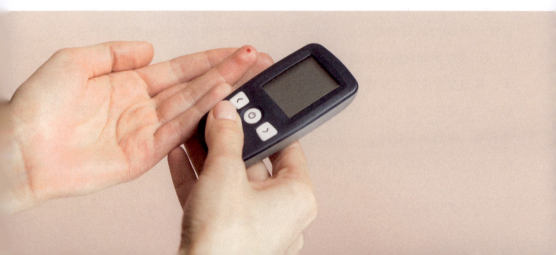

尽量换用对骨髓抑制作用小的药物。

如果发生了骨髓抑制，需要到医院就诊，配合医生使用药物治疗。白细胞减少，使用粒细胞集落刺激因子（G-CSF）或粒细胞－巨噬细胞集落刺激因子（GM-CSF）；血小板减少，使用重组人白介素-11（rhIL-11）或重组人血小板生成素（rhTPO）；红细胞减少，则使用促红细胞生成素（EPO）。每种细胞减少均有特异性的治疗药物。如果骨髓抑制较严重，还可以进行相应成分输血。

中药中有很多可以防治骨髓抑制的瑰宝，例如阿胶、人参及黄芪等都可促进骨髓生长，可以预防服用。

此外，一些药物也会导致血小板减少，例如常见的退热止痛药和抗生素，故在化疗期间也要注意检查服用的其他药物是否会引起血小板减少。

▼中药中的人参、黄芪等可促进骨髓生长

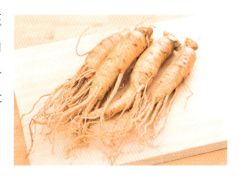

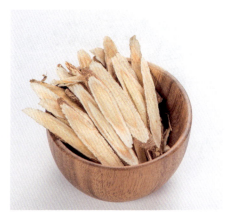

（2）饮食治疗

患者要加强营养摄入，各类食物摄取全面均衡，这样才能保证能量充足。既要补充优质蛋白质，例如牛奶、蛋类、肉类等，又要摄取富含维生素的新鲜蔬菜水果，禁食过硬、过热、过粗糙的食物，以免诱发消化道出血。饮食卫生也要注意，避免引起肠道感染。

如果患者贫血的话，首先考虑补铁。动物内脏是补铁食物首选，尤其是含铁量高的肝脏。动物血、牛肉、瘦猪肉等食物中含有血红素铁，人体能够较好地吸收。菠菜、黑木耳、蛋黄、豆类等食物含铁量虽然高，但是非血红素铁，吸收率较低，不是补铁的好选择。

患者应尽量少喝浓茶和咖啡，避免对胃肠道的刺激。

▼骨髓抑制患者应尽量少喝浓茶和咖啡

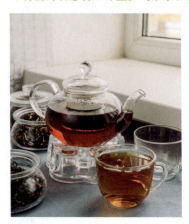
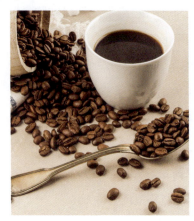

（3）生活健康

万一发现有骨髓抑制的症状，不要害怕，及时去医院就诊并在生活细节上做好防护。

当患者出现粒细胞减少时，要尽量减少外出，可佩戴口罩，避免接触感染源，从而减少感染机会。在饮食上要注意卫生，禁食不洁净的食物，以免造成肠道感染。

血小板减少时要避免外伤撞击。皮肤有瘀点瘀斑时，不可用手搔抓皮肤，以免引起出血；口腔、牙龈出血时，要用软毛牙刷刷牙，忌用牙签剔牙；鼻出血时，不能抠鼻；消化道出血时避免进食过硬、过热、过粗糙的食物。情况严重时需要使用止血药避免出血，并及时前往医院就诊。

患者要戒烟戒酒，适当锻炼，保持充足的睡眠，从而提高免疫力，增强机体防御能力，这在骨髓抑制的预防中也很重要。

▼骨髓抑制患者应注意个人卫生

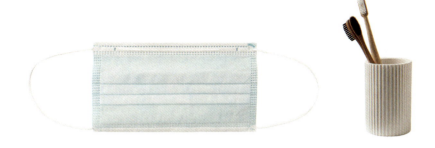

（4）心态良好

骨髓抑制是伴随肿瘤及其治疗过程的常见副作用，一般化疗结束后各项指标会慢慢恢复。如果不能恢复至正常水平，也可以进行药物干预，但也需要时刻关注身体状况，以免影响治疗进程，导致病情加重。

肿瘤的治疗是一个全程化管理的过程，患者要保持良好的心态，了解疾病知识，不恐慌、不过度担忧，放松心情，多与家属及医护人员沟通交流，增强战胜疾病的信心，相信自己和医生，积极配合治疗，更有利于身体的康复。

 编后语

> 抗癌之路十分艰辛，患者需要面对各种各样的挑战。不要慌，密切关注自己的身体状况，积极配合医生，保持良好的心态，学会科学的方法，尽早预防、及时应对，和医护人员一起携手"升级打怪兽"，共同迎接健康的未来。

哪些肿瘤容易发生骨转移?

骨转移≠无药可医

肿瘤中心　陈静　范丽

骨转移是许多肿瘤患者及家属害怕听到的消息。在很多人看来,一旦查出骨转移,就意味着肿瘤发展到了终末期,已经"无药可医"了。

那么,肿瘤细胞为什么会发生骨转移?哪些肿瘤容易发生骨转移?肿瘤骨转移真的是不治之症吗?协和专家为大家讲解令人闻之色变的"骨转移"。

1 肿瘤细胞为什么会发生骨转移？

正常细胞之间都是有一定的粘合力的，用来控制细胞的活动度。当细胞发生癌变时，这个粘合力就会消失，细胞的活动度得到最大的释放，肿瘤细胞就能够移动，从而可以发生转移。

获得了移动能力的肿瘤细胞成群结队地经由血管、淋巴管"逃离"原发病灶，但是由于免疫系统的不断"盘查"，很多肿瘤细胞死在"逃离"的路上，只有一部分肿瘤细胞历经千辛万苦最终可以到达"目的地"，例如肝脏、肺脏、骨骼、大脑等。

骨髓是我们造血系统存在的部位，含有的营养物质比较丰富，比较适合肿瘤细胞的生存以及增殖。当逃离的肿瘤细胞到达此处，并成功躲过骨髓中的免疫细胞时，肿瘤的骨转移就发生了。

2 哪些肿瘤容易发生骨转移？

不同肿瘤在疾病的不同阶段，骨转移的发生概率也存在差异。从分期来看，肿瘤分期越晚，越容易出现骨转移。从病种来看，乳腺癌、前列

▼不同肿瘤在疾病的不同阶段，骨转移的发生概率也存在差异

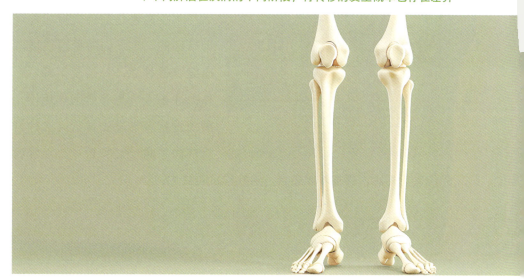

腺癌、肺癌、甲状腺癌和肾癌最容易出现骨转移，90%以上的骨转移出自这五类肿瘤。其中，乳腺癌出现骨转移的概率是67%～75%，肺癌是30%～40%，肾癌是20%～35%。从性别来看，男性肿瘤患者中，骨转移最常来源于肺癌和前列腺癌；而女性患者中，骨转移最常来源于乳腺癌。

随着科学技术的发展，现代医疗水平也在飞速提升，肿瘤患者生存期普遍显著延长。而随着肿瘤患者生存期的延长，肿瘤转移这一晚期现象也相应地更加常见。在各类转移病灶中，骨转移尤为常见。

3 肿瘤骨转移有哪些症状？

肿瘤骨转移的症状因人而异，但总体与肿瘤细胞对骨组织的侵蚀有关，我们可以称之为"骨相关事件"。主要症状有以下几点：

（1）疼痛

疼痛是肿瘤骨转移最常见的症状，出现时间可早可晚，程度可轻可重。疼痛部位和骨转移部位有关。

▼病理性骨折是肿瘤骨转移的症状之一

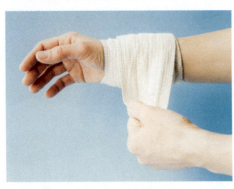

（2）病理性骨折

不少患者是因为骨折才发现骨转移的。这是因为骨组织被肿瘤细胞侵蚀后，骨强度下降，在外力冲击或负重等诱因作用下，病灶骨就容易发生骨折。这种骨折称为"病理性骨折"，与普通外伤骨折相比，更加难以愈合，治疗难度也更大。

（3）高钙血症

肿瘤造成骨组织破坏后，原来贮存在骨组织中的钙就会被释放进入血液，造成血液中的钙浓度超过正常范围。患者会出现疲劳、恶心、意识障碍、口干等症状。

（4）脊髓压迫症状

脊柱是肿瘤骨转移最常见的部位。当脊柱被肿瘤破坏后，骨折变形的椎骨或者肿大的瘤体都可能压迫脊柱内部的脊髓神经，进而导致患者失去对受压神经所支配躯体的控制。有的患者表现为手脚无力，有的则表现为大小便失禁，最严重的甚至表现为瘫痪。

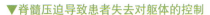
▼脊髓压迫导致患者失去对躯体的控制

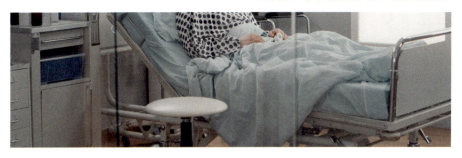

（5）全身症状

当患者出现骨转移时，说明肿瘤已经到了晚期，可能伴随有贫血、消瘦、低热、乏力、食欲减退等全身症状。

4 如何诊断是否发生了骨转移？

在肿瘤诊治过程中，如果出现前文所述相关症状，应及时反馈给医生，医生会根据情况安排相关检查，据此诊断是否发生了骨转移。

（1）X射线平片

X射线检查是检查肿瘤骨转移的常规方法，在一定程度上可以确认骨组织的损伤破坏程度，对骨折、骨变形程度也可做简单判断，但是敏感度较低。

（2）CT 检查

CT 检查也是确认肿瘤骨转移的诊断方法，其诊断的灵敏度高于 X 射线平片，可以更好地显示骨结构的破坏程度。同时，对于影像无法确认的骨破坏病灶，还可以在 CT 引导下对病变处进行穿刺活检，获得病理诊断依据。

（3）MRI 检查

MRI 检查是目前灵敏度和特异度最高的肿瘤骨转移诊断方法之一，尤其是在显示骨髓腔内早期转移病灶方面有特殊优势。

（4）骨扫描

骨扫描是恶性肿瘤骨转移的初筛诊断方法，可以初步了解全身骨转移情况，但不作为肿瘤骨转移的确诊依据。通过注射放射性物质，骨扫描可以将骨代谢活跃的部位影像化，对骨转移的范围做出评估，对骨代谢信息的评估优于普通 CT 检查。

（5）PET/CT 检查

PET/CT 检查可以较灵敏地显示骨髓微小转移病灶，诊断早期骨转移病变，对诊断骨转移及全面评估肿瘤病情有优势，但检查费用高昂。

（6）骨活检

病理学是诊断肿瘤骨转移的"金标准"，但不是所有的肿瘤骨转移患者都需要进行骨活检。原发性肿瘤诊断明确合并典型的骨破坏影像学表现，就可以确诊肿瘤骨转移。

5 发生骨转移是不是没有必要治疗？

当肿瘤出现骨转移时，确实代表疾病进入了晚期，但是并不等于无法治疗，也不意味着离死亡不远。新的药物和新的治疗手段不断涌现，越来越多的晚期肿瘤患者也可以获得更好的生存质量及更长的生存期。对于仅有骨转移的肿瘤患者，治疗效果远远优于发生脑、肺、肝这些实质脏器转移的患者，特别是对于仅发生单个或数个部位的骨转移的患者，通过放疗或者手术治疗可能获得治愈。

在骨转移治疗中，医生会先全面评估患者，评估包括预期生存期、骨转移部位和数量、原发病灶治疗情况、重要器官是否出现转移、肿瘤治疗的敏感性、患者一般体能状态等，之后给予相应的专科治疗。肿瘤骨转移患者是可以获得较好的疗效、良好的生存质量并长期生存的。

6 肿瘤骨转移到底如何治疗？

根据目前的专家共识，肿瘤骨转移的治疗涉及骨科、肿瘤内科、放疗科、放射科、病理科等不同学科，因此具体实施时，各学科专业人员共同商讨才能扬长避短，达到最佳疗效。

总体来说，肿瘤骨转移的治疗，一方面需要兼顾原发性疾病，考虑化疗、靶向治疗以及免疫治疗等全身治疗方法，达到疾病的全身控制；另一方面需要考虑到骨转移病灶本身，采取放疗或者手术治疗等局部治疗方法，达到镇痛及控制局部肿瘤生长的目的。此外，一些对症处理治疗也可极大提高患者的生存质量。

▼肿瘤骨转移治疗方案需各学科专业人员共同商讨

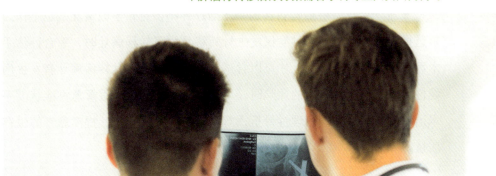

（1）全身治疗

根据原发性疾病的具体情况，采取化疗、靶向治疗、免疫治疗等专科治疗。

（2）局部治疗

◆ 放疗。放疗是肿瘤骨转移最重要的局部治疗手段，其主要目的是控制局部肿瘤发展，缓解或消除疼痛症状，预防病理性骨折的发生，缓解脊髓受到的压迫等。对疼痛部位的骨转移病灶予以放射治疗后，疼痛缓解率可高达80%～90%，约有50%的患者疼痛完全消失。X射线外照射是肿瘤骨转移治疗中使用时间最长的放疗方法。最新的放疗技术如射波刀和质子刀，其精准度更高（达0.1毫米）、单次治疗剂量大，在有效控制局部肿瘤的同时，可以最大限度地减少对肿瘤周围正常组织的副作用，应用更加安全，因此对于转移瘤体积小，尤其是需保护脊髓的脊柱转移瘤患者来说是最优的治疗选择之一。

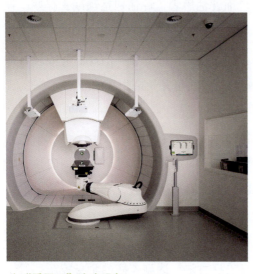
▲ "质子刀"治疗设备

◆ 手术治疗。肿瘤骨转移的手术治疗并不多见，多数情况下也不作为首选推荐。首先，如果肿瘤仅发生骨转移且为寡转移病灶时，综合评估手术可彻底切除骨转移病灶才可以尝试手术。其次，当骨转移病灶有发生病理性骨折或者压迫脊髓的风险时，可采取手术治疗迅速缓解急性症状。手术治疗的目的是处理病理性骨折，解除脊髓和神经压迫，提高患者的生存质量。

(3) 对症治疗

◆ **镇痛药物治疗。** 疼痛是肿瘤骨转移患者的主要症状，持续有效地缓解骨痛是肿瘤骨转移治疗的主要策略，这些药物包括阿片类、消炎镇痛类、辅助镇痛类等药物。

◆ **双磷酸盐类药物或地诺单抗治疗。** 一旦确诊肿瘤骨转移，建议开始双磷酸盐类药物或者地舒单抗治疗，这两种药物可以强化骨质。

7 只要切除转移骨肿瘤，就不必担心了？

肿瘤出现骨转移代表疾病进入进展阶段。此时，完整切除转移的骨肿瘤作为局部治疗虽然可以有效缓解患者的症状，但是，要延长患者的总体生存期，避免肿瘤进一步向全身广泛进展，全身系统治疗是必不可少的。根据原发性疾病的具体情况，可以选择化疗、靶向治疗、内分泌治疗、免疫治疗、抗溶骨治疗等多种治疗方法。此外，对于不再需要进行全身系统治疗的患者，积极定期复查，及时发现疾病复发进展征象，尽早处理，也是肿瘤患者获得长期生存的重要保证。

编后语

> 骨转移是肿瘤晚期的常见并发症，不仅给患者带来身心上的巨大痛苦，也对其家庭和社会造成沉重的负担。但是出现骨转移并不等于无药可治，当前，通过放疗、药物治疗、手术治疗等多种治疗方法的综合应用，配合原发性肿瘤的治疗，已经可以很好地缓解患者的症状，提高患者的生存质量，延长患者的生存期甚至实现临床治愈。随着现代医学的不断发展，我们相信，肿瘤骨转移的治疗在未来一定会有新的突破，实现肿瘤骨转移的慢病管理。

肿瘤能被"饿死"？
发物不能吃？

真相大揭秘

肿瘤中心　杨盛力
临床营养科　吴艳
肿瘤中心　胡建莉

生活中，我们常会谈癌色变，如果被诊断出恶性肿瘤，或者诊断书上出现了"癌"字，也会让人备感恐惧。而肿瘤患者一旦确诊，就可能要面对手术、放疗、化疗……诸多的抗肿瘤手段对患者来说也是一个又一个沉重的打击，而患者为了更好地保证自己的免疫力，更有效地对抗肿瘤，费尽了心思，却不小心踩了一个又一个的"坑"。

1 误区一:"饿死"肿瘤

不少肿瘤患者担心充足的营养会促进肿瘤细胞生长,甚至有人想通过少吃甚至不吃来断掉肿瘤的"活路"。然而,这一举动并不明智。没有证据表明营养支持会促进肿瘤细胞生长。不给机体补充营养,正常细胞就不能发挥生理功能,而肿瘤细胞仍然会掠夺正常细胞的营养,结果饿死的只能是患者本人。"饥饿疗法"不仅饿不死肿瘤细胞,还会造成机体营养不良,影响机体正常细胞的功能,造成体能及免疫力下降,导致疾病加速恶化。

肿瘤患者应该加强营养,增强抵抗力,配合放化疗和手术,联合对抗肿瘤。营养状况好的患者在对治疗的耐受性和预后方面都明显优于营养不良的患者。

▼目前没有证据表明"发物"会导致肿瘤恶化

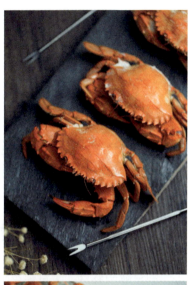

2 误区二:肿瘤患者不能吃发物

有些肿瘤患者忌口,不吃或很少吃所谓的发物,以至于过分忌口而人为导致营养不良。发物是中医特有的一个概念,现代医学对发物并未形成统一观点,比较公认的发物包括虾、蟹、无鳞鱼、鸡、羊肉、牛肉等。目前没有证据表明发物会导致肿瘤恶化。而且常见的发物往往是高蛋白食物,盲目忌口的患者很容易出现蛋白质摄入不足的情况。

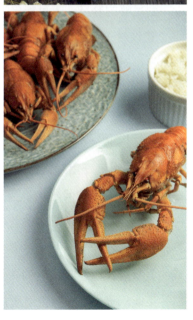

建议对于有争议的食物可咨询医生或营养医师，在医生或营养医师的指导下根据疾病的不同阶段合理选择食物。

▼肿瘤患者不能只靠喝汤补充营养

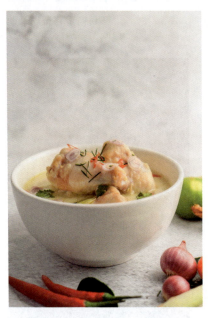

3 误区三：吃肉不如喝汤，就靠喝汤补充营养

有俗话说"吃肉不如喝汤"，不少患者为了补充营养而不停喝汤。在病房里经常见到家属给患者炖的各种汤，然后患者喝汤，家属吃"渣"。事实上，汤中95%的成分是水，营养价值真没有大家想象的那么高。以鸡汤和鸡肉为例，100克鸡汤中蛋白质不足2克，而100克鸡肉中的蛋白质可达到20克以上，要想补充同等质量鸡肉所含的蛋白质，必须喝掉大量的鸡汤，这样营养还没得到足够的补充，人可能先喝撑了……

建议对于能正常进食的患者，在保证正常饮食的基础上将汤水作为辅助，但是对于进食量不足的患者，可不能天天只靠喝汤补营养，这样只会加重营养不良。

4 误区四：输注白蛋白补充营养

肿瘤患者在治疗过程中往往食欲欠佳，不少患者寄希望于输注白蛋白解决营养不良的问题。事实上，白蛋白并不是一种营养制剂，输注外源性白蛋白也不能改善患者的营养状况。从代谢的角度看，以白蛋白作为营养补充也并不恰当。白蛋白的半衰期约为21天，人体仅能利用它降解而成的氨基酸，而当日输入的白蛋白并不能发挥营养作用。输注外源性白蛋白并不能从根本上改善蛋白质供应不足所导致的营养问题。

（1）肿瘤患者到底应该怎么吃？

身体的良好运转需要健康的饮食。尤其是肿瘤患者，随着手术、放化疗等治疗的进行，出现消瘦、低蛋白血症、白细胞减少等症状，更需要加强营养。肿瘤患者真正应该遵循的膳食原则是均衡膳食。

（2）营养充足，合理摄入

肿瘤是一种高消耗疾病，肿瘤患者比普通人需要更多的热量及蛋白质。在均衡营养、食物多样化的同时，应保证优质蛋白质类食物的摄入。高蛋白食物的摄入若无法保证，建议补充乳清蛋白粉以保证蛋白质的摄入，同时可以服用复合维生素、矿物质制剂以弥补食物品种单一、蔬果摄入不足引起的维生素和矿物质缺乏。

（3）少食多餐，增加摄入

不少肿瘤患者经过抗肿瘤治疗后往往食欲欠佳，为了保证充足的进食，建议不要拘泥于一日三餐，可以多吃几餐，保证摄入量的同时不给消化道增加过多的负担。

（4）合理烹调，调整食物性状

肿瘤患者往往因为疾病、治疗等原因出现吞咽障碍或消化欠佳的情况，应该根据病情，将食物加工成不同的性状（黏度、硬度、体积等特性），小口小口慢慢进食，避免呛咳。例如，软食可选择馒头、软米饭、蒸鱼、肉丸、

▼肿瘤患者可进食软食、半流食

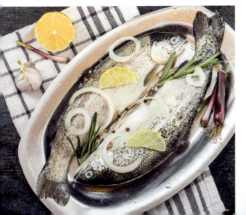
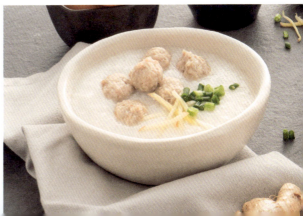

南瓜、冬瓜、薯类等；半流食可选择稠粥、细面条、芝麻糊、藕粉、豆腐、蛋花汤、肉泥、菜泥等。

（5）口服营养补充

对于自然膳食不能满足能量和营养素需求的患者，建议在医生和临床营养师的指导下予以口服营养补充，摄入国家批准注册的肠内营养剂或特殊医学用途配方食品。这类制剂能量及营养素密度高，同样体积能够给肿瘤患者提供更加均衡、足量的营养。

（6）肠内营养甚至肠外营养

经口进食不足或无法经口进食的患者，往往病情较重，可能合并多器官损伤，需要多学科诊疗，根据患者情况制定个体化的营养方案，给予肠内营养甚至肠外营养补充。

编后语

"造谣一张嘴，辟谣跑断腿。"有时看似轻描淡写的几句传言，就可能让患者一不小心耽误最佳治疗时机。肿瘤的防治过程也是一个与各种错误认知作斗争的过程，只有看清楚肿瘤的真实面目，才能有效预防、科学治疗，为患者争取最佳的生存期和生存质量。

看到食物就想吐？

如何改善肿瘤患者的食欲？

第一临床学院　余雅洁
临床营养科　吴艳
肿瘤中心　杨盛力

　　肿瘤患者在治疗过程中常常会出现疲劳、厌食（食欲减退）、疼痛三大症状。在新确诊的肿瘤患者中，有50%的患者会出现食欲不振、胃口不佳，导致营养缺失，影响肿瘤患者的生存率。

　　如何改善肿瘤患者的食欲？如何应对出现的不适症状？协和专家给大家支招。

1 食欲不振的四个原因

肿瘤患者之所以会出现食欲不振，主要原因包括以下几个方面：

肿瘤本身及肿瘤治疗所造成的进食障碍或厌食。肿瘤本身的因素如上消化道梗阻、肠梗阻、大量浆膜腔积液等可引起胃肠道功能紊乱。与肿瘤相关的不良症状如疼痛、呼吸困难、严重失眠、神经紧张、情绪低落等，可使患者出现食欲下降、恶心等表现。各种肿瘤治疗的不良反应如放化疗过程中出现的恶心、呕吐、腹泻、口干等也会引起食欲下降。

肿瘤细胞消耗营养。肿瘤细胞增殖过程中会消耗宿主（患者）的大量能量和营养，并引发锌、铁、维生素A、维生素C等各种营养素的缺乏。这些营养素的缺乏会导致患者出现乏力、食欲不振、免疫力下降等问题。

肿瘤影响机体分泌生物活性物质，干扰食欲调节。肿瘤本身及肿瘤引起的代谢异常，可向循环系统释放引起厌食的活性物质，例如肿瘤坏死因子-α、白介素-6、白介素-1、干扰素、5-羟色胺、乳酸、酮体等，导致患者食欲不振。

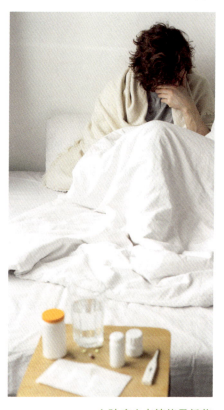
▲肿瘤患者情绪易低落

心理因素与习得性厌食。肿瘤患者的食欲受焦虑、恐惧、精神过度紧张等心理因素的影响。"习得性厌食"是患者在诊疗中产生不适或疾病引起痛苦时，对当时的食物产生条件反射，进而出现厌恶食物的症状。

2 提振食欲有办法

食欲作为一种主观感受,可以刺激机体摄入食物,为机体补充必要的能量和营养素。食欲不振包括没有饥饿感、吃饭没有味道、身体消瘦等症状。肿瘤是一种消耗性疾病,患者要保证充足的营养,才能耐受一系列肿瘤治疗。肿瘤患者可以通过药物治疗、中医疗法、运动干预、心理干预等方法来改善食欲。

(1) 药物治疗

◆ **孕激素类药物和糖皮质激素类药物**。醋酸甲羟孕酮片常用来治疗妇科疾病,但也并不局限于妇科使用。这些药物可以用于提升肿瘤患者的食欲,但用量不同,所产生的药效不同,因此使用前一定要咨询医生。激素类药物短期使用,也有很好的提振食欲的作用,但是要注意避开药物的副作用。

◆ **胃肠道动力药**。多潘立酮、莫沙必利、盐酸伊托必利、马来酸曲美布汀等可以促进肠胃蠕动,改善消化功能。

◆ **口服营养剂**。锌是维持和修复味蕾的重要元素。锌可以促进味觉蛋白的合成,可增加唾液中的钙浓度。生姜中含有6-姜辣素、锌和姜酚等有

▼生姜中的有效化学成分在减少化疗引起的恶心等方面有疗效

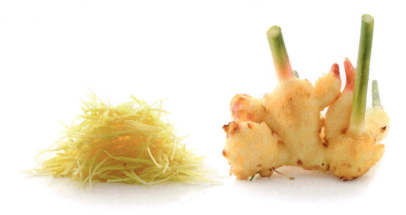

效化学成分，在减少化疗引起的恶心、妊娠剧吐和术后恶心等方面有疗效。鱼油中所含的多种不饱和脂肪酸能够干扰炎性细胞因子的合成，因此对癌性厌食有治疗作用。

（2）中医疗法

药膳可起到"温脾健胃，降气止逆"的作用，比较适合提振食欲的药膳有饴糖姜枣汤、蜂蜜鸡蛋羹、黄芪内金粥等。

◆ 饴糖姜枣汤的食材包括饴糖、生姜、红枣。制作时只需将洗净的红枣、姜片放入锅中加水煮沸，然后加入饴糖，等到饴糖融化即可。如果存在腹胀、呕吐的症状，或同时合并糖尿病，则不宜服用。

◆ 蜂蜜鸡蛋羹的食材包括蜂蜜、鸡蛋。蜂蜜性平，有养脾除烦之效。制作时将鸡蛋打散后加入蜂蜜搅拌调匀，然后蒸熟即可。如果存在泄泻的症状，则不可服用。

◆ 黄芪内金粥的食材包括黄芪、薏米、赤小豆、焦山楂、鸡内金粉、金橘饼、糯米等。诸食材合用可补气健脾、行气消食。制作时将黄芪加水煮熟，之后取汁加入薏米等食材熬煮成粥，再加入鸡内金粉即可。

（3）运动干预

运动可以加快身体的新陈代谢，促进饥饿感的产生。但是需要注意，过度的运动会降低身体抵抗力。肿瘤患者比较适宜

▼肿瘤患者可进食药膳，提振食欲

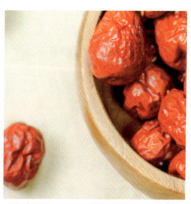
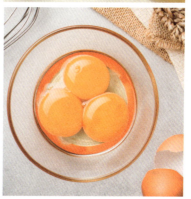
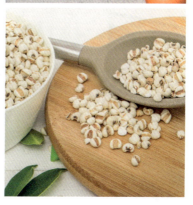

的运动形式是散步、打太极拳、快步走等。

（4）心理干预

心情不好，胃口就不好，肿瘤患者更是如此。患者应树立战胜疾病的信心，积极配合治疗，这对改善食欲也有帮助。

3 如何应对常见不适？

（1）易饱、恶心

患者充分了解进食及营养的重要性后，宜在身体较舒适时多进食，例如在化疗之前或两次化疗之间多进食。患者应少食多餐（每隔 1~2 小时可吃少量食物），勿过饱。当感到饥饿时，可以随时进食，应提前预备可供随时进食的食物。用餐前可使用控制症状的药物，例如镇痛药、止吐药等。

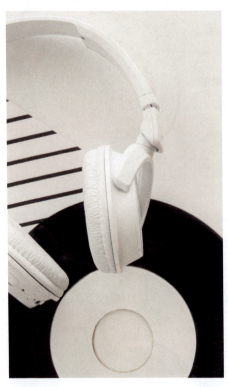

患者可优先食用高营养浓度并且自己喜爱的食物。正餐时间可以吃固体食物，茶歇时间可补充有营养的液体食物，以免出现饱胀感。避免食用易引起恶心的食物，例如油腻、过甜、辛辣的食物。避免在高温、通风不良、有油烟的环境中进食。使用喜爱的餐具，布置漂亮的餐桌，听音乐或观看有趣的电视节目，轻松愉悦的用餐情绪可明显改善食欲。

◀ 听音乐可明显改善食欲

（2）味觉或嗅觉异常

接受放疗、化疗的患者可能发生味觉或嗅觉的变化，对食物产生反感，影响正常进食。此时应尽量选择色香味俱全的食物，可以用其他富含蛋白质的食物取代肉类，但要注意避免腥味，可以使用调味料改变食物的风味。

（3）口干

食用较甜或较酸的食物可促进唾液的分泌，但口腔疼痛、肿胀的患者慎用。选择质地松软的食物以利吞咽，也可将食物拌入汤汁，或者改变烹饪方式，例如使用勾芡、蒸煮、煲汤等烹饪方式。患者应小口进食，并充分咀嚼；每日摄入足量的水，小口喝水以湿润口腔黏膜。若口干症状严重且出现肿胀疼痛，可遵医嘱使用保护口腔黏膜的药物。

（4）黏膜发炎、口腔疼痛

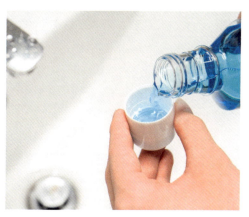
▼肿瘤患者可经常漱口，以保持口腔卫生

患者应选择质地软嫩、易于咀嚼且细碎的食物，避免刺激性饮食。若饭后存在胃灼热，应尝试饭后 1 小时内保持站姿或坐姿。为保持口腔卫生，需经常漱口，去除口腔及牙齿上的食物残渣，或遵医嘱使用漱口水，以促进伤口愈合。如果想减少食物触碰伤口，患者可使用吸管摄取流质食物。

编后语

味同嚼蜡，食之无味？化疗后的食欲不振令患者及其家属束手无策、百般无奈。不要着急，通过药物治疗、中医疗法、运动干预、心理干预等多种方法综合干预，定可拨云见日，提高食欲，助力康复。

肿瘤患者如何科学运动?

这份科学运动指南请收好

肿瘤中心 罗飞 刘红利

被诊断为恶性肿瘤后,患者会提出各种疑问,而运动健身是大家较关注的一个方面。肿瘤患者能运动健身吗?会影响治疗和康复吗?肿瘤患者如果运动,需要注意些什么呢?协和专家就和大家聊一聊肿瘤患者该如何科学运动。

人们很早就发现，运动和肿瘤的发生与发展之间有着千丝万缕的联系。科学研究表明，全球约 25% 的肿瘤发生与超重和长期不运动的生活方式有关，只需要规律的中等强度运动，就能显著降低肿瘤发生率。

而许多肿瘤患者会对运动这件事情比较抵触，担心自己不能承受运动的强度和负荷，或者运动会刺激肿瘤细胞的生长和扩散。其实，这些担忧是没有必要的。事实上，运动对于肿瘤患者来说，不仅是安全的，而且是有益的。

1 运动对于肿瘤患者有哪些益处？

运动对于肿瘤患者的益处有：

- ◆ 加速患者术后身体机能的恢复，降低患者出现功能障碍的风险。
- ◆ 改善患者放化疗引起的不良反应，例如免疫力下降、肿瘤相关性疲劳等。
- ◆ 降低肿瘤复发的风险，改善患者的生存状态。
- ◆ 预防长期卧床导致的相关并发症，例如关节僵硬、肌肉萎缩、便秘、压疮等。
- ◆ 调节患者内分泌和代谢水平，改善精神状态。

2 肿瘤患者该如何开展运动？

（1）适当的强度

从强度相对较小的运动开始，例如散步、瑜伽、太极、爬楼梯，都是简单易行的运动方式。患者根据自己的情况逐渐增加运动量和难度，但不要过度劳累或损伤自己。

▼肿瘤患者可选择散步等简单易行的运动方式

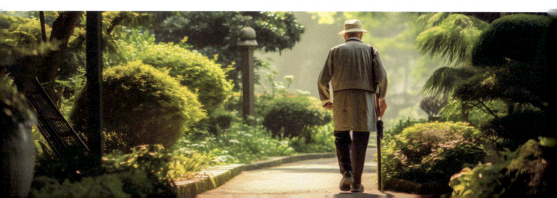

（2）适当的频率

运动的频率也是很重要的。开始时可以慢一些，时间短一些（10～15 分钟），步调要放松，以免受伤，适应后再逐渐加大运动的频率。

患者可通过不同类型的运动增加运动总时长。例如，每周 5 天，每天快走 30 分钟（这样一周就进行了 150 分钟的有氧锻炼）；也可以每天游泳 25 分钟，每周 3 天（这样一周就进行了 75 分钟的高强度有氧运动）。如果时间受到限制，可以将一次 30 分钟快走拆分为两次 15 分钟或三次 10 分钟，效果与一次 30 分钟的效果一样。

▼肿瘤患者可以选择游泳锻炼

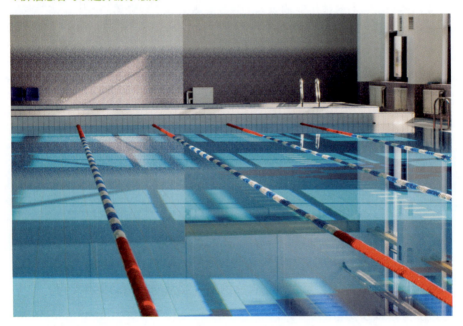

（3）适当的方式

选择自己感兴趣的运动项目，锻炼的同时可以带来愉悦感。行动不便或长期卧床的患者，需要在家人的帮助下在床上做一些简单的四肢运动，例如抬抬胳膊、动动腿脚等，以运动后少许出汗为宜。

在此推荐一套"科学健身法",不需要器械,不需要外出,宅在家里就可以运动起来了。患者可以根据个人的实际情况进行合理的运动。

◆四向点头:放松颈部肌肉,改善肩颈部不适。
　　四向把头点,锻炼颈和肩,
　　动作很简单,贵在每天练。

◆懒猫弓背:提高胸椎灵活性,改善肩背不适,预防和延缓肩部、腰部劳损。
手扶椅背弓弓背,拉抻脊柱背不累,
像只猫咪伸懒腰,肩背放松不疲惫。

◆壁虎爬行:提高核心稳定性,改善协调性,强化上肢力量,缓解肩颈部紧张。
身体稳定向前压,双手扶墙往上爬,
上下重复需多次,配合呼吸练肩胛。

◆靠墙天使:提高肩部灵活性和肩胛稳定性,缓解肩颈部紧张。
　　背部紧靠墙壁,外展打开双臂,
　　贴墙缓缓而上,徐徐回到原状。

◆坐姿收腿:提高核心力量,提高身体控制能力。
坐稳椅子身不晃,双手扶在椅面上,
屈膝收腹腿并拢,保持两秒回原状。

◆侧向伸展:拉伸躯干侧面肌肉,改善肩颈部和腰部紧张。
双手上举两交叉,身体侧弯向旁拉,
左右交替做伸展,松解腰部顶呱呱。

◆"4"字拉伸:拉伸臀部肌肉,提高髋关节灵活性,缓解腰部紧张。
单腿"4"字往上翘,保持姿势固定脚,
身体前压深呼吸,经常练习腰胯好。

◆左右互搏:提高髋关节稳定性,强化内收肌力量,提高上肢力量。
单腿站姿抓脚面,腿在躯干靠后点,
降低难度扶椅背,缓解腰部紧和酸。

◆对椅顶膝:提高膝关节灵活性,改善步态,缓解下肢紧张。
双手扶壁分腿立,前脚距墙两分米,
脚跟不动缓顶膝,保持拉伸多受益。

◆足踝绕环:提高踝关节灵活性和力量,缓解下肢紧张。
保持脊柱正当中,稳定身体不晃动,
转动脚踝内外侧,练习过程无疼痛。

◆单腿拾物:提高身体平衡与稳定能力,防止跌倒,缓解下肢紧张。
手扶椅背单腿站,膝盖微屈一点点,
身体前倾像拾物,稳稳控制防跌绊。

◆触椅下蹲:提高下肢力量和稳定性,提高核心稳定性。
双脚与肩同宽站,向后下蹲屈膝慢,
双手向前水平伸,触椅站立重复练。

此外，肿瘤患者还可以通过做家务、跳广场舞、跳绳、踢毽子等"碎片化健身"方式来保证每天的运动量。

3 温馨提示

肿瘤患者在运动时，需要谨记以下事项，避免不当运动导致的损伤：

★ 运动前热身放松、运动时及时补充水分，保证充足的营养和休息，预防运动损伤；
★ 有骨质疏松、骨转移或正在接受激素治疗的患者尤其要避免骨折风险；
★ 严重贫血患者除了日常生活活动外，不建议进行其他运动；
★ 白细胞减少的患者应该避免去公共健身房和公共游泳池，防止感染；
★ 出现严重乏力、疲劳的患者建议每天仅做 10 分钟的低强度运动；
★ 存在造口的患者在运动前应清空造口袋，避免仰卧起坐等导致腹压过大的运动；
★ 监测运动情况和反应，遵医嘱调整和优化运动计划，出现不适及时停止运动。

编后语

运动是生命的火花，即使身处困境之中，也能点燃希望之灯。运动是治愈心灵的良药，也是恢复身体的法宝。患者可在专业医生的指导下，制订适合自己的运动计划，每一次迈步都是在塑造一个更健康的自我，每一滴汗水都将成为战胜疾病的有力武器。

肿瘤患者睡不着怎么办？

专家来支招

肿瘤中心　郭艳　周文艳　王嘉

肿瘤相关性失眠指肿瘤患者的睡眠时间不足和（或）睡眠质量不佳，难以满足机体的正常需求，从而导致机体生理和（或）心理状态异常的一种睡眠紊乱。相关研究表明，失眠在肿瘤患者中的发生率高达52.6%~67.4%。协和专家为睡不着的肿瘤患者支招。

1 肿瘤相关性失眠不会凭空出现

导致肿瘤相关性失眠的因素主要有三类。

首先,环境因素。肿瘤患者因需反复住院诊治,睡眠环境改变导致不适应,病房环境嘈杂时睡眠受到严重影响。

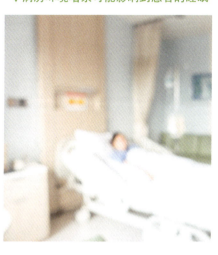
▼病房环境嘈杂可能影响到患者的睡眠

其次,病情及用药因素。这类因素又分为三种:激素水平改变,可能是肿瘤本身侵袭导致的,亦可能是疾病治疗过程中使用激素类药物导致的;疾病本身导致机体心肺功能不全、疼痛、疲乏等;肿瘤治疗导致皮肤瘙痒、口干舌燥、恶心呕吐等不适症状。

再次,情绪因素。肿瘤患者由于疾病治疗、病情预后、医疗费用等,易产生焦虑、抑郁等不良情绪,导致患者的自主神经功能紊乱,破坏了催眠系统和唤醒系统之间的平衡,使唤醒系统处于兴奋状态,从而导致失眠。

2 应对肿瘤相关性失眠有高招

(1)创造良好的睡眠环境,养成良好的睡眠习惯

保持房间安静、温度舒适,临睡前限制液体摄入量,睡前3小时内避免进食过多。

(2)调节不良情绪

别带着烦恼入睡,及时表达和疏解情绪。可通过正念减压疗法、认知行为干预疗法等协助入眠。

（3）适当运动

体力允许时，进行有规律的有氧运动，例如步行、练习八段锦。八段锦从动作来看，既有上下方向的两手托天理三焦、调理脾胃须单举，又有左右方向的左右开弓似射雕，亦有前后动作的五劳七伤往后瞧等。以其功理功用论之，八段锦通过肢体的牵拉伸展，可推动经络气血运行。八段锦前后、上下、左右活动，均为调节阴阳平衡的外在动作，阴阳平衡、脏腑和谐则得以入寐，改善失眠症状。

（4）控制病情和不适症状

积极配合治疗控制病情，出现不适症状，及时就医处置，必要时服用药物治疗。

（5）采用中医疗法

从中医角度来看，失眠分虚证和实证，虚证包括心脾两虚证、心肾不交证、心胆气虚证；实证有肝火扰心证和痰热扰心证。有研究显示，中药方剂如甘麦大枣汤、酸枣仁汤、归脾汤等对肿瘤相关性失眠患者有较好的改善作用。另外，也有文献显示中医的穴位按摩、中药浴足、针灸等在肿瘤相关性失眠的治疗中表现出了良好的效果。

（6）其他

其他方法包括睡前冥想、听轻音乐、芳香疗法等。芳香类药物有镇静

▼芳香疗法有助于改善睡眠质量

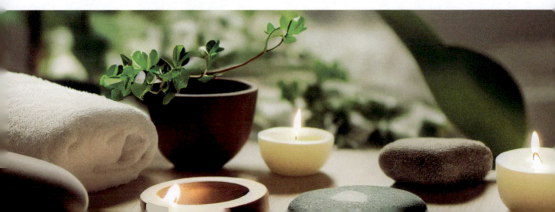

催眠的效果，可有效改善睡眠质量，且芳香疗法可缓解失眠患者负性情绪，达到助眠的效果。芳香疗法治疗失眠的机制可能与嗅觉通路有关。芳香分子经鼻黏膜进入体内，与嗅觉神经元上的 G 蛋白偶联受体特异性结合，诱发嗅觉感受器电位，再经过神经元及皮质传导，最后到达海马区。此外，嗅觉对睡眠的调控可能还与脑干网状结构或大脑边缘系统有关。边缘系统与人类情绪以及睡眠息息相关，具有调节情绪和睡眠的作用。芳香疗法包括香薰法、香囊佩戴法、香枕法、吸嗅法等。吸嗅法的具体操作方法：将一滴薰衣草精油滴在掌心，搓揉双掌后，将手掌摊平，掌心捂住鼻子，四指则盖住眼部，用力但缓缓地深呼吸 6 次，安神助睡眠。

编后语

在这个快节奏、高压力的现代社会，失眠仿佛成了一种流行病，而肿瘤相关性失眠更是给正在与病魔抗争的患者带来了额外的困扰。面对肿瘤相关性失眠，不必恐惧，因为有很多方法可以帮助你重新回到甜美的梦乡。从调整睡眠环境到释放情绪，从适当运动到中医调理，每一种方法都像驱散失眠阴霾的明灯。希望这些小贴士能为你带去一丝温暖和安慰，帮助你拥有更好的睡眠质量。愿每一个夜晚，你都能与星辰共眠，与美梦相拥。晚安，好梦！

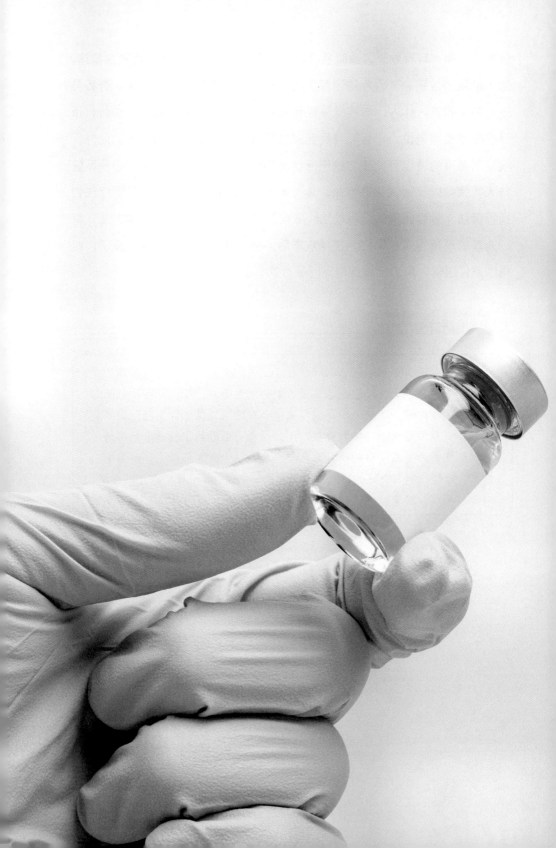

五 预防篇

如何科学预防肿瘤

口腔溃疡会致癌?

这六类症状要重视

肿瘤中心　彭纲　杨盛力　王晓慧

近年来,因嚼槟榔而患口腔癌的人不断增加。槟榔是如何致癌的?口腔癌有哪些特征?如何预防口腔癌?听听协和专家怎么说。

1 什么是口腔癌？

口腔癌是指发生在口腔的恶性肿瘤的总称，主要发于口腔黏膜。一般来说，口腔癌好发部位包括舌、牙龈、口底、腭部、上颌窦等。

数据显示，我国每年的口腔癌新发病例为 4.8 万，死亡病例近万。因此，早预防、早发现、早治疗，掌握口腔癌的相关知识尤为重要。

2 口腔癌的早期症状是什么？

（1）溃疡不愈

一般的口腔溃疡是自愈性的（通常在 2 周以内可以愈合），如果溃疡超过两周不愈合，就需要找口腔专科医生检查，必要时通过活检来诊断。

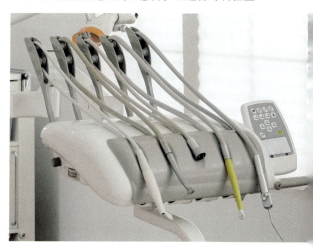

▼口腔溃疡超过两周不愈合，须进行专科检查

（2）口腔斑块

口腔黏膜变硬，出现白色或红色斑块，特别是红斑，属于癌前病变。

（3）颈部肿大

口腔癌多先向附近的颈部淋巴结转移，如突然出现颈部淋巴结肿大，也需检查口腔部位。

（4）张口受限

突然出现的舌、唇、上下颌麻木，由此导致舌头运动受限、吞咽困难等症状。

3 嚼槟榔为何会导致口腔癌？

槟榔致癌的路径是这样的：首先，在长时间咀嚼槟榔的同时，口腔黏膜局部外伤和黏膜损伤，引起口腔黏膜下纤维化和口腔白斑，已经属于癌前病变的范畴。其次，槟榔中的多种活性成分和代谢产物有细胞毒性、遗传毒性甚至可以直接致癌，例如槟榔碱、槟榔鞣质、亚硝胺、活性氧等。

总的来说，嚼槟榔致癌一方面是物理性的，另一方面是化学性的，反复刺激的过程既漫长又隐蔽，因此很多人无法感知，并且不相信嚼槟榔带来的严重后果，因而不戒断槟榔。

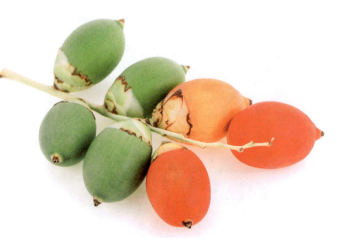
▲长期嚼槟榔可能诱发口腔癌

4 哪些因素会导致口腔癌？

（1）抽烟喝酒

长期抽烟易引起口腔炎症，有些人的嘴里会有白斑，称为烟白斑，这种白斑有可能转变成鳞状细胞癌。烟草中含有的尼古丁、焦油、苯并芘会破坏口腔黏膜中的保护黏膜和抗癌的抗氧化分子。酒精有很大的刺激性，经常喝酒，尤其是高度白酒，容易灼伤口腔黏膜和舌部，使其发生增生，进而发生癌变。

（2）病毒感染

研究发现，HPV 特别是 HPV16 和 HPV18，与口腔癌有直接关系。

（3）口腔卫生不良

口腔内有残根、残冠，佩戴不适的假牙、牙套，长期刺激口腔黏膜，加上刷牙的次数、时间、时机掌握不好，口腔卫生差，长期下来形成牙菌斑、牙龈斑等，导致口腔内长期滋生各种病原菌，为致癌物质亚硝胺及其前体的形成创造了条件，促进了口腔癌的发生。

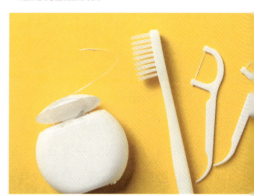

▼预防口腔癌，应注意口腔卫生，避免刺激性饮食

（4）口腔癌家族史

口腔癌有一定的遗传性。如果家族中有口腔癌患者，患口腔癌的概率将高于正常人。因此，如果家族中有口腔癌患者，就必须密切关注口腔健康，保持口腔卫生。

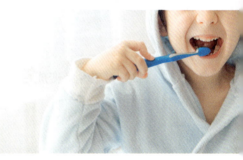

（5）刺激性饮食

长期频繁进食辛辣等刺激性食物，容易造成口腔黏膜破损，当口腔黏膜反复破损时，黏膜在多次修复的过程中一旦发生基因变异，那么就有可能演变成口腔癌。

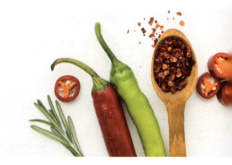

（6）缺乏维生素 A

维生素 A 对口腔黏膜上皮状态的正常维持起到一定的作用，缺乏维生素 A 可引起口腔黏膜上皮增厚，进而诱发癌变。

5 如何治疗与预防口腔癌?

对于早期口腔癌,手术可以达到根治的目的,而中晚期口腔癌常发生淋巴结转移,很难根治,术后也有复发的风险。但是不同于内脏器官,口腔是暴露的,因而在大多数情况下,我们可以做到早发现、早治疗,口腔有"破、斑、硬、松、肿、麻"等症状的人,千万不能忽视,要速速就医。

(1)破

一般性的口腔溃疡病程不超过2周,如果烧灼感、疼痛等症状超过2周仍未见好转迹象,需警惕口腔癌的可能。口腔癌通常表现为溃疡的形式,四周边缘隆起,中央凹凸不平,并有坏死组织覆盖,典型者为"菜花状"。口腔癌早期一般无痛或仅有局部异常摩擦感,溃破后疼痛较为明显。肿瘤若进一步侵犯神经及周围组织,可引发耳痛、咽喉痛或牙痛。

(2)斑

口腔黏膜颜色变成白色、褐色或黑色,尤其是口腔黏膜变粗糙、变厚或呈硬结,出现不明红斑、白斑或黑色的溃疡性斑块。

(3)硬

当肿瘤波及咀嚼肌或者神经时,口腔黏膜逐渐变硬、紧,出现张口受限、说话困难,甚至出现吞咽困难。

▼出现口腔不适,应尽早就医

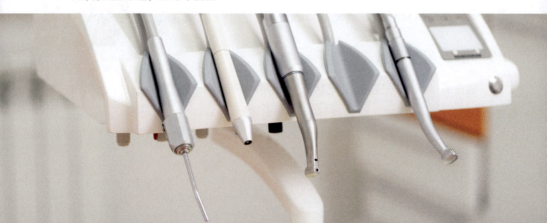

（4）松

牙齿松动，经口腔科检查后，排除牙周病引起的牙齿松动、脱落、咬合不均，尤其是单个牙或范围局限的牙齿松动，伴有周围牙龈糜烂，或者松动牙脱落或拔除后拔牙创口经久不愈者需高度重视，警惕牙龈癌、中央性颌骨癌波及牙槽骨。

（5）肿

脸部或颈部出现肿块或两侧不对称。随着病情的发展，口腔癌侵犯淋巴通道后肿瘤细胞会向颈部淋巴结转移，如出现转移病灶，多表现为颈部肿大的包块。因此，颈部淋巴结如突然肿大，需及时进行口腔检查。

（6）麻

肿瘤侵犯感觉神经时会导致疼痛或感觉异常，侵犯舌神经时会导致舌麻木，侵犯下牙槽神经时会导致下唇麻木，侵犯眶下神经时会导致眶下区皮肤麻木。

编后语

> 爱嚼槟榔危害大，口腔得癌真可怕。
> 别着急，别担心，自筛自查用点心。
> 斑块溃疡老不好，颈子肿大医院跑。
> 张嘴受限难吞咽，快快医院验一验。
> 怎么预防和改变，烟酒槟榔离远点。
> 再去自查家族史，早点发现早点治。
> 辛辣烫嘴别急吞，多点清淡少高温。

精油按摩可以丰胸？

一次说清乳腺那些事

甲状腺乳腺外科　张波

　　研究表明情绪波动大、负面情绪多，易引发各种疾病，例如乳腺疾病。近年来乳腺疾病特别是乳腺癌呈现年轻化的趋势，女性也越来越关注自己"胸部"的问题，各种健胸秘法、坊间谣言四起。

　　如何正确自查乳房？乳腺癌患者一定要切除双乳吗？平时该如何保护乳房呢？协和专家为大家破除谣言，教大家辨别胸部的坨子是"好"是"坏"。

1 精油按摩乳房可以丰胸健乳?

> 问：医生，我听说经常做精油按摩不但可以丰胸，还能够预防乳腺癌，这是真的吗?
>
> 答：不是。精油按摩不但不能起到丰胸健乳的作用，还可能破坏体内雌激素平衡，容易增加乳腺炎、乳腺癌等乳腺疾病的发病风险，给乳房健康带来隐患。

腺体的发育高峰分别在青春期和哺乳期。过了青春期后，乳房的大小就基本定型了，胸部按摩并不能起到再次促进腺体发育的作用。

许多丰胸精油为了"达到疗效"，在精油里人为添加大量雌激素，长期使用会使雌激素水平绝对或相对升高，导致内分泌失调，一定程度上增加了患乳腺癌的风险。

此外，不少美容美体机构号称精油按摩可疏通乳管，治疗乳腺增生，消除乳房肿块，这是没有科学依据的。正确的按摩对乳房没有坏处，但美容美体机构的精油产品质量良莠不齐，按摩手法不一，不要随便尝试。按摩手法不当可能损伤输乳管，对于患有乳腺导管扩张症的女性，她们的输乳管和外界相通，按摩时精油携带的细菌很有可能渗入输乳管深部，引起炎症。

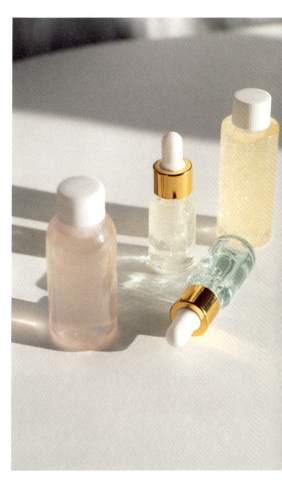

▲精油按摩不当可能引起炎症

2 隆胸会诱发乳腺癌?

> 问:医生,我看到新闻上有个女孩子隆胸之后得了乳腺癌,是不是隆胸会引发乳腺癌呀?
> 答:不是。目前,还没有任何证据表明正规的隆胸手术会增加乳腺癌的发病风险。只要在正规的医院用安全可靠的假体或自体脂肪进行隆胸,一般没有问题。

假体隆胸和自体脂肪隆胸是目前两种安全的手术隆胸方式,即通过向乳房内放入假体填充物或注射自身脂肪达到丰胸的目的。

3 乳房内长坨子就是乳腺癌?

> 问:医生,我摸着我的胸部感觉里面有几个小坨子,硬硬的,我是不是得乳腺癌了?
> 答:不一定。乳房里长小硬块的原因很多,并不一定是乳腺癌。

现在,女性的防癌意识大大提高,有事没事摸一下胸,发现乳房里有几个小硬块时就慌慌张张跑到医院做个乳腺B超,结果发现报告单上写着"乳腺结节"。那么,乳腺结节是什么?是乳腺癌吗?

事实上,医生用手触摸或使用B超检查乳房时,无法精准地判断乳房里的肿块到底是什么,这些肿块被统称为"乳腺结节"。像乳腺囊性增生病、乳腺纤维腺瘤、导管内乳头状瘤和恶性肿瘤都有可能被描述为乳腺结节。乳腺囊性增生病是临床常见的女性乳腺良性疾病,乳腺纤维腺瘤是常见的乳腺良性肿瘤,非炎非癌,不必紧张。

4 如何判断乳房肿块是良性还是恶性的?

乳房肿块一般无自觉症状,对于可摸到的肿块,其良恶性判断可依据肿块的生长速度,触诊时肿块边界、质地、活动度等,并结合相应的影像学或组织学检查（例如穿刺等）结果判断。对于小的或长在乳房深面、触摸不到的肿块，可通过影像学检查来判断。

乳腺纤维腺瘤可单发也可多发，肿块增长缓慢，边界清楚，似硬橡皮球的弹性感，可以很顺畅地滑动。乳腺纤维腺瘤的表面皮肤可能光滑得像个球，也可能似哑铃状或者长条棍棒状。

乳腺囊性增生病最典型的症状是月经期来临之前会感到乳房胀痛，在单侧或双侧乳房可摸到一个或多个大小不等的肿块，质韧而不硬，边界不清，活动度好，月经期后疼痛减轻或消失，肿块缩小或不见。

乳腺癌大多是单发的，质硬，边缘不规则，表面欠光滑，也可出现乳头溢液、皮肤改变、腋窝淋巴结肿大等症状。

5 如何选择乳腺影像学检查方式？

乳腺影像学检查主要包括超声检查、X射线（钼靶摄片）检查以及MRI检查。对于绝大多数人，年龄在40岁以上才需要进行每年一次或者每两年一次的常规乳腺癌筛查，这种筛查选择超声检查、X射线检查或X射线检查结合超声检查即可；对于少数人，不可判断的病灶可以加入MRI检查。

乳腺癌高危人群（包括一、二级亲属有乳腺癌或卵巢癌病史者，一级

▼乳腺影像学检查可按需选择

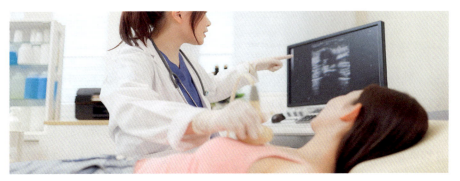

亲属或自身已知携带 *BRCA1/2* 基因致病性突变者，过往诊断有不典型增生者，30 岁前接受过胸部放疗者等）则需要通过更早（早于 40 岁）、更高频率（半年一次）、更准确的（推荐乳腺 MRI 检查）影像学检查来进行更精准的乳腺癌筛查。

6 如何正确地自查乳房？

从一个细胞发生癌变，到长至直径 1 厘米，可能需要数月甚至数年时间，定期检查是预防乳腺癌的最好措施，女性要了解、学会观察乳房，建议从 20 岁起定期自查乳房。乳房自查一般在月经期后 7～14 天进行。

自查方法：一看、二触、三卧、四拧

一看：面对镜子，双臂下垂，仔细观察两侧乳房大小是否对称，外观有无差异。

二触：左手放在头后，用右手手指的指腹轻压左侧乳房，由乳头开始，按顺时针方向逐渐向外触摸，感觉是否有硬块。以相同方法检查另一侧乳房。

三卧：平躺，左肩下放一枕头，将左手置于头下，用右手以"触"法检查左侧乳房。以相同方法检查另一侧乳房。

四拧：检查腋下有无淋巴结肿大，用拇指和食指压拧乳头，注意有无分泌物。

如发现乳房大小、形状发生改变，乳头形状改变、内陷、反复破溃，乳头有血液或其他溢液，乳房皮肤改变，乳房内有肿块或任何硬的组织，有疼痛等不适情况时，建议及时到医院就诊。

7 患乳腺癌一定要切除整个乳房吗？

乳腺癌的外科手术部位包括乳腺和腋窝淋巴结两部分，手术类型分保留乳房手术（保乳手术）和全乳房切除术。

保乳手术主要针对具有保乳意愿且无保乳禁忌证的患者。临床Ⅰ期、Ⅱ期的早期乳腺癌，如果乳房有适当体积，肿瘤与乳房体积比例适当，术后能够保持良好的乳房外形,可选择进行保乳手术。对于多灶性乳腺癌,能达到完整切除标准,也可以进行保乳手术。临床Ⅲ期乳腺癌(炎性乳腺癌除外)经术前化疗或术前内分泌治疗降期(降低肿瘤分期)后达到保乳手术标准时,也可以慎重考虑,选择保乳手术。

对于病变广泛或弥漫分布的恶性特征钙化灶且难以达到切缘阴性或理想外形者,肿瘤经局部广泛切除后切缘阳性且再次切除后仍不能保证病理切缘阴性者,以及炎性乳腺癌患者,皆不适合进行保乳手术。而对于患有结缔组织病(例如硬皮病、系统性红斑狼疮等)、放疗耐受性差、有多个象限病灶、肿瘤侵犯乳头或者已知有 BRCA1/2 基因突变的患者,则需谨慎选择保乳手术。

对不适合保乳手术的乳腺癌患者,需进行全乳房切除术,术后可采用整形外科技术重建乳房。乳房重建可使用自体组织重建,也可使用假体重建;可以在切除肿瘤手术的同时进行乳房重建,也可以在手术治疗结束后,各项复查结果正常时进行乳房重建。一般来讲,进行乳房重建不会影响乳腺癌的整体治疗效果。

保乳手术后需要进行放疗,保乳手术后放疗可使患者的局部复发风险降低近50%。建议进行保乳手术的乳腺癌患者不论年龄大小、肿瘤分期、

▼乳房重建也可使用假体重建

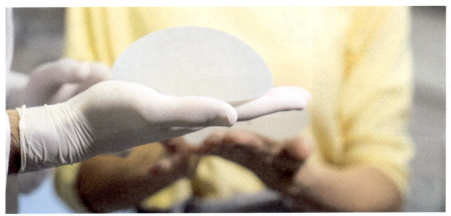

是否接受过化疗,都进行足程大分割放疗或常规分割全乳放疗。

总而言之,乳腺癌患者不一定要全切乳房,保乳手术看自我意愿、病情轻重,且保乳手术后需要进行放疗来防止乳腺癌复发。

8 日常生活中该如何保护双乳?

随着生活方式、饮食习惯的改变,女性乳腺疾病发病率越来越高,且年轻化趋势明显。当代人的生活方式、饮食习惯发生了很大的变化,尤其是年轻人喜欢的高脂、高蛋白饮食成为乳腺疾病高发的一大关键因素,例如炸鸡、奶茶、甜点等饮食摄入过多可引起雌激素水平升高,延长雌激素对乳腺上皮的刺激时间,增加乳腺癌发病风险。

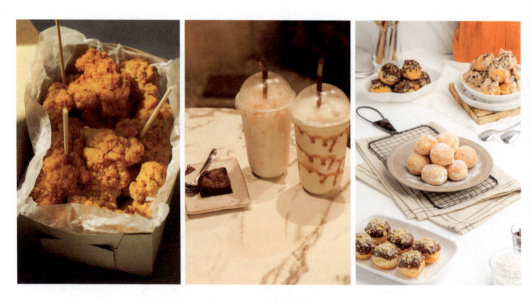

▲ 炸鸡、奶茶、甜点等饮食摄入过多可增加乳腺癌发病风险

乳腺癌的病因尚不完全清楚，根据乳腺癌发病的风险因素，生活中应注意以下几个方面：

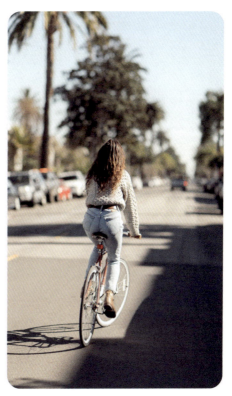

- ◆ 保持正常体重。体重指数在 18.5～25 的女性，乳腺癌发病风险相对较低。
- ◆ 坚持体育锻炼。为预防乳腺癌，建议女性每周至少进行 150 分钟中强度锻炼，例如慢跑、游泳、骑自行车等。
- ◆ 养成良好的饮食习惯。均衡饮食，减少酒精摄入；青春期不要大量摄入脂肪和动物蛋白；绝经后控制摄入的总热量，避免肥胖。
- ◆ 不乱用外源性雌激素。千万不要相信所谓"养生秘方"和保健品，里面可能含有大量的雌激素。
- ◆ 保持心情愉悦，情绪稳定。

 编后语

　　乳腺健康需从点滴做起，定期自查和体检，保持良好的生活方式和饮食习惯，可以让我们远离乳腺疾病。即使发现了乳腺结节也不要慌，正确认识疾病，及时就医，也可以得到合理且有效的治疗。愿"乳"此美丽的你，能远离疾病，健康生活。

不改掉这些坏习惯

当心消化道肿瘤找上门

消化内科 蔺蓉

　　消化道肿瘤究竟有多恐怖？我国恶性肿瘤"杀手榜"前五名中，消化道肿瘤就占据了三席。消化道肿瘤的高发病率、高病死率和发病年轻化，让人不寒而栗。如果能及早发现、提前预防，战胜消化道肿瘤并不难。协和专家就和大家聊聊消化道肿瘤该如何预防。

1 消化道肿瘤有哪些？

消化道肿瘤主要是指我们常说的食管癌、胃癌和结直肠癌。2022年国家癌症中心的数据显示，在我国，这三大恶性肿瘤的发病人数占全部恶性肿瘤发病人数的22.8%。消化道肿瘤不仅发病率高，死亡率亦居高不下，三大消化道肿瘤更是均在我国恶性肿瘤"杀手榜"前五之列。

以胃癌为例，2022年我国胃癌新发病例数35.87万，死亡病例数26.04万，大部分患者确诊时已为中晚期胃癌。另外，近年来新发胃癌患者呈现年轻化的趋势，30岁以下年轻患者的比例高达7.6%。高发病率、高死亡率、发病年轻化成为当前我国消化道肿瘤的现状。

▼消化道

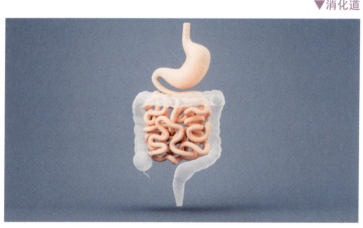

2 消化道肿瘤的特点

知己知彼，百战不殆。要想战胜消化道肿瘤，首先得认识消化道肿瘤的三大特点。

（1）越早治疗越好

依据发现时诊治时期的不同，消化道肿瘤5年生存率有着极其显著的差异。Ⅰ期（早期）胃癌手术后5年生存率超过90%，Ⅱ期为66%，Ⅲ期为51%，而Ⅳ期（晚期）胃癌仅为14%。因此，早期治疗是我们战胜"敌人"的至关重要的战略。

（2）癌前病变

在消化道肿瘤真正形成之前，有一个癌前病变时期，从癌前疾病到癌前病变有一个过程，即从低级别上皮内瘤变到高级别上皮内瘤变，再到异型增生。

在癌前病变阶段，病变几乎没有淋巴结浸润和远处转移风险，我们还不能称之为消化道肿瘤，但是它们具有直接发展成恶性肿瘤而不易恢复正常的特点。癌前病变阶段给了我们早期打击"敌人"的最佳时机。

（3）消化内镜可直达

人体大多数部位的肿瘤诊断要依靠CT检查、MRI检查等影像学检查手段来间接显示肿瘤。但消化道不一样，消化道是经由口和肛与外界直接相通的，因此非常便于进行经由内镜直视下的检查和微创治疗，给我们提供了早期打击"敌人"的"战场"。

3 如何早期发现？

（1）确定高危人群

哪些人群属于消化道肿瘤高危人群呢？符合标识符号□且同时符合■中任一项者应列入消化道肿瘤高发人群。

> □年龄超过40岁；
> ■来自消化道肿瘤高发地区；
> ■有消化道症状（腹胀、腹痛、恶心、呕吐、吞咽困难、黑便、血便等）；
> ■有消化道肿瘤家族史；
> ■患有消化道癌前疾病或癌前病变者（食管黏膜白斑、慢性萎缩性胃炎、肠上皮化生、慢性胃溃疡、结肠多发性腺瘤性息肉、上皮内瘤变等）；
> ■有消化道肿瘤的其他高危因素（吸烟、重度饮酒、幽门螺杆菌感染、头颈部或呼吸道鳞癌、长期食用高盐或腌制食物等）。

（2）血清学筛查

如果发现自己属于消化道肿瘤高危人群，也不用过于惊慌，我们可以首先进行非侵入性的无创检查——血清学筛查。

这种筛查方法费用低、无痛苦、易接受，适用于初期筛查，只需要抽几管血就可以检查血液中消化道肿瘤较为敏感的指标，因此可作为消化道肿瘤的"看门人"。

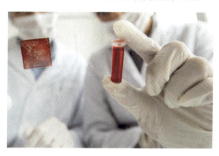
▼血清学筛查是肿瘤筛查方法之一

（3）常规内镜检查

发现自己属于高危人群，并且血清学筛查结果为阳性，应该怎么办呢？

内镜检查是最为直接有效的检查手段，不仅没有我们想象的可怕，还是消化道疾病诊疗中温柔的"守护神"。胃镜、结肠镜是用于消化道诊疗的内镜，它们可以让医生"直视"消化道，遇见可疑病灶时直接活检，因此它们也被奉为消化道肿瘤的"侦查眼"和"探雷器"，是多数消化道肿瘤的"免死金牌"。

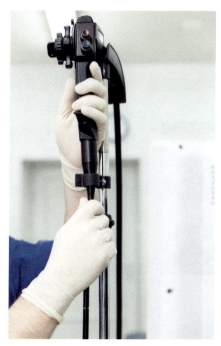
▼胃镜可以让医生"直视"消化道

（4）特殊内镜检查

常规内镜检查应用的是白光镜，可以发现普通的炎症、溃疡、息肉及中晚期消化道肿瘤。由于肿瘤早期阶段黏膜变化细微，与普通的黏膜糜烂、炎症很难区分，通过常规内镜检查检出早期恶性肿瘤可能有些力不从心。这时就需要结合特殊内镜（包括放大内镜、色素内镜、共聚焦内镜等）精查，发现可疑病灶，使视野下消化道内的各种组织结构显示得更加清楚。

（5）神奇的胶囊内镜

虽说消化道疾病的最佳检查手段是胃镜、结肠镜检查，但很多患者对胃镜和结肠镜有畏惧心理，医院也没有力量进行大规模人群筛查。

可是现在，我们有了神奇的胶囊内镜。从外形上看，胶囊内镜只有胶囊大小，检查时患者只需用水将其吞服，在检查床上休息15分钟，即可轻松完成无痛无创无麻醉、舒适安全准确的胃部检查。除胃部外，胶囊内镜也能对食管、小肠进行检查，全消化道覆盖无遗漏。

4 早期消化道肿瘤如何治疗？

发现了早期消化道肿瘤，我们应该如何"排雷"，从而实现有效的早期治疗呢？

（1）内镜下治疗

随着消化道内镜设备和技术的快速发展，"探雷"发现率明显提高，更多的早期恶性肿瘤和癌前病变被发现。如果早期"探雷"时发现低级别上皮内瘤变、高级别上皮内瘤变、异型增生或早期恶性肿瘤，就可以及时地进行内镜下微创治疗。

消化道癌前病变或早期恶性肿瘤就像一个刚开始腐烂的苹果，只

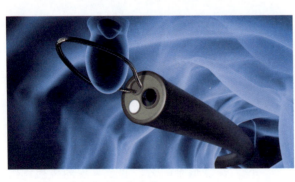
▲内镜下治疗创伤小、恢复快

有小部分果皮发生变化，因此只需要削掉变质的果皮就可以避免整个苹果烂掉，而内镜下黏膜剥离术就是这个"削掉变质果皮"的过程。

有经验的内镜医生可以在内镜下进行精细操作，在出血量很少、创伤很小的情况下就将病灶完整去除。手术完成后，不仅能够保持食管、胃、结肠的结构完整性，同时由于创伤小、恢复快，住院时间大大缩短，降低了住院费用，并且患者术后的生存质量几乎不受到影响。更重要的是，由于及时发现并处理了癌前病变或早期恶性肿瘤，可以将恶性肿瘤扼杀在萌芽状态，对患者术后的生存质量是极大的利好。

（2）良好的饮食和生活习惯

切除病变组织以后就结束了吗？肯定是远远不够的，而且恰恰相反，"排雷"之路还很长远，健康的身体还需要用心呵护，除内镜下切除病变组织外，良好的饮食和生活习惯同样重要。

"病从口入"对于大家来说不再陌生，35%～50%的恶性肿瘤的发生与日常饮食密切相关，消化道作为直接接纳和消化食物的部位，更是首当其冲。

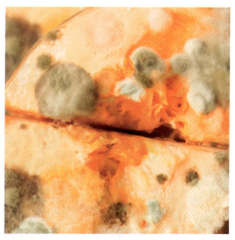
▼忌食霉变食物，以免引发消化道肿瘤

因此，预防消化道肿瘤也要从饮食习惯着手，改善饮食结构，减少脂肪摄入，多食新鲜蔬菜、水果和其他富含纤维素的食物，避免摄入粗糙、质硬、过烫、霉变的食物以及辛辣刺激、腌制、煎烤炸的食物，切忌暴饮暴食，谨记戒烟限酒。

除了饮食习惯外，良好的生活习惯也对预防消化道肿瘤的复发大有裨益，要尽量避免熬夜、久坐，积极锻炼，学会释放生活压力。

早期消化道肿瘤的内镜下根治性切除只是防癌治癌的第一步，"管住嘴，迈开腿"才能防止肿瘤在根治后复发，良好的饮食和生活习惯也是防治肿瘤的关键环节。

（3）规范化随访

接受内镜下治疗，保持良好的饮食和生活习惯就够了吗？

肯定还不够。想要做到万无一失，规范化随访尤为重要。早期消化道肿瘤内镜治疗后，应在术后3个月、6个月、12个月定期内镜随访，并进行肿瘤标志物检查和相关影像学检查，让肿瘤"无处可藏"。

消化道肿瘤不可怕，可怕的是没有早发现。如果能在早期通过胃镜、结肠镜检查发现消化道癌前病变或者早期肿瘤，就可以在有经验的内镜中心通过内镜操作完整去除病变组织，不开刀、痛苦小、恢复好、花费少，且生存率高。

▼预防消化道肿瘤复发应避免久坐，积极锻炼

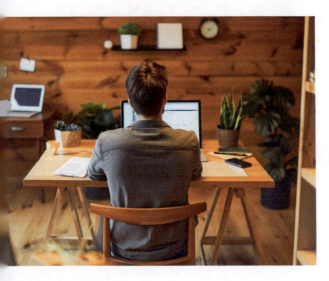
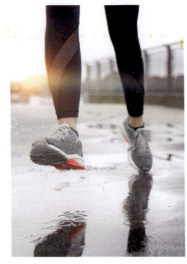

编后语

消化道肿瘤内镜筛查对于早期肿瘤诊疗、提升治疗效果具有重要意义。一般人群通过改善饮食和生活习惯,减少有害因素,就可有效预防消化道肿瘤。战胜消化道肿瘤的关键在于早发现早治疗,一旦发现可疑消化道症状,且有消化道肿瘤家族史或其他高危因素,请及时就医筛查。

哪些信号提示肝癌?

专家教你正确保护肝脏

感染性疾病科　李伟

　　肝癌是我国常见恶性肿瘤之一，根据国家癌症中心发布的数据，2022年肝癌新发病例36.77万，居所有恶性肿瘤第四位；死亡病例31.65万，仅次于肺癌，居第二位。由于我国肝癌患者多有乙肝病毒感染或肝硬化病史，肝癌起病隐匿，早期症状不明显，因此就诊时大多已为中晚期，预后较差。

　　对肝癌高危人群的筛查与监测，有助于肝癌的早期发现、早期诊断和早期治疗。哪些人是肝癌的高危人群呢？出现哪些信号要警惕肝癌？如何早期发现肝癌？日常生活中，该如何保护我们的肝脏？协和专家为大家解答。

1 为什么肝癌发现即晚期?

肝脏内部缺乏痛觉神经纤维,也就是说,肝脏没有痛感,即使出现一些小问题,人体也没有明显不适的感觉。肝脏的包膜上有神经分布,只有当肿瘤细胞在不断生长膨胀后牵拉或侵犯到包膜了,人体才会产生痛感。因此,当感觉到肝脏疼痛的时候,往往为时已晚。

肝脏的代偿能力很强,正常人的肝脏大约只需要使用 1/4 就可以满足日常所需。肝脏如果切除了一半,剩余部分仍可以正常运作。也正是因为肝脏的巨大潜能,即便肝癌发展到进展期,到了肿瘤已经长大、在肝内有了转移病灶的程度,有时候肝功能可能还是没有表现出明显的异常。因此,肝癌在早期阶段不容易被发现。

▼肝癌在早期阶段不易被发现

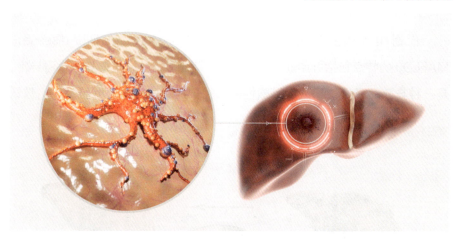

2 出现哪些信号要警惕肝癌?

早期肝癌大多无明显的典型症状和阳性体征,只有少部分患者会有乏力、纳差、恶心、厌油、皮肤瘙痒等症状,以及轻度肝肿大、黄疸、体重下降等体征,患者一般难以自我察觉。因此,要想及早发现肝癌,需要定期进行全面的体检,尤其是肝癌高危人群要重视体检。

3 哪些人比较容易患肝癌？

（1）病毒性肝炎患者

在中国，慢性乙型肝炎、慢性丙型肝炎，特别是在此基础上发展出的肝硬化，仍是肝癌的主要病因，肝癌患者中慢性乙型肝炎患者占80%左右。

（2）长期饮酒

酒精被世界卫生组织国际癌症研究机构列为一类致癌物，酒精的中间代谢产物乙醛会损伤肝细胞的DNA，进而导致肝细胞恶性增殖，发生癌变。除了肝癌，口腔癌、喉癌、食管癌等都与饮酒相关。

（3）代谢相关脂肪性肝病

代谢相关脂肪性肝病（metabolic associated fatty liver disease，MAFLD）的特点包括肝脂肪沉积，通常伴随肥胖、糖尿病或其他代谢异常，是一种与胰岛素抵抗和遗传易感性密切相关的代谢应激性肝脏损伤，被认

▼肝癌进程：健康的肝→慢性肝炎→肝硬化→肝癌

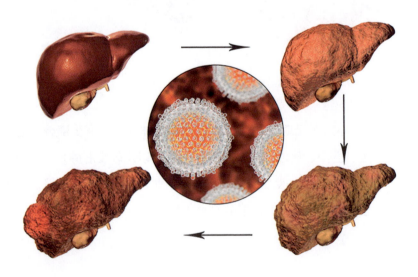

为是代谢综合征在肝脏的表现。1%～4% 的 MAFLD 相关肝硬化可进展为肝癌，也有部分患者可跳过肝硬化的阶段，直接进展为肝癌。值得注意的是，MAFLD 相关肝癌在肝癌中的占比正在逐年上升。需要更加注意的是，MAFLD 会增加慢性乙型肝炎患者发生肝癌的风险，并且乙肝相关肝癌中 MAFLD 的存在会使预后恶化。

（4）肝硬化患者

除了病毒性肝炎外，自身免疫性肝病导致的肝硬化以及遗传性疾病如血色病、进行性家族性肝内胆汁淤积症等导致的肝硬化等均有发展为肝癌的高风险，需要积极控制病因并加以监测。

（5）饮食和环境因素

花生发生霉变就会产生黄曲霉素，烧烤食物含有苯并芘，腌制食物的过程中产生亚硝酸盐，长期吃这些食物很容易诱发肝癌。工作中长期接触含苯染料和有毒化学品也有患肝癌的风险。

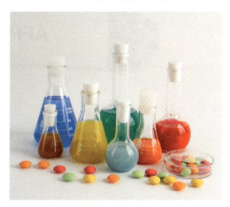
▼长期接触含苯染料有患肝癌的风险

根据肝癌流行病学特征，我国肝癌发病率随着年龄增加而上升，高发年龄在 40 岁以后，其中男性的发病率高于女性。肝癌的早期预防与筛查格外重要，尤其是高危人群，更应该注意预防和筛查。

4 如何早期发现肝癌？

肝癌早期常无显著症状，需要通过常规早期筛查发现。对高危人群来说，他们除了需要进行本身肝脏基础病的随访复查外，还需要根据风险程度每隔 3 ~ 6 个月进行一次肝脏超声显像和血清甲胎蛋白检查。

（1）甲胎蛋白检测

甲胎蛋白是诊断肝癌的特异性标志物，广泛用于肝癌普查、诊断、治疗以及复发诊断，当血清中甲胎蛋白的浓度高于 400 纳克/毫升时，应高度怀疑肝癌的可能性。当然，甲胎蛋白浓度升高并不代表一定会罹患肝癌，还需排除妊娠和生殖腺胚胎瘤。

▼甲胎蛋白是诊断肝癌的特异性标志物

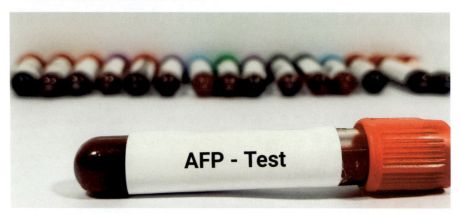

（2）肝脏超声显像

肝脏超声显像可以检查出肝内直径大于 1 厘米的占位性病变，鉴别其是囊性还是实质性的，初步判断良恶性。

5 如何确诊肝癌？

对于肝脏超声显像和（或）血清甲胎蛋白筛查异常者，需要进一步检查以明确诊断。主要是结合肝癌发生的高危因素、影像学特征以及血清学分子标记物，来做出临床诊断。常见检查主要包括以下类别：

（1）影像学检查

CT 平扫及动态增强扫描能明显显示肿瘤的位置、数目、大小，常应用于肝癌的临床诊断及分期。同时，借助 CT 后处理技术可以进行三维血管重建、肝脏体积和肝脏肿瘤体积测量、肺和骨骼等其他脏器组织转移评价，已广泛应用于临床判断肿瘤能否切除、预计手术安全性、制定治疗方案等。

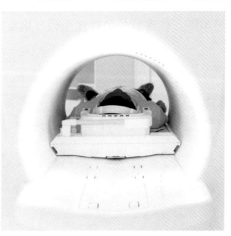
▼ CT 检查常应用于肝癌的临床诊断与分期

肝细胞特异性磁共振对比剂（钆塞酸二钠）动态增强扫描可以明显提高对直径 1.0 厘米及以下肝脏恶性肿瘤的诊断敏感度，尤其推荐肝硬化患者采用该检查方法。动态增强扫描还有助于鉴别高度异型增生结节等癌前病变，是肝癌临床诊断、分期和疗效评价的优选影像技术。

PET/CT 检查有助于对肝癌进行分期及疗效评价。

（2）其他肝癌血清标志物

对于影像学检查怀疑肝癌，血清甲胎蛋白检查结果又是阴性的人群，异常凝血酶原、血浆游离微 RNA 和血清甲胎蛋白异质体也可以作为肝癌早期诊断标志物的备选。

（3）肝穿刺活检

穿刺病变组织并进行病理学检查是确诊肝癌最可靠的方法，因其是有创性操作，且有播散肿瘤的风险，所以出现具有典型肝癌影像学特征的肝脏占位性病变，符合肝癌临床诊断标准的患者，通常不需要进行以诊断为目的的肝穿刺活检。

6 如何正确保护肝脏，预防肝癌？

（1）预防和治疗病毒性肝炎

乙型肝炎病毒是原发性肝癌发生的主要原因。乙型肝炎疫苗就是预防乙型肝炎病毒感染的最佳手段。病毒复制阳性的乙肝患者需要积极进行长期抗病毒治疗，以降低肝癌发生率。丙型肝炎预防的关键在于使用一次性注射器，确保医疗器械进行严格消毒后使用，不与他人共用个人物品（比如牙具），防止性接触传播等。如果发现感染了丙型肝炎病毒，进行抗病毒治疗后绝大部分患者的丙型肝炎可治愈。

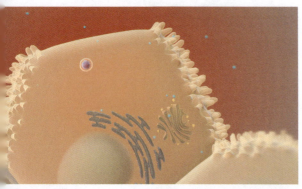

▼大部分患者的丙型肝炎可治愈

（2）养成良好的生活习惯

酒精是肝癌的独立危险因素，肥胖、饮食失衡、缺乏锻炼易发生 MAFLD，摄入不健康食品会危害身体健康，所以在日常生活中保持良好的生活习惯，不酗酒、均衡健康饮食、坚持锻炼，不管是对预防肝癌，还是对预防其他疾病都很重要。

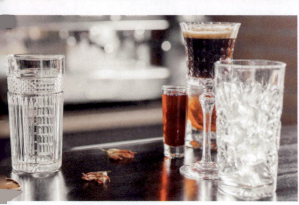

▲酒精是肝癌的独立危险因素

（3）定期进行体检筛查

对于肝癌高危人群，必须定期进行肝癌筛查，利于早期发现。早期肝癌治疗效果更好、安全性更高，规范治疗后 5 年生存率可达到 50% ~ 70%。

编后语

> 对于健康人群，要积极预防可能导致肝癌的高危因素，例如通过注射乙型肝炎疫苗预防乙型肝炎病毒感染；对于肝癌高危人群，要积极进行抗病毒治疗、控制代谢相关脂肪性肝病，以降低肝癌发生率。早期肝癌无症状，定期筛查很重要。

"治不好"的桥本甲状腺炎

能怀孕吗？会发生癌变吗？

内分泌科 夏文芳 何清新

医生，我化验单上的这个指标怎么这么高？体检时医生说我脖子粗，甲状腺超声检查提示是桥本甲状腺炎。平时不怎么"发言"的我，怎么甲状腺就发炎？去年体检都好好的，今年怎么就翻车了？桥本甲状腺炎会不会是甲状腺癌早期？桥本甲状腺炎能治好吗？

随着甲状腺相关检查的普及，越来越多的人被查出患了一种病——桥本甲状腺炎，协和专家为大家详细讲解。

1 桥本甲状腺炎

桥本甲状腺炎，1921年由日本九州大学的桥本医生首先发现并整理成文报道，所以命名为"桥本甲状腺炎"，又称"慢性淋巴细胞性甲状腺炎"，是一种较常见的器官特异性自身免疫病。桥本甲状腺炎女性发病率高于男性，且有家族多发倾向。

桥本甲状腺炎患者因为机体自身免疫功能紊乱，血液中产生了针对甲状腺的特异性抗体甲状腺过氧化物酶抗体（TPO-Ab）和甲状腺球蛋白抗体（TgAb），二者都具有固定补体和细胞毒作用，从而造成甲状腺滤泡组织破坏、细胞损伤和细胞凋亡。

简单来说，我们身体的免疫系统会把甲状腺当成"敌人"，不断对它进行攻击，破坏甲状腺的正常结构和功能（可表现为甲亢或甲减）。

2 哪些人群是桥本甲状腺炎高发人群？

桥本甲状腺炎有一定的遗传倾向，并且有自身免疫病的家族聚集现象。另外，环境因素、情绪应激、高碘或低碘饮食也是可能的诱因。例如，随着碘摄入量的增加，桥本甲状腺炎的发病风险也会显著增加，因为碘摄入量的增加可以促进隐性患者发展为临床甲减。

桥本甲状腺炎的高发人群是30~50岁女性，该年龄段的女性处于生育和哺乳期，激素水平有较大的变动，容易造成激素紊乱。

▼高碘饮食是桥本甲状腺炎的可能诱因

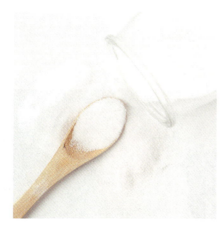

3 桥本甲状腺炎有几个发展阶段?

桥本甲状腺炎会对甲状腺产生持续的破坏,影响甲状腺功能,不同患者的临床表现也可能不同。但典型的桥本甲状腺炎可以分为三个阶段。

- ◆ 隐匿期:没有任何临床症状,甲状腺没有肿大或者轻度肿大,TPO-Ab 或 TgAb 阳性。
- ◆ 甲减期:临床表现出甲状腺功能减退(亚临床甲减或者显性的甲减),此阶段甲状腺内有大量的淋巴细胞浸润,90% 的甲状腺滤泡细胞被破坏。多数病例以甲状腺肿或甲减症状首次就诊。
- ◆ 萎缩期:此阶段甲状腺出现明显的萎缩,除了有明显的甲状腺功能减退的症状,甲状腺超声检查提示甲状腺萎缩,甲状腺体积明显小于正常人。

4 桥本甲状腺炎会出现哪些症状?

(1)颈部非特异性症状

表现为颈部前方不适、喉咙不适、局部有压痛,严重者可有压迫症状,出现呼吸或吞咽困难。该症状多是肿大的甲状腺组织压迫气管或食管所致,极少压迫喉返神经,故无声音嘶哑的症状。

▼桥本甲状腺炎患者会出现颈部前方不适症状

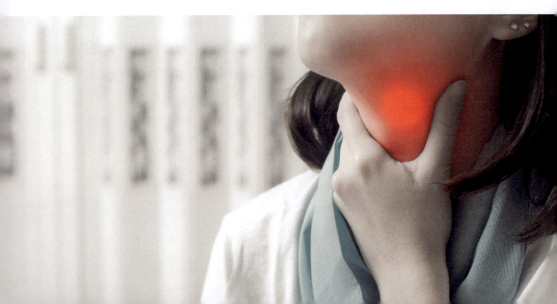

（2）甲状腺肿大

大多数患者甲状腺肿大且呈弥漫性，但也有患者表现为结节样不对称性。病变常累及双侧腺体，但部分患者为单侧肿大，可能处于病程早期。甲状腺质地较硬，如橡皮样，表面一般平坦，但也可呈结节样改变，与周围组织无粘连，可随吞咽上下移动。

（3）甲状腺功能变化

大多数患者伴有甲状腺功能变化，在病程早期阶段将导致甲状腺滤泡增生，甲状腺激素分泌增加。滤泡细胞被损坏后，过多的激素会释放到血液中，呈现甲亢的临床表现，包括高代谢症状（心跳加快、易出汗、胃肠功能障碍、腹泻等），但症状持续时间相对较短，患者往往没有特别的感觉。

到病程后期，患者会出现甲状腺功能减退的表现，约60%的患者以甲减症状为首发症状，表现为怕冷、乏力、记忆力减退等。患者的皮肤、消化系统以及心血管系统可能也会出现相应表现，例如指甲厚而脆、表情呆板、便秘、心率减慢等。

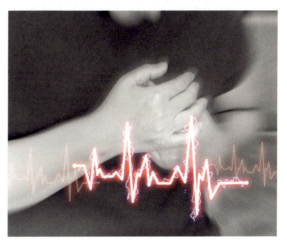
▼甲减患者心血管系统可能会出现相应表现

5 如何诊断桥本甲状腺炎？

桥本甲状腺炎的检查一般包括抽血化验检查甲状腺功能和甲状腺抗体，甲状腺超声检查甲状腺形态，必要时医生会根据情况决定是否进行甲状腺细针穿刺细胞学检查和甲状腺核素显像检查。

桥本甲状腺炎患者有甲状腺炎的症状和体征。凡是弥漫性甲状腺肿大，特别是伴有峡部锥体叶肿大的患者，不论甲状腺功能是否改变，都应考虑桥本甲状腺炎的可能。如果血清 TPO-Ab 和 TgAb 浓度升高，即可确诊。

> 小李B超单显示"弥漫性病变""淋巴结肿大"，是不是桥本甲状腺炎发生癌变而且转移了？

桥本甲状腺炎是炎症，不是肿瘤疾病，不会发生癌变，所以不必过度惊慌。桥本甲状腺炎患者的甲状腺组织遭到淋巴细胞的攻击，当然会表现为"弥漫性病变"，但这是一种弥漫性的炎性病变。因为淋巴细胞非常活跃，所以邻近的"淋巴结肿大"也是很常见的现象。

6 桥本甲状腺炎如何治疗？

桥本甲状腺炎需不需要治疗，最重要的是看甲状腺功能是否正常。

（1）甲状腺功能正常

大部分患者的甲状腺功能是正常的，此时一般无须特别治疗，但要定期检查甲状腺功能和抗体水平（一般每半年到 1 年复查一次）。

（2）甲状腺功能亢进

如果是轻度甲亢，也不用服药，但如果甲亢症状明显，可遵医嘱服用小剂量抗甲状腺药物，并定期复查，及时调整剂量。甲亢往往只需要短时间用药。

（3）甲状腺功能减退

如果甲减症状明显，要及时治疗，且多为长期治疗或者终身治疗，常用药物是左甲状腺素制剂。合适的治疗可以减轻甲状腺肿大症状，纠正亚临床甲减和临床甲减。

另外，当甲状腺迅速肿大，伴有局部疼痛和压迫症状时，可给予糖皮质激素治疗。压迫症状明显，药物治疗仍不缓解者，可以考虑手术治疗。

7 儿童也会患桥本甲状腺炎吗？

会的。如果儿童患了桥本甲状腺炎，影响往往非常大。对于儿童来说，如果出现了甲状腺功能减退，生长发育特别是骨骼系统和神经系统的发育可能受到影响。如果延误诊治，儿童智力的发育也会受到影响，导致呆小病，后果非常严重。

▼儿童也可能患桥本甲状腺炎

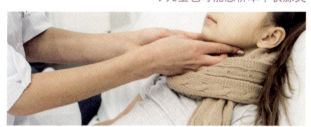

8 患桥本甲状腺炎就不能怀孕？

桥本甲状腺炎可能在一定程度上影响育龄女性的生育功能。很多人认为桥本甲状腺炎患病期间不能怀孕或者生出来的宝宝是不健康的，这种认知是错误的。

▼桥本甲状腺炎患者是可以怀孕的

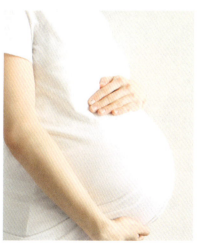

桥本甲状腺炎患者是可以怀孕的。如果是在备孕阶段，将促甲状腺激素水平调整至合适水平就可以正常备孕。在孕期也要遵医嘱定期复查甲状腺功能，调控甲状腺激素水平，这样生出来的宝宝也是健康的，并没有什么影响。

9 日常生活中如何控制桥本甲状腺炎？

（1）定期复查

注意定期监测甲状腺功能。一般建议每半年到1年检查一次甲状腺功能，每年进行一次甲状腺及颈部淋巴结超声检查。对于伴可疑恶性结节的桥本甲状腺炎患者，每3~6个月做一次甲状腺超声检查，必要时进行甲状腺细针穿刺细胞学检查以明确诊断。

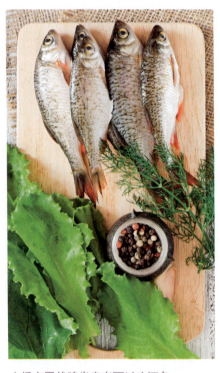

▲桥本甲状腺炎患者可以吃河鱼

（2）饮食及药物宜忌

建议适碘饮食。如果平时食用的是含碘盐，就不要再吃海带、紫菜等含碘量高的食物，少吃腌制类食物和海虾、海蟹等食物，可以吃河鱼、河虾等河鲜，多吃富含蛋白质、维生素的食物，以帮助身体增加营养。

药物方面，尽量避免长期服用含碘药物，例如胺碘酮、碘化钾等。如不能停用或减量，需密切监测甲状腺功能，定期进行甲状腺超声检查。

（3）调整心态，避免劳累

长期的精神压力、紧张情绪等同样可诱发或加重桥本甲状腺炎，因此患者还需注意作息规律，不要熬夜，保持良好的情绪，避免出现情绪紧张等。另外，患者可以适当锻炼，增强身体抵抗力。

编后语

甲状腺作为身体代谢调控的重要器官,对于保证正常的甲状腺功能至关重要。万一患了桥本甲状腺炎也不要慌,该病目前虽无明确的预防措施,但通过加强自我管理,积极治疗,保证适量的碘摄入,合理饮食,保持好心情,避免过度紧张及情绪剧烈波动等,就可以通过调控维持正常的甲状腺功能。因此,假如患上桥本甲状腺炎也是给我们的一个提醒,让我们重新审视自己的生活方式和健康状况,通过积极调整走上健康的生活轨道。

宫颈糜烂 = 宫颈癌？

宫颈糜烂患者要注意这三点

妇产科　张璐芳　沈怡

很多人都听过"宫颈糜烂"这个词，不少女性更是闻之色变，甚至将"宫颈糜烂"与"宫颈癌"联系起来。那么，"宫颈糜烂"这病严重吗？它会发展成宫颈癌吗？又该如何治疗呢？别急，协和专家为大家详细讲解，带大家远离"宫颈糜烂"的认知误区，更好地呵护自己。

1 宫颈糜烂究竟是怎么一回事？

生理性"宫颈糜烂"其实不是疾病，而是女性常见的一种生理现象。女性的宫颈由柱状上皮细胞和鳞状上皮细胞构成，靠近阴道部的是鳞状上皮细胞，而柱状上皮细胞在宫颈内侧。当女性雌激素水平较高时，例如处于青春期和生育期，特别是妊娠期，宫颈内侧的柱状上皮加速生长外移，"占据"宫颈口本来应该属于鳞状上皮的"地盘"。由于柱状上皮为单层上皮，其下间质血管透出，呈红色颗粒状，肉眼看上去就好像"糜烂"了，但这种现象其实只是女性的一种临床特征，并非病理学上所指的上皮脱落、溃疡的真性糜烂。

2 宫颈糜烂 = 宫颈癌？

宫颈糜烂之所以那么让人恐惧，是因为早期宫颈癌和宫颈糜烂在外观上太像了，容易混淆。其实，二者的发病机理完全不同。宫颈糜烂是因为宫颈内侧的柱状上皮细胞外移，而宫颈癌则是高危型HPV长期、持续感染所致。

3 宫颈糜烂需要治疗吗？

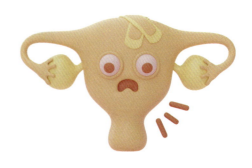

▼宫颈出现不适，应及时就医

宫颈糜烂本身不是疾病，只是一种正常的生理现象。但如果合并其他病理性改变，例如感染（细菌、滴虫、霉菌、HPV、支原体、衣原体等病原体感染）、其他理化刺激后出现异常症状，女性出现白带异常或增多、接触性（性生活、妇科检查等）阴道出血、反复下腹痛或腰骶部下坠感等症状时需及时就医，找出病因，进行针对性治疗。当然，这些症状也并不是宫颈糜烂的症状,而是宫颈糜烂继发疾病的症状,所以治疗的对象并不是宫颈糜烂,而是它的继发疾病。

4 宫颈糜烂影响怀孕吗?

如果只是单纯的宫颈糜烂,没有接触性出血、白带异常、下腹坠胀等不适症状,宫颈细胞学检查结果正常,就可以怀孕。

但若宫颈糜烂伴有严重的炎症表现,例如宫颈局部有脓性白带,以及伴有衣原体或淋球菌等病原体感染,此时宫颈黏液变得稠厚,含有大量白细胞,不利精子的活动和穿透,会影响受孕,则需要积极治疗。宫颈糜烂的治疗可采取药物治疗或聚焦超声等无创性物理治疗,如果不治疗就怀孕,孕期病原体沿宫颈上行,可能导致胎膜早破等并发症。

5 发现宫颈糜烂,应该做些什么?

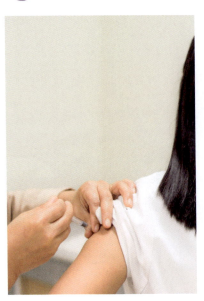

▲适龄女性应积极接种HPV疫苗

(1)定期随访检查

有白带异常、接触性出血等症状应及时就医,明确病因,在医生的指导下合理、规范用药,切忌自行去药房买药、随意用药。宫颈糜烂本身并不需要治疗,而应定期进行妇科检查和随访。适龄女性应进行规范的宫颈细胞学检查及HPV检查,积极规范接种HPV疫苗,发现有宫颈疾病者应积极治疗。

(2)避免感染

注意个人卫生,保持外阴清洁干燥;勤换洗内裤,不与他人共用浴巾;避免盆浴及阴道灌洗；避免不洁性交、滥交，使用避孕套，以减小HPV感染风险。

（3）提高免疫力

养成健康良好的生活习惯，睡眠要充足，营养丰富均衡，不吸烟喝酒，忌辛辣食物，多喝水，多吃富含维生素的蔬果。保持心情愉悦，正确面对压力，保持乐观的情绪。

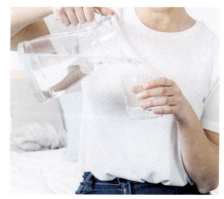

▶多喝水有助于提高免疫力

编后语

"宫颈糜烂"不是病，仅仅是生理性改变，无法预防也无须治疗。对于宫颈糜烂，我们虽然不能陷入误区，但也不能放任不管，宫颈糜烂不可怕，定期体检不可少。早发现、早诊断、早治疗，远离妇科烦恼。

不痛不痒长肿包

警惕淋巴结异常肿大

血液科 方峻

"医生,我的淋巴结变大了,还很疼,这严重吗?""医生,我是不是得淋巴瘤了?"

很多人有过淋巴结肿大的经历,摸到耳后、脖子、下巴等地方长出了"小硬包",有的"小硬包"还会慢慢长大,因此忍不住担忧。

淋巴结为什么会肿大?淋巴结肿大是肿瘤信号吗?哪里的淋巴结肿大更危险?出现哪些症状时要警惕淋巴瘤?一起听听协和专家怎么说。

1 什么是淋巴结？

淋巴结是椭圆形或蚕豆形的小体，外层是致密包膜，里面包裹着各种淋巴细胞、淋巴管、血管和神经。正常情况下淋巴结体积很小，直径一般不会超过0.5厘米，就像一颗颗小豆豆。这些小豆豆质地柔软，表面光滑，与毗邻组织无粘连，不容易被摸到，按压时也不会感觉到疼痛，所以一般情况下很难感觉到它们的存在。

淋巴结是一种重要的免疫器官，是维护我们身体健康的重要屏障，一旦外来病原体（如病毒、细菌等）、肿瘤细胞等侵犯人体，常可激发淋巴结产生免疫应答。淋巴结也是造血系统的一分子，在特殊的情况下，比如骨髓造血功能出现问题的时候，淋巴结也可能成为骨髓之外的"造血工厂"。

2 好好的淋巴结为什么会肿大？

引起淋巴结肿大的疾病很多，根据发生机制可分为以下几类。

（1）免疫应答所致的淋巴结肿大

这是在全身或局部感染时，机体产生免疫应答而导致的淋巴结肿大。比如急性化脓性扁桃体炎、齿龈炎等可引起颈部淋巴结肿大，传染性单核细胞增多症等全身感染可以引起全身淋巴结肿大。

（2）淋巴结感染所致的淋巴结肿大

比如侵袭性葡萄球菌引起的化脓性淋巴结炎、结核杆菌感染导致的淋巴结结核。

（3）淋巴瘤或肿瘤淋巴结转移

淋巴瘤是原发于淋巴系统的肿瘤。因为淋巴结遍布全身，所以一旦患上淋巴瘤，除了会引起颈部的变化，身体其他地方的淋巴结也可能肿大。

身体各个部位的转移性肿瘤都可能引起淋巴结肿大。常见的转移性恶性肿瘤有鼻咽癌、喉癌、食管癌等。近年来，甲状腺癌导致的颈部淋巴结转移也比较常见。

（4）其他因素所致的淋巴结肿大

自身免疫病（如系统性红斑狼疮）、药物治疗等，也可能引起淋巴结肿大。

3 淋巴结异常是疾病的信号

一般情况下，健康人也可能在颌下、腋窝、腹股沟这些部位触摸到 1～3 个淋巴结，在其他部位很少会触摸到淋巴结。

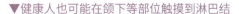
▼健康人也可能在颌下等部位触摸到淋巴结

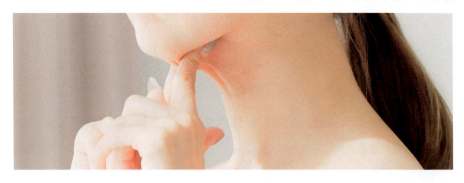

身体各个部位的淋巴结各属一组。一组淋巴结肿大时，称为局部淋巴结肿大；若两组及以上淋巴结肿大则称为全身淋巴结肿大。

（1）局部淋巴结肿大

局部淋巴结肿大常常和邻近器官的感染、炎症、肿瘤转移等相关。

（2）全身淋巴结肿大

全身淋巴结肿大的病因包括严重的全身性感染性疾病（如传染性单核细胞增多症、血行播散型肺结核等）、结缔组织病（如系统性红斑狼疮）、血液病（如淋巴瘤、白血病、噬血细胞性淋巴组织细胞增生症等）等。

4 如何自测淋巴结是否肿大？

浅表淋巴结可以通过触诊检查，用自己的手指触摸颈部、腋窝、腹股沟这些部位，明显肿大的淋巴结是可以被发现的。深部淋巴结不可触及，在定期体检中进行肺部 CT 检查、肝脾腹膜后 B 超或 CT 检查等项目，能帮助我们早期发现纵隔、腹腔和腹膜后淋巴结肿大。

> 小李：医生，我朋友的脖子上长了一个包，我问他是不是淋巴结肿大，他说是甲状腺肿大，这两者有什么区别呀？
> 医生：一般甲状腺肿大的发生位置在颈部正中，而且这里没有淋巴结，所以颈部两侧的肿大一般是淋巴结肿大，而颈部正中的肿大多半是甲状腺的问题了。

5 如何判断肿大淋巴结是良性还是恶性的？

肿大淋巴结的大小、质地、是否有触痛、活动度、伴随症状可以为疾病的性质提供线索，但不能以此为依据判断良性和恶性。

（1）看大小

感染、炎症、免疫因素等导致的淋巴结肿大通常不会太大，而且在发现肿大之后增长有限。淋巴瘤累及的淋巴结中，恶变的淋巴瘤细胞会持续不断地生长，导致已经肿大的淋巴结继续增大，甚至压迫邻近的器官组织，产生相关的临床症状。

（2）看质地

感染和免疫因素引致的肿大淋巴结通常质地比较软。淋巴结转移癌通常质地坚实、无痛、逐渐增大，表面皮肤正常，常多个互相粘连并与基底黏着，移动性差。淋巴瘤所致的肿大淋巴结则通常质韧实有弹性，触之如橡胶，大多数情况下移动性好，少数淋巴结巨大者或淋巴结互相融合者移动性差。

（3）是否有触痛

大多数情况下，有压痛或自发痛的淋巴结肿大通常由感染、炎症等引起。淋巴瘤和转移癌导致的淋巴结肿大通常是"不痛不痒"的，但这也不是绝对的，当转移癌或恶性淋巴瘤增长过快时，淋巴结也可有压痛和自发痛。

（4）看活动度

在触摸淋巴结的时候，多数情况下可以感觉到淋巴结在手指下轻轻滚动。有的时候，肿大的淋巴结位置比较固定，很难被推动，这是因为肿大的淋巴结之间互相粘连，或与基底组织粘连，多见于晚期淋巴瘤和结核性淋巴结炎。

（5）看伴随症状

和感染相关的淋巴结肿大，一般有感染的相应表现，例如颈部淋巴结肿大和上呼吸道感染相关时，患者常咽喉疼痛、咳嗽、咳痰甚至发热。如果没有感染的表现，却出现了不明原因的发热和淋巴结肿大，就要警惕淋巴瘤。如果在淋巴结肿大的同时，伴有明显的盗汗、全身瘙痒、体重快速减轻以至于消瘦等异常情况时，也要警惕淋巴瘤。

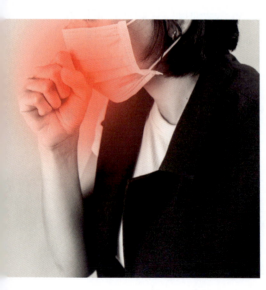

▲淋巴结肿大患者可能有咳嗽症状

6 发现淋巴结肿大怎么办？

不管是良性还是恶性的淋巴结肿大，上文描述的情况只能为诊断提供初步的线索。虽然大部分淋巴结肿大是良性的，但也存在恶性的可能，一旦发现淋巴结明显肿大或短期内迅速变大，一定要及时到医院就诊。

（1）淋巴结超声检查

超声检查可以检测淋巴结的大小、结构、血流，但不能判断淋巴结的性质。

（2）淋巴结活检

如果结合病史、淋巴结触诊和各项检查，怀疑肿瘤的可能，医生通常会建议对肿大淋巴结进行活检手术，将可疑的淋巴结切下来进行病理检查，病理检查才是确诊淋巴瘤的"金标准"。病理科医生在诊断淋巴瘤时需要看清楚淋巴结的组织结构，所以建议尽量做活检手术，而不是一开始就选择做淋巴结穿刺，这样才能更准确地弄清楚淋巴结病变的原因。

（3）PET/CT 检查

对于淋巴瘤患者，可以通过全身 PET/CT 检查进行分期和疗效评估。

7 危险的淋巴瘤

淋巴瘤是一种原发于淋巴结或淋巴组织的恶性肿瘤，是一类全身性血液病，与身体的免疫功能状态密切相关。淋巴瘤主要分为霍奇金淋巴瘤和非霍奇金淋巴瘤两大类，每个大类又进一步细分为多种亚型，此外还可以根据淋巴瘤的进展速度分为侵袭性淋巴瘤和惰性淋巴瘤两大类。

（1）常见症状

霍奇金淋巴瘤以无痛性、进行性淋巴结肿大为首发症状，颈部、锁骨上淋巴结最常见，其次是腋下淋巴结。肿大的淋巴结可活动、可粘连、可融合，触诊有软骨样感觉。全身症状多见，包括发热、消瘦、盗汗、瘙痒等。

非霍奇金淋巴瘤发病率远高于霍奇金淋巴瘤，并且随年龄增大发病率升高。

惰性淋巴瘤增长速度较慢；侵袭性淋巴瘤则进展迅速，且常常累及淋巴结以外的器官，因受累器官不同，临床表现多种多样。

（2）高危因素

- ◆ 年龄段高峰：霍奇金淋巴瘤有两个发病高峰，一个是30岁左右，另一个是50岁左右。多数非霍奇金淋巴瘤在老年人中发病率更高。
- ◆ 免疫功能低下：原发性或获得性免疫缺陷病患者、器官移植后长期使用免疫抑制剂的患者，免疫功能低下，易发淋巴结肿大。
- ◆ 病原体感染：某些病原体感染与部分类型淋巴瘤发病相关，例如幽门螺杆菌感染和胃MALT淋巴瘤发病相关，EB病毒和霍奇金淋巴瘤、结外NK/T细胞淋巴瘤、EB病毒阳性弥漫大B细胞淋巴瘤等发病相关，丙型肝炎病毒和边缘区淋巴瘤发病相关。
- ◆ 长期接触有害化学物质：烷化剂、多环芳烃类化合物、芳香胺类化合物、有机氯化合物等也可能影响淋巴系统和造血系统。

（3）治疗方法

时至今日，淋巴瘤的治疗不再局限于传统的化疗和放疗，还有很多新的治疗方法，例如免疫化疗、靶向药物治疗、免疫治疗、造血干细胞移植等，针对复发难治的淋巴瘤还有新兴的嵌合抗原受体T细胞免疫治疗。淋巴瘤的类型很多，不同类型的淋巴瘤有各自的诊疗规范，因此医生需要根据患者的精确诊断结果制定恰当的综合治疗方案，进行精准治疗。随着医学诊疗技术的进步，一部分淋巴瘤类型已有治愈的可能，一些不能治愈的淋巴瘤类型也有可能通过规范的诊疗控制肿瘤的生长，让患者和淋巴瘤"和平共处"，获得有质量的生活。

8 如何保护好淋巴结?

我们在生活中常常听到的"淋巴排毒"和"淋巴保养"其实缺乏科学可靠的依据,千万不要随意进行淋巴按摩。当发现淋巴结肿大后,在正规医院接受规范检查有助于早期发现淋巴瘤,实现对淋巴瘤的精确诊断和精准治疗,获得治愈或者长期生存的机会。

编后语

发现淋巴结肿大不用慌,多数情况下淋巴结肿大和感染、炎症、全身性疾病、免疫因素等相关,可以针对病因治疗、定期复查。但对于质地坚硬、不痛不痒、不断增长的淋巴结,特别是伴有发热、盗汗、消瘦等全身症状时,还是要警惕淋巴瘤,及时进行淋巴结活检来明确诊断。随着现代医学的进步,通过精确诊断和精准治疗,淋巴瘤患者已经很有希望获得治愈或者长期生存的机会。

长出这种"肉疙瘩", 别大意

专家教你识别软组织肉瘤

肿瘤中心　陈静

几个月前，10岁的蛋蛋发现太阳穴上鼓起了一个小疙瘩，但蛋蛋的父母都没太在意。谁知才过了短短5个月，小小的疙瘩就疯长到居然和蛋蛋的脑袋一般大小。经过详细的检查后，这个疙瘩最终被诊断为一种可能致命的恶性肿瘤。

那么，这致命的疙瘩究竟是什么？蛋蛋脑袋上长出的这个疙瘩在医学上称为"胚胎性横纹肌肉瘤"，属于软组织肉瘤的一种。协和专家教大家识别和应对这类肉瘤。

1　肉瘤是什么？

肉瘤和癌都属于恶性肿瘤，但两者并不是一回事。两者的区别在于组织起源不同，癌起源于内胚层组织（对应着胃部、肠道、肺等部位），例如胃癌起源于胃黏膜上皮细胞、肺癌起源于支气管黏膜或腺体的上皮细胞等；肉瘤主要来源于中胚层组织（对应着肌肉、脂肪、血管等组织），例如骨肉瘤是来源于骨组织的恶性肿瘤，脂肪肉瘤是来源于脂肪组织的恶性肿瘤。

2　软组织肉瘤是什么？

软组织肉瘤属于肉瘤的一种，是发生在脂肪、肌肉、血管等软组织中的恶性肿瘤。按照世界卫生组织 2020 年版的软组织肿瘤分类系统，软组织肿瘤共分 11 大组织学类型，176 个亚型中有 50 多个亚型属于肉瘤。最常见的肉瘤亚型有未分化多形性肉瘤、平滑肌肉瘤、脂肪肉瘤以及好发于儿童的胚胎性横纹肌肉瘤等。

常见肉瘤及其占比

病理类型	占比
脂肪肉瘤	20%
平滑肌肉瘤	14%
未分化多形性肉瘤	14%
胃肠道间质瘤	9%
滑膜肉瘤	5%
黏液纤维肉瘤	5%
纤维肉瘤	3%
恶性周围神经鞘瘤	2%
其他	28%

3　软组织肉瘤真的致命吗？

如果肿瘤组织侵及重要的神经和血管，就会出现比较严重的危害，例如神经支配区域的感觉异常、活动障碍，甚至瘫痪、血管破裂出血、休克，重者危及生命。

> "医生,我今早起来发现脖子上突然长出指头大的疙瘩,不会是这种可怕的'肉瘤'吧?"

别慌,身体出现疙瘩(包块)并不一定是软组织肉瘤。身体上任何部位新发现的与原有部位不一样的肿物,其性质主要有三种:良性肿瘤、恶性肿瘤以及非肿瘤性质病变。

一般可以通过两个步骤来鉴别和诊断。

(1) 触摸判断

第一步:通过"摸一摸"来初步判断,不同性质的肿瘤,其发生部位、触感、质地是不一样的。

▼脂肪瘤患者可能爱吃高脂肪食物

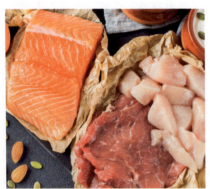

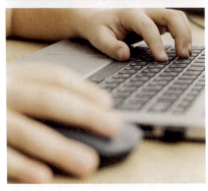

▲长期使用键盘、鼠标可导致腱鞘囊肿

◆ 脂肪瘤:如果疙瘩(包块)摸起来质地柔软、有弹性,像软糖一样,边界清楚,无痛痒感,并且患者本身有体形偏胖、爱吃高脂肪食物、不爱运动导致代谢缓慢等情况,那么不必担心,这种小疙瘩很有可能是脂肪瘤。这是体表最为常见的一种良性肿瘤,是由皮下脂肪组织堆积所导致的,需要做的只是"管住嘴,迈开腿"。

◆ 纤维瘤:纤维瘤摸起来体积较小、质地很硬,可以滑动,边界清楚,无痛痒感。纤维瘤发生于人体的纤维组织,是由纤维组织过度增生所导致的,一般也是良性的。

◆ 腱鞘囊肿:如果疙瘩(包块)

摸起来有弹性，位置固定，长在关节、肌腱周围，而患者又是经常要敲键盘的文字工作者或者用鼠标熬夜玩游戏的"网瘾青年"，或者是经常抱孩子、做家务的全职妈妈，那么这个疙瘩很有可能是腱鞘囊肿。长期保持一个固定姿势持续地劳动或工作、受过外伤等因素都容易引发腱鞘囊肿。

◆ 肉瘤：肉瘤形状不规则、质地较硬、边界不清晰，活动度差，位置固定且深。当身体出现新发包块或无痛性软组织肿块，短时间内迅速增大时，均需要警惕软组织肉瘤的可能性。

（2）影像学检查和病理学检查

第二步：如果摸上去疑似"肉瘤"，要及时去正规医院进行相应的影像学检查和病理学检查，例如进行局部MRI检查或CT检查、全身骨显像检查、浅表淋巴结B超检查等，当然，活检依然是诊断的"金标准"。

"医生，检查报告就像天书一样，根本看不懂啊！"

医院的检查报告应该找专业医生进行解读。这里介绍简单判别病理报告中良性和恶性的一个小窍门，只需记住一句话："肉瘤"一般为恶性（部分肉瘤除外），只有"瘤"字一般为良性肿瘤或中间性肿瘤（除非加了"恶性"二字，例如恶性血管球瘤等）。

4 软组织肉瘤容易发生于什么部位？

软组织肉瘤可以发生于身体的任何部位，最常见的部位是四肢，其中下肢肉瘤占35%~40%，上肢肉瘤占15%~20%；其次是腹膜后（20%~25%）、躯干（15%~20%）、头颈部（5%）等部位。此外，肉瘤还可以发生于泌尿系统、生殖系统。

5 软组织肉瘤好发于什么年龄？

软组织肉瘤可以发生于任何年龄，不同病理亚型的好发年龄有所不同。2～3岁和80～84岁是两个发病小高峰。

总体而言,软组织肉瘤的发病率随着年龄的增长而明显升高。患者的平均发病年龄大约为65岁,80岁人群的发病率约为30岁人群的8倍。

6 软组织肉瘤是绝症吗?

总体来说,软组织肉瘤的5年生存率为60%～80%,但是不同类型的软组织肉瘤的预后差异较大。

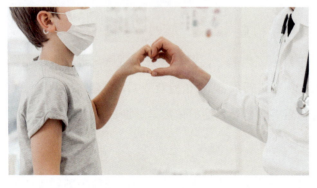

▲胚胎性横纹肌肉瘤好发于儿童

好发于儿童的胚胎性横纹肌肉瘤疗效较好,儿童胚胎性横纹肌肉瘤如果早期发现,能够通过手术完整切除,再接受规范化疗,有90%的概率可以治愈。

目前的治疗提倡肿瘤内科、肿瘤外科、放射科、影像科、病理科等多个学科联合的综合治疗模式,即多学科诊疗,以"标准化、个体化、全程化"为治疗原则,可以达到较为理想的效果。软组织肉瘤有望当作"慢性病"来治疗。

绝大多数软组织肉瘤的首选治疗方法仍为根治性切除术。术前应当全面评估病情,制定合理的手术方案;术后复发高危患者,应当选择合理的放疗、化疗辅助治疗。术后定期进行复查,做到早发现、早治疗。

总的来说,规范化的外科切除和术后定期随访,是获得良好的预后,防范复发、转移的关键。

软组织肉瘤的治疗

手术
- 根治性切除
- 广泛切除
- 减瘤术
- 截肢术

化疗
- 术前化疗（新辅助）
- 术后化疗（辅助）
- 隔离肢体热灌注化疗
- 姑息性化疗

放疗
- 术前放疗
- 术后放疗
- 同步放化疗
- 序贯放化疗
- 单纯放疗

靶向治疗 免疫治疗

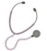

编后语

"肉瘤"虽是恶性肿瘤，但因大众知晓率低，早期症状没有特异性，体表的肉瘤常常被当作不碍事的"肉疙瘩"，贻误治疗。对身体新出现的生长快、质地硬、不规则的"肉疙瘩"，大家要提高认识，及时就诊，守护健康。

良性还是恶性？

这样分辨常见体表肿物

整形外科　郭能强

　　身上长了个肿块，许多人或许并不在意。体表发生的肿物种类繁多，小到脸上的一颗痣，大到拳头那么大的肿瘤，这些肿物有良性的，也有恶性的。有些生长比较缓慢，过程不痛不痒；有些生长十分迅速，还伴着强烈的疼痛感，甚至发生破溃。协和专家带大家认识一下常见的体表肿物。

1 什么是体表肿物？

体表肿物是指位于身体表面，起源于皮肤及附属器（皮脂腺、汗腺、毛囊等）、皮下及深部软组织而在体表可以触及或观察到的肿块。体表肿物多数是良性的，但也不排除少数可能是恶性肿瘤，需要进行术后病理检查才能确定其性质。

2 常见的良性体表肿物

（1）色素痣

来源于表皮层、真皮层色素沉积，表面光滑，可凸出皮肤，可见毛发生长。性质多为良性，有恶变的可能。常用治疗方法为激光祛除或者手术切除。

▼激光祛痣是色素痣的常用治疗方法之一

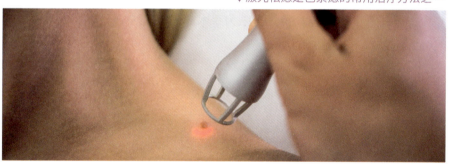

（2）脂肪瘤

起源于脂肪组织的一种良性肿瘤，表现为局部性肿块，质软，边界清楚，分叶状，多为单发，也可多发。深部脂肪瘤有恶变可能，大者可手术切除。

（3）血管瘤

毛细血管、静脉或动静脉变异而成。常见于皮下红色或青紫色隆起，有时可见迂曲血管或闻及血管杂音。性质多为良性，常用治疗方法为硬化剂注射、手术切除等。

（4）皮脂腺囊肿

皮脂腺开口阻塞所致，好发于头面部，中央处可见黑色毛囊孔，破溃后流出白色臭味豆腐渣样物质，可出现感染化脓。性质为良性，常用治疗方法为手术切除，感染者炎症控制后再进行手术治疗。

（5）皮样囊肿

一种先天性疾患，属于错构瘤的一种，多为异位细胞形成的先天囊肿，常位于皮下，偶见于黏膜下或体内器官。最常见的发病部位是眼眶周围，而最容易发病的人群是儿童。皮样囊肿的常用治疗方法为手术切除。

（6）神经纤维瘤病

来源于神经末梢或神经干处。多无症状，少数伴有疼痛，可多发，表现为全身多发咖啡斑，质软，组织移位变形，易发生瘤内出血。性质多为良性，有恶变可能，常用治疗方法为手术部分切除。

（7）皮肤乳头状瘤

一般在鳞状上皮增生，表现为乳头状突起，老年患者可有色素沉着。性质多为良性，有恶变可能。有时可自行脱落，可以选择激光祛除，怀疑恶变者可手术切除。

3 常见的恶性体表肿物

（1）基底细胞癌

基底细胞癌是常见的皮肤恶性肿瘤之一，常发生于面部中央。它是由皮肤或者附属器，特别是毛囊的机体细胞恶性增生形成的，中心易破溃，溃疡面清楚，中央区扁平。当病变较大时，边缘翻卷不整齐，甚至向外扩展或深浸润，形成大溃疡。基底细胞癌是一种低度恶性的肿瘤，一般很少发生转移。常用治疗方法为手术扩大切除。

（2）鳞状细胞癌

主要从有鳞状上皮覆盖的皮肤开始。鳞状细胞癌常在皮肤病的基础上发生，例如慢性盘状红斑狼疮、寻常狼疮、烧伤疤痕、放射性皮炎等。此类肿瘤恶性程度较基底细胞癌高，发展较快，破坏也较大。常用治疗方法为手术扩大切除。

（3）黑色素瘤

皮肤或黏膜内的黑色素发生恶性病变而引起的恶性肿瘤。表现为生长迅速、不规则、伴刺痛，可见周围卫星结节。黑色素瘤亦可发生于指甲下。性质为高度恶性，常用治疗方法为手术扩大切除，配合免疫治疗和靶向治疗。

▼不同恶性体表肿物的对比

预警信号：直径>6厘米　边界不清　颜色不均　增长　不对称

（4）隆突性皮肤纤维肉瘤

皮肤真皮组织异常增生，最终导致纤维组织细胞变异，这种变异向低分化方向发展，等到一定的程度，就形成了隆突性皮肤纤维肉瘤。主要表现是皮肤表面隆起的皮肤肿块，呈淡红色、紫红色，质地较硬。肿块周围还有结节，结节可大可小，有些结节可以互相融合在一起形成大的结节，随着时间发展可以增大，也可以转移到内脏。隆突性皮肤纤维肉瘤的特点是容易复发，所以治疗方法首选手术扩大切除。

（5）脂肪肉瘤

成人比较常见的软组织肉瘤，也可以见于青少年或者儿童。脂肪肉瘤通常体积比较大，而且位置很深。患者通常没有症状，无痛感，且肿瘤会逐渐长大。发生部位主要是大腿内侧、臀部。常用治疗方法为局部的广泛手术切除。

▼脂肪肉瘤的常用治疗方法是手术切除

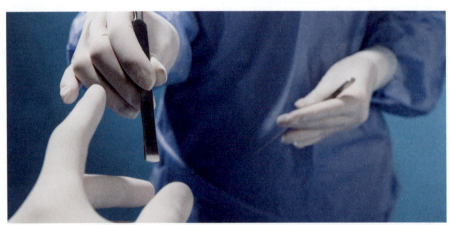

总的来说，恶性肿瘤生长迅速、易破溃出血、边界不清、有异味或恶臭气味；良性肿瘤生长缓慢、边界清楚、活动度好。如果良性病变发生性状改变，则要警惕癌变的可能。

恶性肿瘤的治疗方法相对复杂，手术面积更大，切除后过大的组织缺损往往难以直接缝合，还有一些部位如面部、乳房、手足、会阴等重要部位的肿瘤，修复切除后的外形非常重要，这时就需要用到整形外科手术中的皮瓣移植或植皮等方法来修复。因此，恶性体表软组织肿物及病变重在早期诊断、早期治疗,通过适当的整形外科治疗可望彻底清除体表的肿瘤病灶,同时最大限度地达到功能康复和外观改善的目的。

 编后语

> 体表肿物因为表浅,所以容易被患者发现或摸到。对于新长的或之前就有但近期有变化的、生长较快的、边界不清的肿块,一定要警惕。体表发现肿块最好尽快到医院就诊,听从医生的建议进行治疗。整形外科医生对于大面积肿瘤切除后的创面修复更加专业,能尽最大可能帮助患者恢复正常,尤其体现在浅表病变,例如鼻部、耳部、眼部和躯干肢体等部位病变的修复上。

孕期能接种 HPV 疫苗吗？

这样做能有效预防宫颈癌

妇产科　汪宏波

宫颈癌是女性常见的恶性肿瘤之一，发病率仅次于乳腺癌，全世界每年有 46 万新发病例，25 万死亡病例。HPV 疫苗是否有必要接种？怀孕期间能否接种 HPV 疫苗？感染 HPV 后还有接种疫苗的必要吗？协和专家带大家一探究竟。

1 什么是 HPV？

人乳头瘤病毒（HPV）是乳头瘤病毒家族的一员，目前已知 HPV 有 100 多种亚型，其中大部分类型为低危型，与宫颈癌并无关联。但是，有 10 多种 HPV 亚型被列为高危型，绝大部分宫颈癌患者是因为感染了高危型 HPV。其中，风险最高的 HPV 亚型是 16 型和 18 型，约 70% 的宫颈癌患者感染了这两类 HPV。

HPV 感染在国际上不论从流行病学还是临床数据方面均已达成共识，即 HPV 是引起宫颈癌的必要条件。首位阐明 HPV 是引起宫颈癌关键因素的科学家哈拉尔德·楚尔·豪森也于 2008 年被授予了诺贝尔生理学或医学奖。在他的研究基础上，科学家们研发了 HPV 预防性疫苗来预防宫颈癌。

HPV 主要通过性接触传播，所以性活跃的人存在感染致癌性 HPV 的风险。除了性行为外，HPV 还可通过直接接触感染，比如手接触了带有 HPV 的物品后，在如厕、沐浴时有可能将病毒带入生殖器官，或者生殖器官接触到带有 HPV 的浴巾等物品，都有可能感染 HPV。HPV 感染在女性中较为普遍，有数据显示，在一生中的某个阶段，每 5 名女性中就有 4 名会感染 HPV。若感染的是高危型 HPV，则有可能进展为癌前病变，甚至发展为宫颈癌。

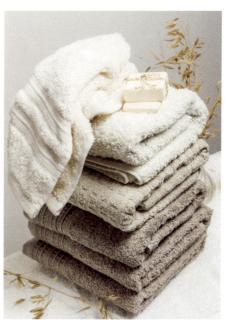

▼ HPV 的预防需注意个人卫生

2 HPV 疫苗有哪些？

在 HPV 疫苗问世前，预防宫颈癌的主要手段是宫颈筛查，即通过检查宫颈脱落细胞和进一步的检查来发现早期宫颈病变并予以治疗。

疫苗的问世使宫颈癌的预防手段更加全面、有效。值得注意的是，即使接种了 HPV 疫苗，仍然需要定期筛查。HPV 有 100 多种亚型，与宫颈癌相关的高危亚型有 10 多种，而 HPV 疫苗针对的只是其中的几种。基于 HPV 疫苗的良好临床保护效果及安全性数据，世界卫生组织鼓励在合适人群中接种 HPV 疫苗来降低宫颈癌的发病率。

▼接种 HPV 疫苗可预防感染

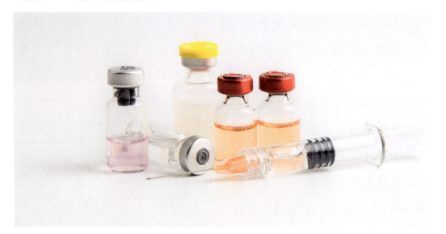

（1）HPV 二价疫苗

2016 年 7 月，我国国家食品药品监督管理总局批准 HPV 二价疫苗在中国使用。这款二价疫苗是针对 HPV16 型和 18 型的双价疫苗。研究数据表明，该疫苗在国内目标人群中应用的安全性和有效性与国外具有一致性。已有资料显示，HPV 亚型中 16 型和 18 型感染率最高，导致了 70% 的宫颈癌、80% 的肛门癌、60% 的阴道肿瘤和 40% 的外阴癌。

（2）HPV 四价疫苗

2017 年 5 月，我国国家食品药品监督管理总局批准 HPV 四价疫苗在中国使用。这款四价疫苗可预防 4 种 HPV（6 型、11 型、16 型、18 型）

所导致的疾病。

（3）HPV 九价疫苗

2018 年 4 月，我国国家药品监督管理局批准 HPV 九价疫苗在中国使用。这款九价疫苗可预防 9 种 HPV（6 型、11 型、16 型、18 型、31 型、33 型、45 型、52 型和 58 型）所导致的疾病。

3 HPV 疫苗适合哪些人群接种？

HPV 疫苗最好在有第一次实质性性接触之前接种。目前获准进入中国的疫苗，HPV 二价、四价、九价疫苗的推荐接种年龄为 9~45 岁。2020 年 1 月，我国首个国产 HPV 疫苗获批上市。关于 HPV 疫苗的常见问题，我们通过"十问十答"详细了解。

> 问：HPV 疫苗安全吗？有副作用吗？
> 答：HPV 疫苗已在全球使用数十年，被证实具有良好的安全性。绝大多数人接种 HPV 疫苗后没有不良反应，少数人会发生一些轻微的反应，例如接种部位出现红肿或者疼痛、发热、头疼、恶心等症状，但休息后很快会恢复。

> 问：月经期可以接种 HPV 疫苗吗？
> 答：可以。但接种者的不良反应会与经期不适症状叠加，从而加重原有的经期不适，因此避开月经期接种更好。

> 问：怀孕期间可以接种 HPV 疫苗吗？
> 答：不建议。现有研究没有显示 HPV 疫苗有增加胎儿畸形的风险，但由于没有大规模的临床研究数据，所以不建议在怀孕期间接种。若在接种后发现怀孕，也不建议流产，停止尚未完成的疫苗接种并继续妊娠即可。

> 问：哺乳期可以接种 HPV 疫苗吗？
> 答：不建议女性在哺乳期接种 HPV 疫苗，建议哺乳期结束后再接种。

问：接种 HPV 疫苗后多久可以怀孕？

答：建议完成 HPV 疫苗接种 3～6 个月后再怀孕。

问：有妇科炎症能接种 HPV 疫苗吗？

答：有妇科炎症是否可以接种 HPV 疫苗要根据具体情况决定。如果是慢性炎症，例如宫颈肥大、宫颈息肉等，则可放心接种。如果存在急性炎症，例如急性盆腔炎、急性宫颈炎等，是不能够接种 HPV 疫苗的。

问：HPV 疫苗越早接种越好？

答：是的。HPV 疫苗对于无性生活史的人保护效果更好，且随着年龄增长，疫苗的预防效果也会下降。因此，HPV 疫苗越早接种越好。世界卫生组织把 9～14 岁定为 HPV 疫苗的最佳接种年龄。

问：有过性生活，接种 HPV 疫苗就没效果了吗？

答：有性生活之后，感染 HPV 的概率就会非常高，但此时接种疫苗仍可预防未感染的 HPV 型别。

问：接种 HPV 疫苗后就不会患宫颈癌吗？

答：不是的。与宫颈癌相关的高危型 HPV 有 10 余种，目前二价、四价、九价疫苗都只包含跟宫颈癌密切相关且最常见的高危型 HPV，因此接种 HPV 疫苗之后还是有可能感染未受抗体保护的 HPV 病毒。另外，也有少部分宫颈癌是与 HPV 感染无关的。

问：检查发现 HPV 阳性，还有必要接种 HPV 疫苗吗？

答：HPV 阳性反馈出已经感染 HPV 病毒的信息，那这种情况下还有没有必要接种疫苗，主要取决于所选的 HPV 疫苗预防的亚型与感染者本身感染的亚型是否一致。如果亚型一样，则接种的意义不大。如果疫苗预防的亚型与感染的亚型不一样，则还是有一定预防作用的，但是相对没感染过 HPV 的人，这种预防作用肯定要小很多。

编后语

接种 HPV 疫苗是一种有效的宫颈癌预防手段,通过了解 HPV 感染的风险,增强接种 HPV 疫苗意识,同时定期进行宫颈癌筛查十分必要。让我们共同关注 HPV 感染与疫苗接种,为健康保驾护航。

不是每一个肺结节都是"劫"

三类高危人群要定期筛查

放射科 陈铨 梁波 郑传胜

越来越多的人在体检中发现肺结节,大多数人的第一反应是"咋就突然长了这玩意?""是不是得癌症了?"协和专家就跟大家聊聊肺结节的那些事儿。

1 什么是肺结节?

肺结节是指直径≤3厘米的局灶性、类圆形、密度增高的肺部阴影,当病灶直径>3厘米时称为肺肿块。严格来说,肺结节并不是一种病,而是肺部影像上的一种表现。它肉眼不可见,用手也摸不着,只有在X射线检查、CT检查等影像学检查中被探查到。

据统计,我国有1.2亿人有肺结节,但有"结"没"结",都不要过于担心,因为95%的肺结节是良性的。

2 肺结节怎么分类?

为了准确地告知医生和患者肺结节究竟长什么样,放射科医生通常会从大小、密度上对肺结节进行描述。

(1)根据大小分类

直径<5毫米的称为微小结节,直径5~10毫米的称为肺小结节。

一般来说,结节越大越危险。但直径<5毫米的微小结节和直径5~10毫米的小结节就绝对安全吗?并不是,看结节的风险还得结合密度。

(2)根据密度分类

我们经常看到体检报告单上有"实性""纯磨玻璃""混合磨玻璃"等关键词,这就是对结节密度的描述。

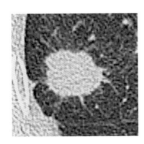

实性结节

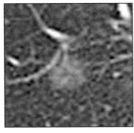

纯磨玻璃结节

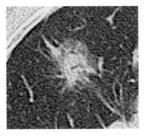

混合磨玻璃结节

◆ 实性结节
实性密度，其内部肺血管和支气管不可见。在肺部影像中呈白色。

◆ 纯磨玻璃结节
边界清楚的肺部磨砂玻璃样影，其内部可见肺血管和支气管。透过它可以隐约见到肺的影像。

◆ 混合磨玻璃结节
又称部分实性结节，即部分为实性密度，部分为磨砂玻璃样密度。恶性概率高达 60% 以上，需要重点关注。

（3）关注病变中心及边缘、与周围结构的关系

对肺结节进行分类，还需参考病灶中心及边缘、与周围结构的关系，如果肺结节有以下影像学表现，则考虑恶性可能。

◆ 病灶
中心：空泡征
边缘：分叶征、毛刺征

◆ 与周围结构关系
胸膜：胸膜牵拉、胸膜凹陷
支气管：支气管截断或管腔狭窄
血管：血管集束征

如果体检报告单中出现以下任意一个关键词，一定要充分重视：结节直径 > 8 毫米、混合磨玻璃结节、分叶状边缘毛刺、空泡征、胸膜凹陷、支气管截断。这些关键词表明结节恶变的可能性较大，要尽快咨询专科医生。

3 体检发现肺结节如何处理？

对于已检查出肺结节的患者，建议定期进行低剂量肺部 CT 检查，这对观察疾病的发展、及时采取治疗措施有着重要的意义。那么，复查要保持怎样的频率呢？

◆ 如果检查发现实性肺结节：一般情况下只需每年复查，但当结节直径 > 8 毫米时，则需及时就医。

◆ 纯磨玻璃结节：直径 > 5 毫米每半年复查一次，直径 < 5 毫米每年复查一次。

◆混合磨玻璃结节：直径＞8毫米建议及时就医；直径＜8毫米在定期复查后，无高危因素时，可每年复查一次。

所有的结节在随访复查过程中如果出现恶性变化，一定要积极治疗。当然，除了已检查出肺结节的患者，建议中老年人、长期吸烟者、基础肺部疾病患者等高危人群也定期进行CT检查。

放射科作为疾病诊断之"眼"，在疾病诊断及疗效评估方面都有着重要的作用。如今，医生利用人工智能技术，能够更准确、更快速地"看"清病灶，真正惠及患者。

最后，再次提醒大家：

> 肺部结节莫惊慌
> 大小密度和形状
> 实性纯混磨玻璃
> 定期随访享安康

编后语

肺结节属于常见病，发现肺结节不要过度担心，大多数肺结节是良性的。建议密切关注肺结节的变化情况，定期进行检查。如果复查过程中发现任何变化，医生会及时给出治疗意见。

为何不吸烟也患肺癌？

做好这四件事"肺"常重要

胸外科　廖永德

肺癌是我国发病率和死亡率最高的恶性肿瘤。2022年，我国肺癌新发病例106.06万、死亡病例73.33万，均居恶性肿瘤第一位。

当某人被提及患有肺癌时，大家的第一反应是他是个"老烟枪"。但是，为什么有人吸一辈子烟也不患肺癌，而有的人从不吸烟也患肺癌了呢？吸烟患癌的风险到底有多大？如何降低患肺癌的风险？一起来听听协和专家的"肺"腑之言。

1 吸烟和肺癌到底是什么关系？

目前认为，吸烟是肺癌最重要的高危因素。大量研究证明，肺癌的发生与开始吸烟的年龄、吸烟年数、每天吸烟支数、烟草种类均有密切关系。开始吸烟的年龄越小、吸烟年数越长、每天吸烟支数越多，肺癌的发生率也会越高。

吸烟人群中罹患肺癌者被认为与以下因素密切相关：

◆ 每日吸烟 20 支（1 包）以上；
◆ 未成年时即开始吸烟；
◆ 吸烟年数在 20 年以上；
◆ 有慢性肺部基础疾病（例如慢性支气管炎、肺气肿、肺纤维化等）。

目前，通常会使用"吸烟指数"这一概念来衡量吸烟诱发肺癌的风险。当吸烟指数 > 400 时，罹患肺癌的风险将大大增高。

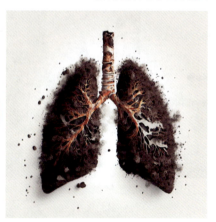
▼ 吸烟是肺癌的常见诱因

> 吸烟指数 = 每日吸烟支数 × 吸烟年数

除了主动吸烟外，被动吸烟同样是肺癌的危险因素之一。如果配偶吸烟，和配偶一起生活的时间越长，患肺癌的可能性也越大。

2 为何有人长期吸烟却没有患肺癌？

这是一个概率问题，"吸了一辈子烟也没事"的人只是幸存者。《英国癌症杂志》刊载的一篇研究论文指出，不吸烟者，75 岁前患肺癌的概率只有 0.3%；一直吸烟者，概率是 16%；每天吸烟支数超过 5 支者，概率是 25%。

另外，肺癌并不是吸烟导致的唯一危害，也不是其最致命的危害。吸烟也会导致其他许多不同器官发生癌变，产生很多直接的健康危害。《美国心脏协会杂志》曾开展一项覆盖 10 万人的大规模调查，结果显示长期吸烟者因心脏病发作、卒中及心力衰竭而死的概率远超不吸烟者。另外，《美国医学会杂志》也指出，与不吸烟者相比，每天吸烟 1 支者的全因死亡率增加 64%，每天吸烟 1 ~ 10 支者的全因死亡率增加 87%。

3 为什么不吸烟还会患肺癌？

事实上，肺癌是由很多因素导致的，除吸烟这个"头号杀手"外，环境、职业、遗传、饮食、心理、肺部相关病史等众多因素越来越多地被大家关注，甚至已成为目前最常见的肺癌类型——肺腺癌发生的主要原因。

（1）环境因素

工业废气、汽车尾气等导致的空气污染与肺癌发病率上升有关。室内空气污染如燃料烟雾、烹饪油烟等也被认为是肺癌的重要危险因素，尤其对女性肺腺癌发病率影响较大。

（2）职业暴露

某些职业从业人员长期接触有害物质，例如石棉、铬等，已有研究证明这些物质导致患肺癌的风险增加。

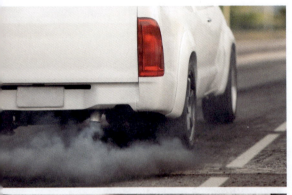
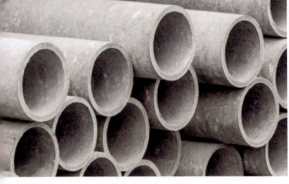

▲ 接触汽车尾气和石棉导致患肺癌的风险增加

（3）遗传因素

家族聚集、遗传易感性、基因改变等遗传因素在肺癌的发生中起重要作用。直系亲属患肺癌或其他癌症，患肺癌的可能性也会增加。

（4）饮食问题

如果饮食中缺少维生素A，可导致呼吸道发生鳞状上皮化生，而肺癌最常见的癌前表现是鳞状上皮化生。

研究表明，饮食中红肉占比最大的人患肺癌的风险比其他人高16%。猪肉、牛肉、羊肉、鹿肉、兔肉等红肉含有大量饱和脂肪和铁，在高温加工过程中会产生导致基因突变的化学物质，例如杂环胺等致癌物，如果经常吃烧烤、煎炸的红肉，可能会引发肺癌。

▼常吃煎炸的红肉可能引发肺癌

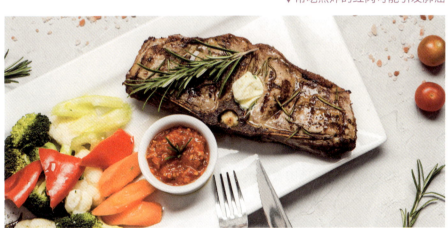

此外，食品加工过程中添加的部分化合物、激素或其代谢产物可能会影响细胞的正常分化和凋亡，促进肺部组织的异常增殖，增加罹患肺癌的风险。

（5）心理因素

过分内向、喜欢生闷气、不善于疏导发泄的人被归为C型性格人群，C型性格人群容易产生更多的负面情绪，患癌症的概率比一般人更高。"肺主气,司呼吸","心霾"常在,气总是不顺,必然导致伤肺,促进癌症的发生。

(6)肺部相关病史

慢性阻塞性肺疾病、肺结核和肺纤维化等慢性肺部疾病患者的肺癌发病率高于健康人群。

可见,肺癌的致病因素多而复杂,目前还没有一种药物或者方法能够预防肺癌,但可以通过远离已知的致癌因素来降低患肺癌的风险。

4 如何早期发现肺癌?

一般情况下,肺癌早期无任何症状,大多在检查时才发现。随着病情的发展,可出现相应的呼吸道症状或转移相关症状,常见的症状有四类。

◇咳嗽:干咳、痰少而黏稠、久咳不愈。
◇咳血:痰中带血且血丝量不大。
◇发热:肿瘤性发热、体重下降。
◇淋巴结肿大:锁骨上颈部有淋巴结。

5 如何降低肺癌风险?

肺癌的发生与多种因素有关。对于可控的因素,我们可以采取有效的措施来降低患肺癌的风险。

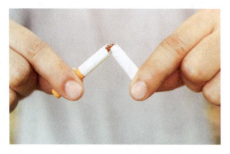

▲戒烟可降低患肺癌的风险

(1)远离烟草

吸烟者戒烟,不吸烟者尽量远离吸烟者,避免吸入二手烟、三手烟。

(2)加强防护

减少与致癌因子如厨房油烟、

二手烟、粉尘、燃煤、燃气、其他挥发性有机物的接触。做饭时使用抽油烟机，减少使用爆炒和油炸等烹饪方式。空气污染重时非必要不出门，出门必戴口罩。

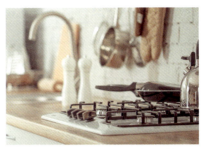

（3）科学饮食

均衡饮食，多吃新鲜果蔬，减少腌制食物的摄入。改正不良生活习惯，保持良好的心态，劳逸结合，多运动，增加身体抗击癌症攻击的能力。

（4）定期体检

长期吸烟、有肺癌家族史、职业暴露及40岁以上的人群，每年应进行一次低剂量CT检查，早发现早治疗。同时久咳不愈或咳血痰者，应提高警惕，进一步检查。

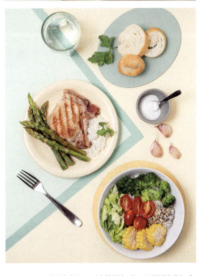

▲远离油烟、科学饮食可预防肺癌

编后语

虽然在我国肺癌发病率和死亡率均居恶性肿瘤榜首，但完全不必谈癌色变。肺癌是可以预防的，只要远离已知的肺癌病因，肺癌自然也会与我们"素不相识"。肺癌是容易被发现的，可以通过胸部CT检查发现，无痛无创，也不用花费很长时间；肺癌是可以治愈的，目前最多见的肺结节型早期肺癌，微创手术切除后几无复发或转移的可能。哪怕肺癌发现时已不是早期，现在治疗方法日新月异，例如机器人手术、靶向治疗、免疫治疗等不断升级，疗效大为改观，患者也有望通过及时治疗获得较好的生存质量。

"富贵痣"还是"要命痣"?

这些特征要当心

皮肤性病科 申晨 陶娟

每个人的身上或多或少都有那么几颗痣,而长痣的部位总是千奇百怪,眼角下、嘴唇边、锁骨上、脚底板,甚至连臀部和胸口都可能长痣,而不同位置的痣也常被冠以不同的名称:"美人痣""泪痣""富贵痣"……有的黑痣看起来无伤大雅,但稍有不慎可能会"变脸"。

痣到底是怎么来的呢?如何区分普通色素痣和恶性黑色素瘤?哪种类型的痣更易恶变?痣上长毛,能把毛拔掉吗?有"痣"之士到底如何祛痣?协和专家带大家分辨。

1 色素痣与恶性黑色素瘤有什么区别?

我们常说的痣也称为色素痣,是皮肤中黑色素细胞异常增多、积聚而形成的,是常见的皮肤表现。黑色素细胞是构成人体皮肤对抗外界紫外线的"壁垒",其数量和黑色素含量决定了皮肤的颜色。

根据黑色素细胞所在的皮肤层次,可将色素痣分为皮内痣、交界痣和复合痣。

- ◆ 皮内痣:通常是肤色,在三种色素痣中突起最明显,有时呈圆顶状、桑葚状。
- ◆ 交界痣:一般和皮肤齐平,或只有很轻微的突起,颜色从浅棕色到深棕色不等。
- ◆ 复合痣:以上两种情况的复合,常常有突起,颜色比较深。

可能很多人认为这三种痣里,平平的交界痣看起来是最安全的,而像小疙瘩一样的皮内痣是最危险的,但事实刚好相反。皮内痣虽然鼓鼓的,但是它内部深层的黑色素细胞反而比较成熟,安全性更高,刺激到这些细胞的机会更少一点。

一般来说,普通的色素痣不会对人体健康造成影响,最多也就是影响美观,但有些外观特殊、位置独特的痣并非善"茬",容易恶变成黑色素瘤。

恶性黑色素瘤是由黑色素细胞恶变而来的一种高度恶性的肿瘤,发展迅速且致死率高。在我国,黑色素瘤的高危人群主要包括有严重的日光晒

▼皮内痣反而安全性更高

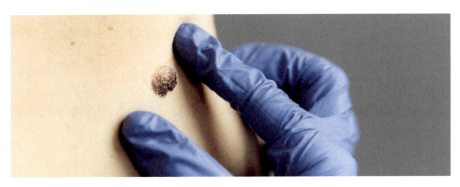

伤史、皮肤癌病史、肢端皮肤色素痣和慢性炎症的群体。

2 到底哪些痣有恶变的可能呢?

大家可以根据 ABCDE 法则（asymmetry 不对称，border 边界不均，color 颜色变化，diameter 直径过大，evolution 不断变化）进行自我初步判断。此外，看上去很"温和的"普通色素痣如果伴有以下情况，也容易恶变。

▼ ABCDE 法则可作为自我初步判断依据

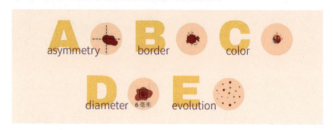

（1）长在易摩擦部位

手掌、足底、腰间、口腔黏膜、生殖器黏膜等部位的色素痣恶变的概率更高。

（2）先天巨大

先天巨大的色素痣直径有时可超过 20 厘米，覆盖躯干大部分，其发生恶变及转移的概率极高，应尽早预防性切除。

（3）有特殊激惹病史

经过激光、冷冻、持续光照等刺激后局部突然变化的色素痣，恶变的概率也更高。

根据 ABCDE 法则，外观形态不规则、颜色斑驳、较大且快速增大的色素痣都有恶变倾向，此外，伴有溃疡、疼痛、出血，以及长在易摩擦受压部位的色素痣建议祛除。如果发现自己的痣有些异常，一定要高度警惕，及时去医院皮肤科就诊,尽早进行诊断与治疗。

3 如何正确祛痣?

目前祛痣的常见方法有冷冻点痣、激光治疗和手术切除等。

(1)冷冻点痣

冷冻点痣是通过液氮产生的低温使局部组织坏死,1~2天内可能产生水疱并结痂,1~2周可愈合。由于冷冻点痣较表浅,往往需要多次重复治疗。

(2)激光祛痣

激光祛痣使用高功率的激光高选择性地摧毁黑色素细胞,适用比较小、癌变风险极低的痣。激光祛痣简单快捷,恢复较快,但是激光不一定能一次将痣祛除彻底,可能复发,复发后再次激光祛痣可能增大恶变风险。

▼激光祛痣

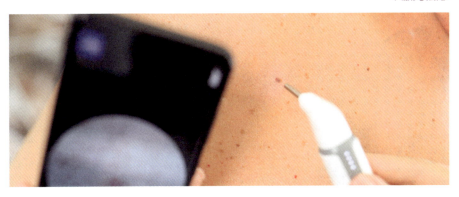

(3)手术切除

对于高危部位及可能有恶变倾向的色素痣,优先推荐手术切除,并结合组织病理诊断,以保证诊断及治疗准确,避免黑色素瘤早期漏诊与误诊。

4 关于祛痣的五大常见问题

（1）会不会留疤？

色素痣细胞在皮肤内的位置不同，留疤情况也不一样。交界痣位于表真皮交界处，这种色素痣细胞完全清除后基本不留疤痕或者比较浅平。而混合痣和皮内痣由于色素痣细胞侵入真皮层，完全清除后局部短时间内可能有痕迹。如果本人不是瘢痕体质，能慢慢恢复，一般不会出现明显的疤痕。

（2）"点痣致癌"是真的吗？

我们经常看到"点痣成癌"的说法，这其实和祛痣的方法有关。市面上不正规的化学祛痣法造成恶变，和祛痣时所用的药水有关。

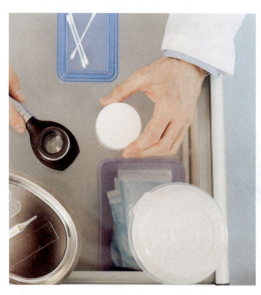
▲化学祛痣用药不当可能造成皮肤损坏

根据世界卫生组织国际癌症研究机构公布的致癌物清单，例如三氯乙酸属于2B类致癌物，其他强酸强碱类化学药品即便本身不是致癌物，它们腐蚀皮肤组织时造成的皮肤损坏也有可能发展为肿瘤。

激光祛痣引发癌症，多与反复激光治疗有关。反复激光祛痣、反复高能量刺激，可能引起良性色素痣细胞的基因发生突变，进展为黑色素瘤。

黑色素瘤漏诊。如果将恶性的黑色素瘤误判为良性的色素痣，而贸然选择激光祛痣或冷冻点痣，可能延误治疗时机，导致肿瘤进一步发展和恶化。

（3）儿童能不能祛痣？

按理来说，祛痣是没有年龄限制的，但需要综合考虑色素痣的具体情况、儿童的配合度，以及儿童色素痣的自然演变规律。出生就存在的先天性色素痣如果比较大、色泽比较黑，随着儿童成长迅速增大，

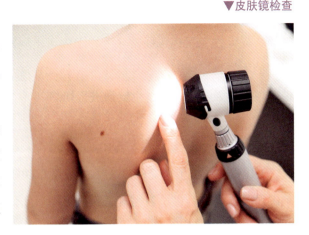
▼皮肤镜检查

往往需要借助手术或者分次手术进行切除。而后天出现的色素痣，根据 ABCDE 法则或医生判断恶性风险较低，则可以动态观察，如果担心恶性或恶变的风险，也可择期祛除。

值得注意的是，虽然在成人中，痣的变化可能提示恶变可能，但在儿童和青少年中，扩大和凸起等痣形态的动态变化可能为正常的生理过程。家长可以观察或者带儿童至正规医院，进行皮肤镜检查或皮肤 CT 检查等无创性初步检查。

（4）祛痣时间到底是夏天好，还是冬天好？

没有绝对适宜祛痣的季节，对于高度怀疑恶变的色素痣，建议尽早就医寻求专业的诊治。但相对而言，夏季温度较高，光照强烈，手术伤口部位容易积汗而继发感染、延迟愈合；冷冻点痣或激光祛痣部位也容易留下色斑。总而言之，考虑到夏季可能会面临一些挑战，天气较凉爽的季节可能是一个更好的选择。

（5）痣上长毛，能直接将毛拔掉吗？

毛发生长对于色素痣本身并无影响，但是拔毛容易造成局部损伤，甚

至继发感染,因此一般不建议拔毛。

此外,有人误以为色素痣的皮损内出现毛发,是良性症状的一种表现。然而,先天性色素痣(经常含毛发)内可出现黑色素瘤,且"新发"黑色素瘤的毛发密度可与周围皮肤相同。因此,对于存在毛发的皮损,如果疑似恶性,则强烈建议对整个皮损进行切除。

5 如何预防黑色素瘤?

虽然恶性黑色素瘤的发生很大程度取决于遗传与基因因素,但在目前的循证医学中,仍认为色素痣的预防是十分有必要的。

(1)注意防晒

研究表明,持续、强烈的紫外线照射会增加色素痣及恶性黑色素瘤的发生风险。由于色素痣的发育主要在15岁之前,因此痣的预防应当从儿童期就开始,尽量避免紫外线照射、正确涂抹防晒霜以及选择防晒衣物等。

▼儿童期也应注意防晒

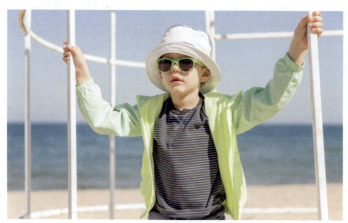

(2)痣别乱抠

绝大多数的痣是安全的,除美容目的外,无须特殊处理。避免用手或者工具去抠痣、挤痣,越少的外部刺激对其越好。也不建议去路边或者不规范的小店用药水点痣,因为使用的药水多是具有腐蚀性的化学药水,除了可能对痣造成刺激,也有早期掩盖病情的可能,进而耽误治疗。

(3)对镜查体

建议每 3~6 个月对镜查体,尤其要注意足底、后背等平时较难注意的部位。如果实在不确定,建议大家及早去医院进行皮肤镜检查及皮肤 CT 检查,因为并不是所有色素痣与恶性黑色素瘤都能够用肉眼分辨。

▼皮肤自查发现问题,应尽早就医

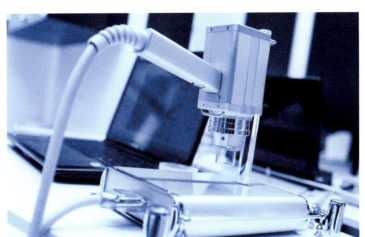

编后语

在面对痣带来的各种疑虑时,我们要时刻保持对身体的关注和理解。痣虽小,却可能蕴含着重要的信息。首先不要轻视表面上的"美人痣"或"富贵痣",遵循 ABCDE 法则自查,适时求助专业医生,拥抱健康,从容每一天。

胃癌是吃出来的？

关爱中国胃，夏养正当时

肿瘤中心　刘红利　罗飞

　　立夏时节吃小龙虾是中国人的入夏仪式，当第一口香辣入喉，才感受到夏天鲜活的生命力。忙碌一天回魂时刻的傍晚，烤串炸卤配上冰镇啤酒，晚风中觥筹交错，弥漫着城市烟火气。煎炒烹炸，升腾出我们离不开的中国味。冰火交融，却形成我们易受伤的中国胃。

　　全球近一半胃癌患者是中国人，在中国每年约有 40 万胃癌新发病例，其中晚期胃癌患者比例高达 40%。胃癌是我国发病率第二高的癌症。每一个胃由好变坏都不是突然的，也许胃的很多次呼救都被忽视了。让我们跟随协和专家一起聆听来自胃的发声。

"大家好,我是你的好伙伴——胃。人们总说'胃坏掉啦',怪我太脆弱,殊不知真正摧毁我的事儿,你却习以为常。"

1 预防胃癌,该如何行动?

(1)未病先防

胃癌的发生受多种因素影响,但最重要且完全可以控制的因素有两个。

治疗幽门螺杆菌感染:幽门螺杆菌是我国胃癌的主要病因,而我国目前有50%以上的人是幽门螺杆菌携带者,治疗一个就少了一个传染源,不论有无症状,是否为高危人群,只要没有制衡因素,都建议治疗。

调整饮食和生活习惯:高盐食物、腌制食物、熏烤煎炸食物、隔夜菜等尽量少吃,戒烟戒酒,养成良好的饮食和生活习惯。

▼预防胃癌应少进食高盐食物、煎炸食物

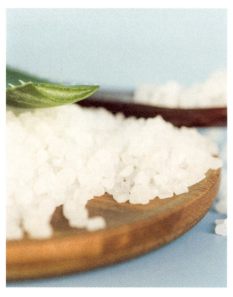
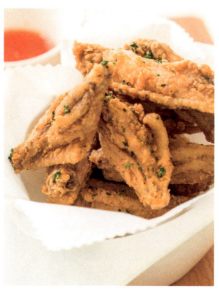

- 预警一：进食不当

  大量食用高盐、腌制、熏烤、煎炸食物，膳食营养失衡。
- 预警二：幽门螺杆菌感染

  幽门螺杆菌感染者发生胃癌的风险较健康人群增加了 2.3～6.2 倍。
- 预警三：不良习惯

  习惯热食、快食、干硬食、油腻食，缺乏运动、长期熬夜或精神紧张。
- 预警四：不良嗜好

  吸烟、饮酒等。

（2）既病防变

一旦发生了胃部癌前疾病，我们需要做到早发现、早诊断、早治疗。这个阶段是阻断癌变的关键时间点。因此高危人群一定要重视胃镜检查，包括以下人群：

- 幽门螺杆菌感染者；
- 年龄 40 岁及以上，无论男女，无论有无症状；
- 有胃癌家族史；
- 胃癌高发地区人群；
- 既往患有慢性萎缩性胃炎、胃息肉、胃溃疡等胃癌前疾病；
- 长期生活或饮食习惯不良者。

（3）小结

胃癌的预防可以从多个方面着手，主要有以下几个方面：

◇ 根除幽门螺杆菌是预防胃癌的最重要方法；成人有无症状都建议进行定期检测，若有则进行根除治疗；最佳治疗年龄是 18～40 岁；在浅表性胃炎阶段根除，可以 100% 预防肠型胃癌。

◇ 年龄 40 岁及以上的人群，没有症状也建议接受胃镜检查。

◇ 高危人群要定期进行胃镜检查和幽门螺杆菌检测。

◇ 改善生活习惯，拒绝烟酒，推广公筷。

◇ 若出现无规律的上腹痛、反酸、胃灼热、恶心呕吐、消化不良、不明原因的消瘦、吞咽困难、贫血、黑便等症状,一定要尽早去医院就诊。

2 夏日养胃该怎样吃?

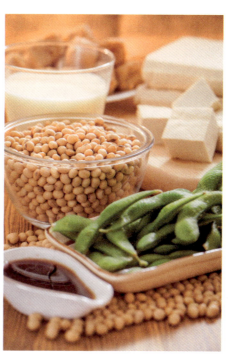
▼养胃可适当增加豆制品的摄入量

(1) 多C多健康

多食用新鲜的水果和蔬菜。研究表明,维生素C能够阻断胃癌的主要致病因素亚硝基化合物的合成,从而起到防癌作用。补充维生素C、β-胡萝卜素,可以促进癌前病变的消除。

(2) 多点蛋白质

适当增加蛋奶、鲜鱼、鲜肉和豆制品的摄入量,提高免疫力,有助于保护胃黏膜。

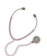 编后语

愿大家好好吃每一顿饭、每年认真做一次体检、重视每一次胃部不适,关爱中国胃,保持好心情。

参考文献

American Pain Society. Principles of Analgesic Use in the Treatment of Acute Pain and Cancer Pain [M]. 4th ed. Glenview: American Pain Society, 1999.

AZIZIAN A, RÜHLMANN F, KRAUSE T, et al. CA19-9 for detecting recurrence of pancreatic cancer [J/OL]. Sci Rep, 2020, 10: 1332. https://doi.org/10.1038/s41598-020-57930-x.

BERG W A, SECHTIN A G, MARQUES H, et al. Cystic breast masses and the ACRIN 6666 experience [J]. Radiol Clin North Am. , 2010, 48(5): 931-987. doi: 10. 1016/j. rcl, 2010. 06. 007.

BERWICK M, BEGG C B, FINE J A, et al. Screening for cutaneous melanoma by skin self-examination [J]. Journal of the National Cancer Institute, 1996, 88（1）: 17-23.

BHATTASALI O, HOLLIDAY E, KIES M S, et al. Definitive proton radiation therapy and concurrent cisplatin for unresectable head and neck adenoid cystic carcinoma: A series of 9 cases and a critical review of the literature [J/OL]. Head & Neck, 2015（11）: E1472-E1480. https://doi.org/10.1002/hed.24262.

BOSCH F X, LORINCZ A, MUÑOZ N, et al. The causal relation between human papillomavirus and cervical cancer [J/OL]. J Clin Pathol, 2002, 55（4）: 244-265. doi: 10.1136/jcp.55.4.244.

BURGER E A, KORNØR H, KLEMP M, et al. HPV mRNA tests for the detection of cervical intraepithelial neoplasia: A systematic review [J/OL]. Gynecologic Oncology, 2011, 120（3）: 430-438. https://doi.org/10.1016/j.ygyno.2010.11.013.

CHANDRA R A, KEANE F K, VONCKEN F E M, et al. Contemporary radiotherapy: Present and future [J]. Lancet, 2021, 398（10295）: 171-184.

CHEN W, ZHENG R, BAADE P D, et al. Cancer statistics in China, 2015 [J]. CA Cancer J Clin, 2016, 66（2）: 115-132.

COCCO G, BASILICO R, DELLI PIZZI A, et al. Gallbladder polyps ultrasound: What the sonographer needs to know [J]. J Ultrasound, 2021, 24（2）: 131-142.

DARBY S, McGale P, Correa C, et al. Effect of radiotherapy after breast-conserving surgery on 10-year recurrence and 15-year breast cancer death: Meta-analysis of individual patient data for 10,801 women in 17 randomised trials [J]. Lancet, 2011, 378（9804）: 1707-1716.

DE ALMEIDA N A, DE ALMEIDA RIBEIRO C R, RAPOSO J V, et al. Immunotherapy and gene therapy for coviruses infections: A review [J]. Viruses, 2021, 13（5）: 822.

DEYCMAR S, FACCIN E, KAZIMOVA T, et al. The relative biological effectiveness of proton irradiation in dependence of DNA damage repair [J/OL]. Br J Radiol, 2020, 93（1107）: 20190494. doi: 10.1259/bjr.20190494.

DRAGANOV P V, WANG A Y, OTHMAN M O, et al. AGA Institute Clinical Practice Update: Endoscopic Submucosal Dissection in the United States [J]. Clinical Gastroenterology and Hepatology, 2019, 17（1）: 16-25. e1.

DULON M, WEICHENTHAL M, BLETTNER M, et al. Sun exposure and number of nevi in 5-to-6-year-old European children [J/OL]. Journal of Clinical Epidemiology, 2002, 55（11）: 1075-1081. https://doi.org/10.1016/S0895-4356(02)00484-5.

DUWE B V, STERMAN D H, MUSANI A I. Tumors of the mediastinum [J/OL]. Chest, 2005, 128（4）: 2893-2909. doi: 10.1378/chest.128.4.2893.

FAWCETT R S, LINFORD S, STULBERG D L. Nail abnormalities: clues to systemic disease [J]. Am Fam Physician, 2004, 69（6）: 1417-1424.

FOLEY K G, LAHAYE M J, THOENI R F, et al. Management and follow-up of gallbladder polyps: Updated joint guidelines between the ESGAR, EAES, EFISDS, and ESGE [J]. Eur Radiol, 2022, 32（5）: 3358-3368.

FUKUHARA H, INO Y, TODO T. Oncolytic virus therapy: a new era of cancer treatment at dawn [J]. Cancer Sci, 2016, 107（10）: 1373-1379.

GOULD M K, FLETCHER J, IANNETTONI M D, et al. Evaluation of patients with pulmonary nodules: When is it lung cancer? [J]. Chest, 2013, 143（5）: E93-E120.

HAMIDI R, PENG D, COCKBURN M. Efficacy of skin self-examination for the early detection of melanoma [J/OL]. International Journal of Dermatology, 2010, 49(2): 126-134. doi: 10.1111/j.1365-4632.2009.04268.x.

HAN B F, ZHENG R S, ZENG H M, et al. Cancer incidence and mortality in China, 2022 [J/OL]. Journal of the National Cancer Center, 2024, 4（1）: 47-53. https//doi.org/10.1016/j.jncc.2024.01.006.

HARTMANN L C, SELLERS T A, FROST M H, et al. Benign breast disease and the risk of breast cancer [J]. N Engl J Med, 2005, 353（3）: 229-237.

HIAM-GALVEZ K J, ALLEN B M, SPITZER M H. Systemic immunity in cancer [J/OL]. Nat Rev Cancer, 2021, 21（6）: 345-359. doi: 10. 1038/s41568-021-00347-z.

HUANG T W, LAI J H, WU M Y, et al. Systematic review of clinical practice guidelines in the diagnosis and management of thyroid nodules and cancer [J/OL]. BMC Med, 2013, 11: 191. doi: 10.1186/1741-7015-11-191.

ILICIC K, COMBS S E, SCHMID T E. New insights into the relative radiobiological effectiveness of proton irradiation [J]. Radiat Oncol, 2018, 13（1）: 6.

JIA J, WANG M, LIN G L, et al. Laparoscopic versus open surgery for rectal gastrointestinal stromal tumor: A multicenter propensity score-matched analysis [J]. Dis Colon Rectum, 2022, 65（4）: 519-528.

KIM G H. Proton Pump Inhibitor-Related Gastric Mucosal Changes [J]. Gut Liver, 2021, 15（5）: 646-652.

KIM I-N, LEE J E, YANG J H, et al. Clinical Significance of Discordance between Carcinoembryonic Antigen Levels and RECIST in Metastatic Colorectal Cancer [J]. Cancer Res Treat, 2018, 50（1）: 283-292.

KIM S Y, KWAK M S, YOON S M, et al. Korean guidelines for postpolypectomy colonoscopic surveillance: 2022 revised edition [J]. Clin Endosc, 2022, 55（6）: 703-725.

LIN Y, WANG M, JIA J, et al. Development and validation of a prognostic nomogram to predict recurrence in high-risk gastrointestinal stromal tumour: A retrospective analysis of two independent cohorts [J/OL]. EBioMedicine, 2020, 60: 103016. doi: 10.1016/j.ebiom.2020.103016.

LI W C, LEE P L, CHOU I C, et al. Molecular and cellular cues of diet-associated oral carcinogenesis, with an emphasis on areca-nut induced oral cancer development [J/OL]. J Oral Pathol Med, 2015, 44（3）: 167-177. doi: 10.1111/jop.12171.

LU Z H, CHEN Y, LIU D, et al. The landscape of cancer research and cancer care in China [J/OL]. Nature Medicine, 2023, 29（12）: 3022-3032. doi: 10.1038/s41591-023-02655-3.

MACEDO N, MILLER DM, HAQ R, et al. Clinical landscape of oncolytic virus research in 2020 [J/OL]. J Immunother Cancer, 2020, 8（2）: e001486. doi: 10.1136/jitc-2020-001486.

MANNAVA K A, MANNAVA S, KOMAN L A, et al. Longitudinal Melanonychia: Detection and Management of Nail Melanoma [J]. Hand Surg, 2013, 18（1）: 133-139.

MARKOWIAK T, HOFMANN H-S, RIED M. Classification and staging of thymoma [J/OL]. J Thorac Dis, 2020, 12（12）: 7607-7612. doi: 10.21037/jtd-2019-thym-01.

MAYERSON J L, SCHARSCHMIDT T J, LEWIS V O, et al. Diagnosis and Management of Soft-tissue Masses [J]. Instr Course Lect, 2015, 64: 95-103.

MOAZZEZY N, BOUZARI S, OLOOMI M, et al. Comparative Study of blood, tissue and serum levels of carcinoembryonic antigen（CEA）detection in breast cancer [J]. Asian Pac J Cancer Prev, 2019, 20（10）: 2979-2985.

MORAIS S, COSTA A, ALBUQUERQUE G, et al. Salt intake and gastric cancer: A pooled analysis within the Stomach Cancer Pooling (StoP) Project [J]. Cancer Causes Control, 2022, 33 (5): 779-791.

MUINAO T, BORUAH H P D, PAL M. Multi-biomarker panel signature as the key to diagnosis of ovarian cancer [J]. Heliyon, 2019, 5 (12): e02826.

MUÑOZ N, CASTELLSAGUE X, DE GONZÁLEZ A B, et al. Chapter 1: HPV in the etiology of human cancer [J]. Vaccine, 2006, 24 (Suppl 3): S3/1-10.

MYERS A L. Metabolism of the areca alkaloids - Toxic and psychoactive constituents of the areca (betel) nut [J/OL]. Drug Metab Rev, 2022, 54 (4): 343-360. doi: 10. 1080/03602532, 2022, 2075010.

NAIDICH D P, BANKIER A A, MACMAHON H, et al. Recommendations for the management of subsolid pulmonary nodules detected at CT: A statement from the Fleischner Society [J]. Radiology, 2013, 266 (1): 304-317.

RICHERT B, ANDRÉ J. Nail disorders in children: Diagnosis and management [J]. Am J Clin Dermatol, 2011, 12 (2): 101-112.

RIGEL D S, RUSSAK J, FRIEDMAN R. The evolution of melanoma diagnosis: 25 years beyond the ABCDs [J]. CA Cancer J Clin, 2010, 60 (5): 301-316.

SALAM G A. Lipoma excision [J]. Am Fam Physician, 2002, 65 (5): 901-904.

SALEMIS N S. Benign cyst of the male breast. An exceedingly rare entity that may pose a diagnostic dilemma. Management and literature review [J]. Breast Dis, 2021, 40 (3): 207-211.

SCHILDBERG C W, CRONER R, SCHELLERER V, et al. Differences in the treatment of young gastric cancer patients: Patients under 50 years have better 5-year survival than older patients [J]. Adv Med Sci, 2012, 57 (2): 259-265.

SCOPE A, MARCHETTI M A, MARGHOOB A A, et al. The study of nevi in children: Principles learned and implications for melanoma diagnosis [J]. J Am Acad Dermatol, 2016, 75 (4): 813-823.

SCOPE A, TABANELLI M, BUSAM K J, et al. Dispelling the myth of the "benign hair sign" for melanoma [J]. J Am Acad Dermatol, 2007, 56 (3): 413-416.

SINDRILARU A, NECKERMANN V, EIGENTLER T, et al. Self-detection frequency and recognition patterns in medium-to-high risk cutaneous melanoma patients [J]. J Dtsch Dermatol Ges, 2017, 15 (1): 61-67.

SISKIND V, DARLINGTON S, GREEN L, et al. Evolution of melanocytic nevi on the faces and necks of adolescents: A 4-year longitudinal study [J]. J Invest Dermatol, 2002, 118 (3): 500.

SUNG H, FERLAY J, SIEGEL R L, et al. Global cancer statistics 2020: GLOBOCAN estimates of incidence and mortality worldwide for 36 cancers in 185 countries [J]. CA Cancer J Clin, 2021, 71 (3): 209-249.

TANAKA S, SAITOH Y, MATSUDA T, et al. Evidence-based clinical practice guidelines for the management of colorectal polyps [J]. J Gastroenterol, 2015, 50 (3): 252-260.

TANGERMAN A. Measurement and biological significance of the volatile sulfur compounds: Hydrogen sulfide, methanethiol, and dimethyl sulfide in various biological matrices [J]. J Chromatogr B Analyt Technol Biomed Life Sci, 2009, 877 (28): 3366-3377.

TANG J Y, YU J, CAI J Y, et al. Prognostic factors for CNS control in children with acute lymphoblastic leukemia treated without cranial irradiation [J]. Blood, 2021, 138 (4): 331-343.

TOMLIN J, LOWIS C, READ N W. Investigation of normal flatus production in healthy volunteers [J]. Gut, 1991, 32 (6): 665-669.

TODO T, ITO H, INO Y, et al. Intratumoral oncolytic herpes virus G47Δ for residual or recurrent glioblastoma: A phase 2 trial [J]. Nat Med, 2022, 28 (8): 1630-1639.

TULLY A S, TRAYES K P, STUDDIFORD J S. Evaluation of nail abnormalities [J]. Am Fam Physician, 2012, 85 (8): 779-787.

VAN DER VELDEN J, WILLMANN J, SPAŁEK N, et al. ESTRO ACROP guidelines for external beam radiotherapy of patients with uncomplicated bone metastases [J/OL]. Radiother Oncol, 2022, 173: 197-206. doi: 10.1016/j.radonc.2022.05.024.

VANDERWAEREN L, DOK R, VERSTREPEN K, et al. Clinical progress in proton radiotherapy: Biological unknowns [J]. Cancers (Basel), 2021, 13 (4): 604.

VERMA V, MISHRA M V, MEHTA M P. A systematic review of the cost and cost-effectiveness studies of proton radiotherapy [J]. Cancer, 2016, 122 (10): 1483-1501.

VERMA V, RWIGEMA J-C M, MALYAPA R S, et al. Systematic assessment of clinical outcomes and toxicities of proton radiotherapy for reirradiation [J]. Radiother Oncol, 2017, 125 (1): 21-30.

VERMA V, SHAH C, MEHTA M P. Clinical outcomes and toxicity of proton radiotherapy for breast cancer [J]. Clin Breast Cancer, 2016, 16 (3): 145-154.

VINCENT A, HERMAN J, SCHULICK R, et al. Pancreatic cancer [J]. Lancet, 2011, 378 (9791): 607-620.

WEINSTEIN S P, CONANT E F, SEHGAL C. Technical advances in breast ultrasound imaging [J]. Semin Ultrasound CT MR, 2006, 27 (4): 273-283.

WOOD D E, KAZEROONI E, BAUM S L, et al. Lung cancer screening, version 1, 2015: featured updates to the NCCN guidelines [J]. J Natl Compr Canc Netw, 2015, 13 (1): 23-34.

XIAN A, WANG C, GUO N, et al. Application of remifentanil combined with propofol in the diagnosis of colon cancer with awakening painless digestive endoscopy [J/OL]. Oncol Lett, 2019, 17（2）: 1589-1594. doi: 10.3892/ol.2018.9801.

YOCK T I, TARBELL N J. Technology insight: Proton be amradio therapy for treatment inpediatric brain tumors [J]. Nat Clin Pract Oncol, 2004, 1（2）: 97-103.

ZHENG R S, ZHANG S W, ZENG H M, et al. Cancer incidence and mortality in China, 2016 [J/OL]. Journal of the National Cancer Center, 2022, 2（1）: 1-9. doi: 10.1016/j.jncc.2022.02.002.

步宏，李一雷. 病理学 [M]. 第 9 版. 北京：人民卫生出版社，2018: 158-160.

陈词. 陈慧婷：体检发现肝囊肿怎么办？[J]. 肝博士，2023（01）: 20-21.

陈春燕，朱海杭. 胃息肉发生的相关影响因素的研究进展 [J]. 医学综述，2018, 24（03）: 543-547.

陈楠楠，戴德. 慢性炎症在恶性肿瘤中的作用研究进展 [J]. 中国医学创新，2020, 17（14）: 169-172.

陈万青，崔富强，樊春笋，等. 中国肝癌一级预防专家共识（2018）[J]. 临床肝胆病杂志，2018, 34（10）: 2090-2097.

陡一辰. 超声引导下穿刺介入与腹腔镜手术治疗肝囊肿患者的效果分析 [J]. 智慧健康，2023, 9（01）: 65-68.

方玉. 肿瘤患者家庭营养患者指导手册 [M]. 北京：北京大学医学出版社，2018.

顾美皎. 临床妇产科学 [M]. 北京：人民卫生出版社，2001.

韩艳. 幽门螺旋杆菌根除治疗预防胃癌的 Markov 模型及其卫生经济学分析 [D]. 杭州：浙江大学，2018.

胡浔科，余亚萍. 超声引导下经皮穿刺注射聚桂醇硬化治疗肝囊肿的疗效及安全性 [J]. 临床合理用药，2023, 16（06）: 91-94.

黄龙，蒻新春. 槟榔致癌物质与口腔癌 [J]. 国际口腔医学杂志，2014, 41（01）: 102-107.

姜文奇，王华庆，高子芬，等. 淋巴瘤诊疗学 [M]. 北京：人民卫生出版社，2017.

邝贺龄，胡品津. 内科疾病鉴别诊断学 [M]. 第 5 版. 北京：人民卫生出版社，2009.

李健伟，郑勇平，王定玉，等. 比较不同的治疗方案治疗妇产科宫颈糜烂的临床效果 [J]. 大家健康（学术版），2013, 7（04）: 132-133.

李增宁，陈伟，齐玉梅，等. 恶性肿瘤患者膳食营养处方专家共识 [J]. 肿瘤代谢与营养电子杂志，2017, 4（04）: 397-408.

李征，于志浩，郑亚民. 胆囊息肉临床诊疗中的问题和思考 [J]. 外科理论与实践，2021, 26（02）: 103-106.

凌霞，钱进，田尧. 南通地区人群幽门螺旋杆菌感染状况及相关因素分析 [J]. 公共卫生与预防医学，2021, 32（05）: 141-144.

刘智鹏，王明达，陈志宇，等. 乙型肝炎相关性肝癌的一级预防 [J]. 肝胆外科杂志，2021, 29（05）: 341-344.

孟瑞琳,夏亮,蔡秋茂,等.癌症的预防与控制[J].华南预防医学,2015,41(1):96-98.

祁佐良,李青峰.外科学.整形外科分册[M].北京:人民卫生出版社,2016.

乔友林,赵宇倩.宫颈癌的流行病学现状和预防[J/OL].中华妇幼临床医学杂志(电子版),2015,11(02):1-6.doi:10.3877/cma.j.issn.1673-5250.2015.02.001.

邵小钧,席庆.食用槟榔及其与口腔癌间的关系[J].国际口腔医学杂志,2015,42(06):668-672.

沈珊珊,李洪祯,余媛媛.中国胰腺癌高危人群早期筛查和监测共识意见(2021,南京)[J].临床肝胆病杂志,2022,38(05):1016-1022.

汤钊猷.现代肿瘤学[M].第3版.上海:复旦大学出版社,2011.

陶凯雄,万文泽,陈俊华,等.腹腔镜和开腹手术治疗胃解剖困难部位胃肠间质瘤效果比较的倾向性评分匹配研究[J].中华外科杂志,2019,57(8):585-590.

万文泽,张鹏,曾祥宇,等.高危胃肠间质瘤患者辅助治疗中伊马替尼血药浓度特点及其相关临床分析[J].中华胃肠外科杂志,2019,22(9):848-855.

万学红,卢雪峰.诊断学[M].第9版.北京:人民卫生出版社,2018.

王东营,张琨,许天敏.宫颈癌患病危险因素及一级预防[J].现代肿瘤医学,2017,25(11):1827-1830.

王婷婷,周瑾,黄百灵,等.HPV感染与宫颈癌预防的研究进展[J].现代生物医学进展,2014,014(20):3988-3990.

王一然,王怡超,陈泽宇,等.中医药在常见恶性肿瘤巩固和维持治疗中的研究进展[J].癌症进展,2022,20(10):4.

吴开春,金美玲.内科学[M].第1版.北京:中国医药科技出版社,2017.

殷鹏,齐金蕾,刘韫宁,等.2005~2017年中国疾病负担研究报告[J].中国循环杂志,2019,34(12):1145-1154.

于康."酸碱体质"和"酸碱食物"之说不科学[J].癌症康复,2012(2):64-66.

张秉琪,刘馨,安煜致.肿瘤标志物临床手册[M].北京:人民军医出版社,2008.

张思玮.让营养治疗成为肿瘤患者抗癌"利器"[N].中国科学报,2022-08-17(003).

张松英.妇产科疾病临床治疗与合理用药[M].北京:科学技术文献出版社,2007.

郑家伟,钟来平,张志愿.口腔癌的预防[J].中国口腔颌面外科杂志,2009,7(02):168-175.

中华医学会,中华医学会杂志社,中华医学会全科医学分会,等.甲状腺功能减退症基层诊疗指南(实践版·2019)[J/OL].中华全科医师杂志,2019,18(11):1029-1033.doi:10.3760/cma.j.issn.1671-7368.2019.11.005.

朱达东.纵隔肿瘤的CT诊断[J].影像诊断与介入放射学,2009,18(01):8-10.

朱良纲,邱维诚,陈中元,等.原发性纵隔肿瘤的诊断和外科治疗[J].中国癌症杂志,2003,13(02):190-191.

后记

在中共华中科技大学同济医学院附属协和医院党委的亲切关怀下，在全院各学科同仁的共同努力下，经过编委会的不断努力，武汉协和医学科普书系第二本图书《协和专家大医说：医话肿瘤》在这硕果累累的金秋时节结集出版。它凝聚着每一位专家的心血，承载着每一位编辑的热爱，更将照亮每一位关注自己和家人健康的读者！

2024年底，武汉协和医院肿瘤中心将搬迁至金银湖院区，《协和专家大医说：医话肿瘤》一书是而编写。编委会成立后，共邀请22个临床医技科室的医学专家参与本书的编写。根据编写计划，本书聚焦肿瘤疾病这个主题，分五大篇章，收录56篇科普文章，由院党委宣传部负责具体组织等工作。

本书收录了2019—2023年武汉协和医院微信公众号发布并广受网友好评的健康科普作品，这些作品分别入选了武汉协和科普优秀作品年度TOP榜单。

行远自迩，笃行不怠。医学科普的种子在武汉协和医院萌芽成长，一路生花。感谢一直关注与支持武汉协和健康科普工作的每一个人，正因为有你们的关心、支持和鼓励，我们才能一步步坚定不移地走下去，带给大家更多权威、严谨、有温度的科普知识。

《协和专家大医说：医话肿瘤》的顺利出版，要感谢广大读者一如既往的厚爱与支持，如若书中有不当之处，敬请读者谅解和指正。

《协和专家大医说：医话肿瘤》编委会

2024年9月

知识就是力量